Ursula Zippel

Physiologie/Allgemeine Krankheitslehre

Kompaktlehrbücher Physiotherapie

Wolf Arnold (Hrsg.)
Kompaktlehrbuch Physiotherapie
Orthopädie
I/1999. ca. 240 Seiten, ca. 170 Abb.
Format 17,0 × 24,0 cm. Hardcover
ca. DM 49,80, SFr 46,00, öS 364,00
ISBN 3-86126-174-X

Anita Wilda-Kiesel (Hrsg.)
Kompaktlehrbuch Physiotherapie
Neurologie/Psychiatrie/Psychotherapeutische Medizin
I/1999. ca. 448 Seiten, ca. 230 Abb.
Format 17,0 × 24,0 cm. Hardcover
ca. DM 58,00, SFr 52,50, öS 423,00
ISBN 3-86126-164-2

Eberhard Conradi (Hrsg.)
Kompaktlehrbuch Physiotherapie
Innere Medizin
II/1999. ca. 304 Seiten, ca. 120 Abb.
Format 17,0 × 24,0 cm. Hardcover
ca. DM 49,80, SFr 46,00, öS 364,00
ISBN 3-86126-179-0

Für das Jahr 1999 sind weitere Kompaktlehrbücher Physiotherapie geplant.

Informationen über unsere Neuerscheinungen finden Sie
im Internet unter http://www.ullsteinmedical.de

URSULA ZIPPEL

Kompaktlehrbuch Physiotherapie

Physiologie/Allgemeine Krankheitslehre

Unter Beratung von Barbara Tiefert

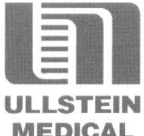

**ULLSTEIN
MEDICAL**

Autorin:

PROF. DR. MED. URSULA ZIPPEL
Institut für Physiologie
Tucholskystr. 2
10117 Berlin

Unter Beratung von Dipl.-Med.-Päd. Barbara Tiefert
Medizinische Berufsfachschule am
Universitätsklinikum Leipzig
Richterstr. 9–11
04105 Leipzig

Die Deutsche Bibliothek – CIP-Einheitsaufnahme

Zippel, Ursula:
Kompaktlehrbuch Physiotherapie: Physiologie, allgemeine
Krankheitslehre / Ursula Zippel. Unter Beratung von
Barbara Tiefert. – Wiesbaden : Ullstein Medical, 1999
ISBN 3-86126-179-0

© Ullstein Medical Verlagsgesellschaft mbH & Co.,
Wiesbaden 1999

Lektorat: Christiane Tietze
Herstellung: Gudrun Kumbartzki
Zeichnungen: Gudrun und Adrian Conford, Reinheim
Satz: Fotosatz Otto Gutfreund GmbH, Darmstadt
Druck und buchbinderische Verarbeitung:
Franz Spiegel Buch GmbH, Ulm

Printed in Germany

ISBN 3-86126-179-0

Vorwort des Verlages

Kompaktlehrbücher Physiotherapie

Weggefährten während der physiotherapeutischen Ausbildung und Ratgeber im Beruf – die neuen **Kompaktlehrbücher Physiotherapie** von Ullstein Medical vermitteln fachliche Kompetenz über das erforderliche Prüfungswissen hinaus. Lernstofforientiert und praxisnah konzipiert, richten sich die einzelnen Kompaktlehrbücher thematisch nach gängigen Fachgebieten aus Lehrplan und Klinik und fassen kleinere Disziplinen sinnvoll zusammen. Die Fächer der speziellen Krankheitslehre geben eine zusammenhängende Darstellung der Krankheitsbilder aus medizinischer und physiotherapeutischer Sicht.

Die Autorenteams aus praktisch und lehrerfahrenen Ärzten und Physiotherapeuten legen dabei besonderen Wert auf eine klare und übersichtliche Struktur mit einprägsamen Lernhilfen: Zahlreiche Abbildungen veranschaulichen Befund und Therapie; Tabellen verschaffen rasch Übersicht; Piktogramme, Merkekästen und andere didaktische Elemente gliedern den Text und machen so das Lernen leichter.

Der Lesbarkeit und Einfachheit halber wird in den Kompaktlehrbüchern Physiotherapie auf die gesonderte Nennung der weiblichen und männlichen Form von Physiotherapeuten/Krankengymnasten verzichtet. Die männliche Form steht somit immer auch für die weibliche.

Weitere Kompaktlehrbücher Physiotherapie finden Sie im Vorderteil dieses Bandes; Sie können uns aber auch im Internet unter http://www.ullsteinmedical.de besuchen und sich dort über unsere Neuerscheinungen informieren.

Vorwort der Autorin

Die *Physiologie* ist die Lehre von den normalen Funktionsabläufen eines Organismus. Sie zählt zu den Grundlagenfächern der Medizin und ist nur in engem Zusammenhang mit der Anatomie und Biochemie verständlich. Sie ist eine der Grundlagen für das Verständnis von Krankheiten mit ihren veränderten Funktionen und stützt sich ihrerseits auf Erkenntnisse aus der Biologie, Chemie und vor allem der Physik.

Dieses kurze Lehrbuch, das primär für die Ausbildung von Physiotherapeuten konzipiert ist, versucht, einen Überblick über das Gesamtgebiet der Physiologie zu geben und dabei wesentliche Zusammenhänge zu verdeutlichen. Auf viele Einzelheiten wird dagegen verzichtet, um die Stofffülle entsprechend dem gegebenen Rahmen zu begrenzen.

Im Teil *Allgemeine Krankheitslehre* werden Grundbegriffe von Gesundheit und Krankheit erörtert sowie allgemeine Ursachen und grundlegende Mechanismen von Krankheiten dargestellt, die allen klinischen Fächern gemeinsam sind, ohne auf bestimmte Krankheiten im einzelnen einzugehen. Dies ist Anliegen der verschiedenen Fächer der speziellen Krankheitslehre.

Bei der Erarbeitung des Buches gab es viele hilfreiche Hinweise durch Frau Barbara Tiefert, die über eine langjährige Erfahrung in der Ausbildung von Physiotherapeuten verfügt. Dafür möchte ich mich herzlich bedanken. Ebenso danke ich dem Ullstein Medical Verlag, insbesondere Frau Christiane Tietze, für die gute Zusammenarbeit.

Abschließend möchte ich alle Studierenden ermutigen, ihre Kritik an dem Buch zu Papier zu bringen und über den Verlag an mich weiterzugeben. Ich wünsche allen Lernenden mit diesem Buch viel Erfolg.

Berlin, Dezember 1998   URSULA ZIPPEL

Inhaltsverzeichnis

Teil I: Physiologie

Teil II: Allgemeine Krankheitslehre

Teil I:
Physiologie

KAPITEL I

Erregung, Erregungsleitung, Erregungsübertragung

Erregbarkeit wird seit langem als ein Merkmal des Lebens angesehen. Mit Hilfe von Erregungen kann der Organismus sehr schnell Informationen zwischen einzelnen Organen und Organsystemen austauschen und sie so zu einem sinnvollen Zusammenspiel in einem gemeinsamen Ganzen koordinieren. Die Erregung ist an biologische Membranen gebunden. Es wird hier deshalb kurz der prinzipielle Aufbau solcher Membranen vorangeschickt.

1.1
Die Zellmembran

1.1.1
Grundstruktur

Jede Zelle ist von einer Plasmamembran umgeben, die aus einer Lipiddoppelschicht besteht. Lipide sind Fettsäureverbindungen. Sie besitzen ein hydrophiles (wasserfreundliches) Kopfstück, an dem zwei hydrophobe (wasserabweisende) Kohlenwasserstoffketten angeheftet sind (Abb. 1.1a). In einer wäßrigen Lösung sind solche Teilchen bestrebt, ihr hydrophobes Ende nicht mit Wasser in Kontakt zu bringen. Das ist aber nur möglich, wenn viele solcher Teilchen sich zu einem Tropfen zusammenlagern, bei dem alle hydrophilen Köpfe außen eine Kugel bilden, in der die hydrophoben Schwänze eingeschlossen sind (Abb. 1.1b). Bei ausreichend hoher Konzentration kann auch eine doppelwandige Kugel (**Mizelle**) gebildet werden, bei der in der äußeren Wand alle Köpfe nach außen und in der inneren Wand nach innen gerichtet sind. Die Schwänze zeigen dann gegeneinander (Abb. 1.1c). Im Inneren dieser Kugel ist Wasser eingeschlossen. Eine so gebaute Zellmembran wäre nur für fettlösliche Stoffe durchlässig (permeabel) und böte wenig Möglichkeiten für Wechselwirkungen mit der Umgebung.

1.1.2
Membrankanäle

In diese Grundmembran sind daher Eiweiße (Proteine) eingebaut, die von innen bis nach außen durch die Membran hindurchreichen (transmembranal) und wassergefüllte Poren (**Membrankanäle**) bilden, durch die nun wasserlösliche Stoffe zwischen dem Innen- und Außenraum ausgetauscht werden können (Abb. 1.1d). Ein Kanalprotein kann durch elektrische (**spannungsgesteuert**) oder chemische Einwirkungen (**ligandengesteuert**) in seiner Konfiguration verändert werden, wodurch der Kanal wie eine Tür geöffnet oder geschlossen werden kann.

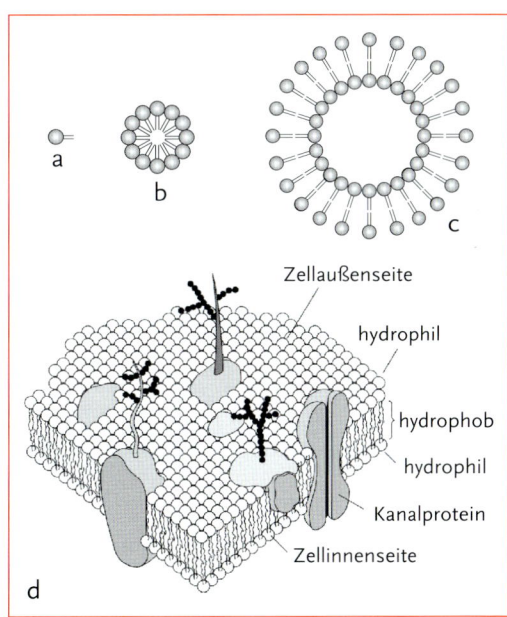

Abb. 1.1: Aufbau der Zellmembran; **a:** Lipidmolekül, **b:** Lipidtropfen, **c:** Mizelle, **d:** Zellmembran (fluid mosaic Modell) mit eingelagerten Proteinen

Viele Kanäle sind spezifisch nur für bestimmte Teilchen durchlässig (selektiv), manche Kanäle können Teilchen auch aktiv unter Energieverbrauch durch die Membran schleusen (aktiver Transport, Pumpe). Die Kanäle schwimmen in der öligen Grundstruktur. Sie werden im Inneren durch Gerüsteiweiße verankert, die gleichzeitig die Zelle verstreben und dadurch auch ihre stabile Form bewirken. Eiweiße können auch nur in die äußere oder innere Wandschicht eingebaut sein. Sie stellen dann Kontaktstellen dar (**molekulare Rezeptoren**), an denen andere Stoffe anbinden und dadurch Wirkungen auf die Zelle ausüben können.

> **Merke !**
>
> Die Zellmembran besteht aus einer Lipiddoppelschicht, in der Proteine Membrankanäle bilden. Sie ermöglichen den Durchtritt von Ionen.

1.2
Das Membranpotential

Mißt man an einer lebenden Zelle mit einer sehr feinen Elektrode (< 1 μm = 0,001 mm) den Spannungsunterschied zwischen dem Zellinneren und dem Außenraum (Abb. 1.2), so zeigt sich, daß das Innere etwa 70 mV negativer ist.

Dieser Unterschied wird in dem Moment meßbar, in dem man mit der Elektrode die Membran durchsticht, liegt also zwischen beiden Seiten der Membran, weshalb man das Potential als **Membranpotential** bezeichnet. Es ist bei verschiedenen Zelltypen unterschiedlich groß, etwa zwischen −40 und −90 mV. Die oben angegebenen −70 mV gelten für Nervenzellen. Diese können das Membranpotential unter Reizung sprunghaft ändern. Man stellt deshalb den Ausgangszustand als **Ruhepotential** dem **Aktionspotential** gegenüber, das bei Reizung entsteht. Letzteres kann nur von Nerven- und Muskelzellen gebildet werden. Das Ruhepotential ist Ausdruck der normalen Lebenstätigkeit jeder Zelle und Grundlage für die Entstehung des Aktionspotentials.

1.2.1
Das Ruhepotential

Ionenverteilung

Das Ruhepotential entsteht durch die Ungleichverteilung der elektrisch geladenen Teilchen (Ionen) innerhalb und außerhalb der Zelle. Die wichtigsten positiv geladenen Ionen (Kationen) sind intrazellulär Kalium (K^+) und extrazellulär Natrium (Na^+). Unter den negativ geladenen Ionen (Anionen) sind intrazellulär vor allem Proteinionen und extrazellulär Chlor-

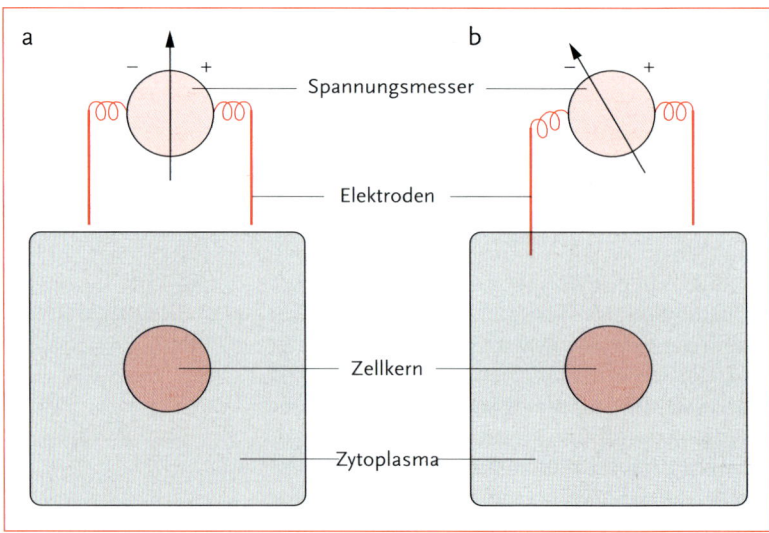

Abb. 1.2: Schema der Ableitung des Membranpotentials; **a:** Beide Elektroden an der Außenseite – kein Potential abgreifbar; **b:** Eine Elektrode in die Zelle eingestochen – es zeigen sich etwa 70 mV Potentialdifferenz

a   b

Spannungsmesser

Elektroden

Zellkern

Zytoplasma

Tab. 1.1: Ionenkonzentration innerhalb und außerhalb der Zelle (mmol/l)

	Intrazellulär	Extrazellulär
Na$^+$	12	145
K$^+$	155	4
Ca^{2+}	10^{-4}	2
Cl$^-$	4	120
HCO$_3^-$	8	27
Protein$^-$	155	–
andere Anionen	–	5

ionen (Cl$^-$) in größerer Konzentration vorhanden. Die genaue Verteilung der wesentlichen Ionen kann aus Tabelle 1.1 entnommen werden. Aus ihr kann man auch errechnen, daß sowohl innerhalb als auch außerhalb der Zelle gleichviel positive und negative Ladungen vorliegen. Damit dürfte aber kein Membranpotential vorhanden sein. Die Konzentrationsangaben sind für diesen Zweck zu stark gerundet. Genaue Angaben müßten die Konzentrationen mit Kommastellen ausweisen. Die dann erkennbaren geringen Unterschiede reichen bei der Kleinheit der Zelloberfläche aus, die 70 mV Ladung zu erbringen.

Merke !

Kaliumionen befinden sich vor allem intrazellulär, Natriumionen extrazellulär.

Natrium-Kalium-Pumpe

Die Ungleichverteilung der Kationen entsteht dadurch, daß ein aktiver Pumpmechanismus ständig Natrium aus der Zelle heraus- und gleichzeitig Kalium in sie hineinpumpt. Die Pumpe verbraucht dabei Energie, die sie durch ATP-Abbau gewinnt. Man nennt diese Pumpe daher auch **Na$^+$-K$^+$-ATPase.** Da jeder Stoff bestrebt ist, sich in dem ihm zur Verfügung stehenden Raum gleichmäßig zu verteilen, müßten die Natriumionen gleich wieder nach innen und die Kaliumionen nach außen wandern **(Diffusion)**. Die Membran läßt aber Kationen ziemlich schlecht durch, so daß sich deutliche Gradienten ausbilden können. Für Natrium-

ionen ist sie außerdem noch 20fach schlechter durchlässig als für die Kaliumionen. Dadurch diffundieren mehr Kaliumionen nach außen als gleichzeitig Natriumionen nach innen. Sie nehmen positive Ladung mit nach außen und laden die Membran auf. Zum Ausgleich könnten Anionen mitwandern, aber die Proteinionen sind viel zu groß, um die Zellmembran passieren zu können, und die Chlorionen diffundieren auch nur halb so schnell wie das Kalium. Somit beruht das Ruhepotential auf der Diffusion von Kalium.

Merke !

Das Ruhepotential ist ein **Kaliumdiffusionspotential**. Es wird von der Zelle aktiv aufrechterhalten.

Das Gleichgewichtspotential

Ionenbewegungen durch die Zellmembran setzen zum einen entsprechende Kanäle voraus, die offen sein müssen (Permeabilität). Außerdem muß aber eine treibende Kraft vorhanden sein. Das ist einerseits der Konzentrationsgradient (chemischer Gradient). Andererseits bewegen sich Ionen als geladene Teilchen auch im elektrischen Feld. Je stärker die Kaliumionen die Außenseite der Zelle positiv aufladen, desto stärker werden sie als positive Teilchen auch von dieser Ladung abgestoßen und auf die negative Innenseite gezogen (elektrischer Gradient).

Die Potentialgröße, bei der sich chemischer und elektrischer Gradient gerade die Waage halten, nennt man **Gleichgewichtspotential**. Man kann es für jedes Ion nach der **Nernst-Gleichung** berechnen:

F 1.1
$$E_K = \frac{R \cdot T}{z \cdot F} \cdot \ln \frac{[K]_{außen}}{[K]_{innen}}$$

(R = Gaskonstante, T = absolute Temperatur, z = Ladungszahl, F = Faraday-Konstante, ln = natürlicher Logarithmus, [ ] = Konzentration). Für Kalium beträgt das Gleichgewichtspotential −97 mV. Es würde sich einstellen, wenn bei den gegebenen Konzentrationen aller Ionen nur das Kalium diffundieren könnte. Da aber

auch andere Ionen diffundieren, ist das tat-
sächliche Ruhepotential etwas weniger negativ.
Das Natriumgleichgewichtspotential beträgt
+62 mV. Da Natrium nur sehr schlecht diffundieren kann, trägt es zum Ruhepotential nur
sehr wenig bei.

Größe des aktuellen Membranpotentials

Um das jeweilige Membranpotential zu ermitteln, muß man ein nach den Permeabilitäten
gewichtetes Mittel der Gleichgewichtspoten-
tiale aller Ionen berechnen. Auf diese Gleichung soll hier verzichtet werden. Es soll nur
noch einmal festgehalten werden, daß sich das
Membranpotential immer dann ändern muß,
wenn sich entweder das Konzentrationsverhält-
nis einer Ionenart innen:außen oder die Permeabilität der Membran verändert. Eine Verringerung der Potentialdifferenz zwischen
innen und außen heißt **Depolarisation**, eine
Vergrößerung **Hyperpolarisation**.

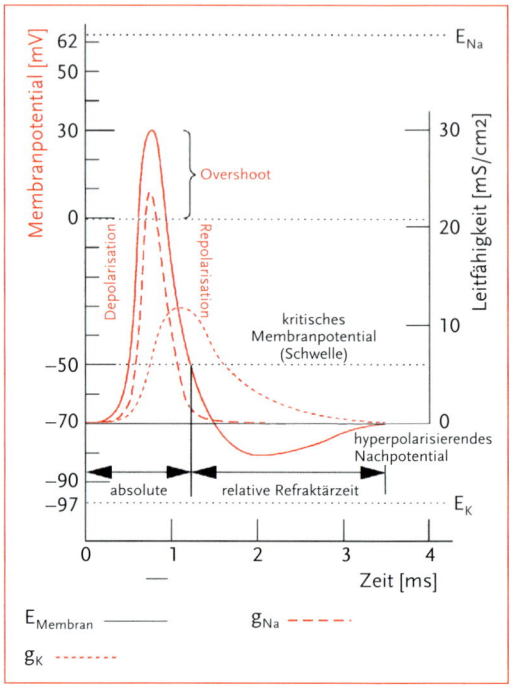

Abb. 1.3: Nervenaktionspotential, Na- und K-Leitfähig-
keit und Refraktärzeit

| 1.2.2
| **Das Aktionspotential**

De- und Umpolarisation

Das Aktionspotential ist eine plötzliche Umpolarisierung der Membran auf etwa +30 mV
innen (Abb. 1.3). Es kommt dadurch zustande,
daß ein Reiz auf die Membran einwirkt und
sie auf mindestens –60 mV depolarisiert (**kritisches Membranpotential, Schwelle**). Dadurch
öffnen sich Natriumkanäle, Natrium kann besser diffundieren und bringt weitere positive
Ladungen nach innen. Das bedeutet, daß die
Membran weiter depolarisiert, wodurch noch
mehr Natriumkanäle geöffnet werden. Es entsteht ein sich selbst aktivierender (autokataly-
tischer) Prozeß, der explosionsartig alle Natriumkanäle öffnet. Natrium kann nun 20mal
besser diffundieren als Kalium und spielt daher eine entscheidende Rolle für das aktuelle
Potential, das somit relativ nahe beim Natriumgleichgewichtspotential liegt. Das Aktionspotential wird deshalb auch als **Natriumpotential**
bezeichnet.

Repolarisation

Da die Natriumkanäle in Abhängigkeit von der
Spannung geöffnet werden, bezeichnet man
sie als **spannungsgesteuerte Kanäle**. Die
Schließung der Natriumkanäle ist zeitabhän-
gig. Sie bleiben, ähnlich wie eine Pendeltür,
nicht offen, sondern schließen sich nach etwa
0,1 Millisekunde wieder. Damit geht auch die
Durchlässigkeit der Membran wieder auf ihren
Ausgangswert zurück. Obwohl während des
Aktionspotentials Natrium in die Zelle hinein
diffundiert, ändern sich die Natriumkonzentration innerhalb und außerhalb der Zelle in
dieser Zeit nicht bzw. nur so wenig, daß bei Angabe des Wertes in mmol/l eine Reihe Nach-
kommastellen erforderlich wären. Damit muß
mit der Schließung der Natriumkanäle auch
das Membranpotential wieder auf seinen Ruhewert zurückkehren (**Repolarisation**).

Dieser Vorgang wird außerdem dadurch unterstützt, daß zeitlich verzögert auch verstärkt
Kaliumkanäle geöffnet werden. Der Vorgang

erfolgt wie bei den Natriumkanälen spannungsgesteuert, hat aber eine längere Latenz. Die stärkere Kaliumdiffusion nach außen überdauert die Zeit der erhöhten Natriumdiffusion und bewirkt dadurch vorübergehend ein hyperpolarisierendes Nachpotential (Abb. 1.3). Die schnelle Um- und Repolarisation erscheint als scharfe Nadel (**Spike**) und dauert nur 1–2 Millisekunden. Das Nachpotential kann an manchen Zellen wesentlich länger dauern.

> **Merke !**
>
> Das Aktionspotential ist ein passiver Prozeß. Es entsteht durch plötzliche Öffnung der Natriumkanäle. Schließung der Natriumkanäle und verstärkte Öffnung der Kaliumkanäle führen zur Repolarisation.

Alles-oder-Nichts-Gesetz

Das Aktionspotential ist an einer Zelle auch mit unterschiedlicher Reizstärke immer wieder in gleicher Größe auslösbar; es gehorcht dem **Alles-oder-Nichts-Gesetz**: Ist der Reiz unterschwellig, so wird gar kein Aktionspotential ausgelöst, erreicht der Reiz die Schwelle (kritisches Membranpotential von −60 mV) oder ist größer, so erhält man immer das volle Aktionspotential (Amplitude etwa 100 mV).

Refraktärzeit

Während der Zeit eines Aktionspotentials kann die Membran eine neue Reizung nicht mit einem neuen Aktionspotential beantworten, sie ist refraktär. Das liegt daran, daß die Natriumkanäle nach ihrer Schließung nicht sofort wieder geöffnet werden können. Sie sind dann in einem nichtaktivierbaren (refraktären) Zustand, aus dem sie erst wieder in einen aktivierbaren Zustand überführt werden müssen. Das passiert erst, wenn die Membran mindestens auf das kritische Membranpotential repolarisiert wurde. Bis dahin kann auch ein sehr starker Reiz keine Kanäle öffnen (**absolute Refraktärzeit**).

Danach sind zunächst nur wenige Natriumkanäle einsatzbereit. In dieser Zeit wird daher ein großer Reiz benötigt, um die Schwelle zu erreichen, und das entstehende Aktionspotential hat eine kleinere Amplitude (**relative Refraktärzeit**). Natriumkanäle können also in drei verschiedenen Zuständen vorliegen: geschlossen aktivierbar, offen und geschlossen nicht aktivierbar.

> **Merke !**
>
> Eine Membran ist refraktär, wenn sich alle Natriumkanäle in einem nichtaktivierbaren Zustand befinden.

1.3 Erregungsleitung

Eine Depolarisation, die durch eine unterschwellige Reizung ausgelöst wird, bleibt ortsständig, und man bezeichnet sie deshalb als **lokale Antwort**. Aktionspotentiale können dagegen auf der Membran weitergeleitet werden, sie stellen eine **fortgeleitete Erregung** dar. Aktionspotentiale stellen den Code dar, mit dem der Organismus viele Informationen verschlüsselt. Durch Leitung der Aktionspotentiale über die Nerven können diese Informationen innerhalb des Organismus weitergegeben werden. Man darf sich aber nicht vorstellen, daß das Aktionspotential auf der Membran gleitet. Vielmehr löst jedes Aktionspotential an einer benachbarten Membranstelle ein neues Aktionspotential aus, das wiederum benachbart ein drittes auslöst usw.

Wodurch kann ein Aktionspotential ein neues Aktionspotential auslösen? Zwischen der erregten Stelle und den benachbarten unerregten Regionen besteht eine Potentialdifferenz. Da das Gewebe elektrisch leitend ist, können Ausgleichsströmchen fließen. Diese breiten sich in Längsrichtung im Nerven aus, treten aber auch quer durch die Membran hindurch, wodurch Kurzschlüsse entstehen (Abb. 1.4a). Je nach dem Längs- und Querwiderstand können sich diese Strömchen verschieden weit in einem Nerven ausbreiten, in einer dicken Nervenfaser weiter als in einer dünnen. Aber in jedem Fall sind sie schon wenige Millimeter von der Quelle entfernt nicht mehr meßbar. Diese Strömchen werden als **Elektrotonus** bezeichnet.

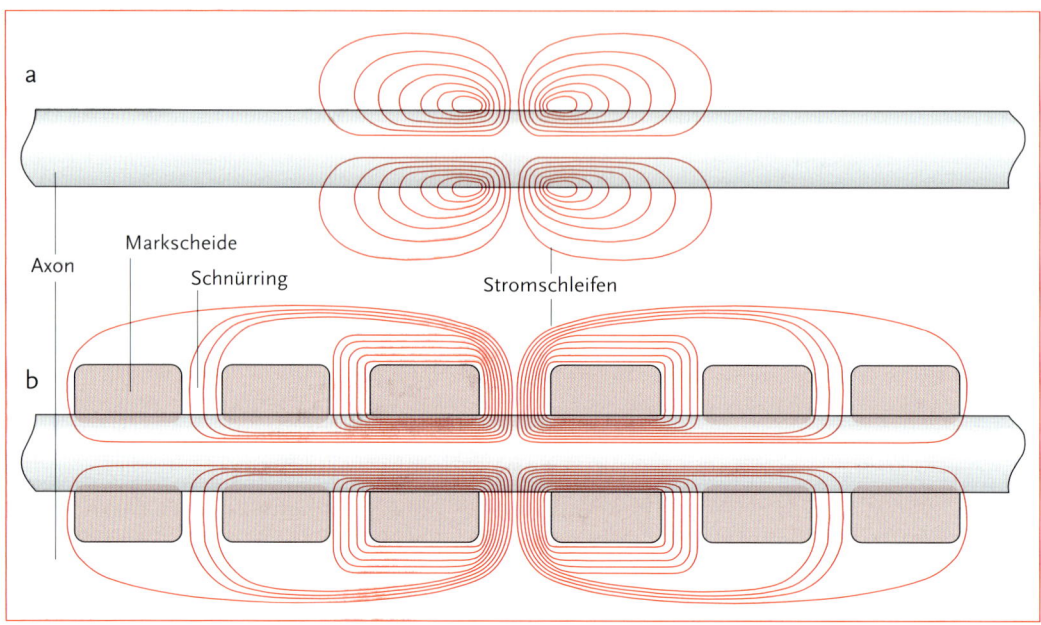

a

Markscheide

Axon

Schnürring   Stromschleifen

b

Abb. 1.4: Von einer erregten Stelle ausgehende Stromschleifen (schematisch) **a:** am marklosen Nerven – kontinuierliche Erregungsleitung, **b:** am markhaltigen Nerven – saltatorische Erregungsleitung

Der Stromdurchtritt durch die Membran be-wirkt eine Depolarisation, stellt für diese also einen Reiz dar. Ist die Stromdichte ausreichend (am ehesten ganz dicht an der Quelle), kann die Schwelle erreicht und ein neues Aktionspoten-tial ausgelöst werden.

Richtung der Erregungsleitung Prinzipiell kann die Erregung in einem Nerven in beide Richtungen geleitet werden. Die physiologische Leitungsrichtung (in der Regel vom Soma der Zelle ausgehend) heißt **orthodrome**, die entge-gengesetzte **antidrome Leitung**. Reizt man einen Nerven künstlich in der Mitte, so wird die Erregung in beide Richtungen laufen, da die Strömchen sich rings um die Quelle ausbreiten.

Von den beiden neugebildeten Aktionspoten-tialen kann die Erregung aber nicht wieder in beide Richtungen laufen, da sich an jedes Aktions-potential die Refraktärzeit anschließt, so daß die eben erregte Stelle zunächst nicht wieder erregt werden kann. Bis die Erregbarkeit wieder herge-stellt ist, ist das Aktionspotential schon zu weit entfernt, als daß die Strömchen noch so weit zurückgreifen könnten. Daher kann sich die Er-regungsleitungsrichtung niemals umkehren.

Leitungsgeschwindigkeit Die Geschwindigkeit der Erregungsleitung kann an verschiedenen Nerven zwischen 0,5 und über 140 m/s betra-gen. Die geringen Geschwindigkeiten finden sich an marklosen Fasern (0,5–2 m/s). Bei ih-nen findet die Erregungsleitung entsprechend der oben beschriebenen **Strömchentheorie** statt und wird als **kontinuierliche Erregungsleitung** bezeichnet.

Bei den markhaltigen Nerven ist das Axon von Schwann-Zellen umgeben, die eine Mark-scheide (Myelinscheide) um das Axon bilden. Diese stellt eine elektrische Isolierung dar, die den Durchtritt der Strömchen durch die Mem-bran verhindert. Nur an den Lücken zwischen den Schwann-Zellen (Ranvier-Schnürringe), ist der Querwiderstand klein genug, so daß die Strömchen fließen können. Damit kann nur an diesen Stellen die Membran gereizt und erregt werden. Die Erregung springt daher von Schnürring zu Schnürring (**saltatorische Erre-gungsleitung**, Abb. 1.4 b).

Der Querwiderstand nimmt mit der Dicke der Markscheide zu. Dadurch werden Span-nungsverluste durch die Membran verkleinert, und die Strömchen können sich in Längsrich-

Tab. 1.2: Klassifizierung von Nervenfasern

Klasse nach Erlanger/Gasser	Klasse nach Lloyd/Hunt	Faserdicke [μm]	Leitungs- geschwindigkeit	Vorkommen
A (markreich)				
α		15	70–120 m/s	motorisch zu Skelettmuskeln
	Ia	13	70–120 m/s	primäre Muskelspindelafferenz
	Ib		70–120 m/s	Sehnenspindelafferenz
β	II	8 bzw. 9	25–70 m/s	Mechanorezeption der Haut
γ		5	15–30 m/s	motorisch zu Muskelspindeln
δ	III	3	10–30 m/s	Kaltrezeption, 1. Oberflächenschmerz Druckrezeption im Muskel
B (markarm)		3	3–15 m/s	präganglionär sympathisch
C (marklos)	IV	1	0,5–2 m/s	Warmrezeption der Haut, Schmerzrezeption, vegetativ postganglionär

tung des Nerven weiter ausbreiten. Bei sehr dicken Markscheiden resultiert daraus, daß sogar ein oder zwei Schnürringe übersprungen werden können. Solche Nervenfasern weisen dann Leitungsgeschwindigkeiten von 100 m/s oder darüber auf.

Merke !

Als Faustregel für die Leitungsgeschwindigkeit von Nervenfasern gilt: markreich – 100 m/s, markarm – 10 m/s, marklos – 1 m/s.

Diese Gruppen werden als A-, B- oder C-Fasern klassifiziert. A-Fasern können weiter in die Gruppen Aα, Aβ und Aγ unterteilt werden, wobei die Aα-Fasern die schnellste Leitung besitzen. Sie leiten die Erregung vom Rückenmark zu den Skelettmuskeln (motorische Nerven).

Neben dieser gibt es noch eine zweite Klassifizierung, die vier Gruppen I bis IV unterscheidet. Klasse I entspricht etwa den Aα-Fasern, Klasse II den Aβ-Fasern, Klasse III den Aγ- und B-Fasern und Klasse IV den C-Fasern. Es hat sich eingebürgert, motorische Fasern nach der ersten und sensorische Fasern nach der zweiten Klassifikation zu benennen (Tab. 1.2). Rationale Gründe gibt es dafür jedoch nicht.

Bei Muskelfasern findet sich niemals eine Markscheide. Sie weisen daher immer eine kontinuierliche Leitung der Erregung auf. Die Leitungsgeschwindigkeit liegt bei etwa 1 m/s.

1.4 Elektrische Reizung

Wie wir oben gesehen haben, wird eine Erregung physiologisch durch elektrische Spannung ausgelöst. Man kann daher die Erregbarkeit von Nerven und Muskeln sehr gut untersuchen, indem man sie mit Gleich- oder Wechselstrom reizt. Die Wirksamkeit des Stromes hängt von den gewählten Reizparametern ab. Dazu gehören Intensität, Dauer und Anstiegssteilheit des Stromes. Der Strom wird entweder über zwei gleichartige Elektroden appliziert (**bipolare Reizung**), oder man benutzt eine sehr großflächige (indifferente) und eine kleinflächige (differente) Elektrode zur Reizung. Im letzteren Fall ist die Stromdichte unter der kleinflächigen Elektrode im Vergleich zur großen viel größer, so daß nur unter dieser Wirkungen auftreten (**unipolare Reizung**).

Gewöhnlich (auch in der Elektrotherapie) werden die Elektroden außen angelegt, die Ladungen also extrazellulär appliziert. Unter der Anode (positive Elektrode) werden positive Ladungen auf die Außenseite der Membran gebracht, die vorhandene Ladung also verstärkt. Es entsteht eine Hyperpolarisation (**Anelektrotonus**). Unter der Kathode (negative Elektrode) wird umgekehrt negative Ladung an die Außenseite gebracht, die Ladungsdifferenz innen : außen also verringert. Die Membran wird depolarisiert (**Katelektrotonus**). Erreicht die Depolarisation die Schwelle, wird ein Aktionspotential ausgelöst.

1.4.1
Gleichstromreizung

Alle Arten von Reizungen werden in der Physiologie sehr häufig mit sogenannten **Rechteckreizen** durchgeführt, da hier die Reizbedingungen sehr gut definiert sind. Der Reiz soll beim Einschalten sofort auf den vollen Wert springen und beim Ausschalten augenblicklich auf Null abfallen. Er bildet dann in der graphischen Darstellung (Reizstärke über der Zeit) ein Rechteck.

Nutzzeit Bei Gleichstromreizung mit Rechteckreizen zeigt sich, daß mit größerer Reizstärke eine kürzere Reizzeit gebraucht wird, um ein Aktionspotential auszulösen. Die jeweils notwendige Reizzeit wird **Nutzzeit** genannt. Die Ursache für diesen Zusammenhang zwischen Reizstärke und Nutzzeit liegt darin, daß das elektrotonische Potential eine kurze Zeit braucht (Millisekundenbereich), um sich voll auszubilden. Der Anstieg auf den endgültigen Wert erfolgt um so schneller, je größer der injizierte Strom ist. Damit kann bei größerer Reizstärke die Schwelle eher erreicht und das Aktionspotential früher ausgelöst werden. Die Nutzzeit ist kürzer.

Rheobase Mathematisch stellt die Beziehung zwischen Reizstärke und Nutzzeit eine Hyperbel dar (Abb. 1.5). Jeder ihrer Schenkel nähert sich asymptotisch einer Geraden parallel zu einer der Achsen (der Schenkel schmiegt sich der Geraden immer mehr an, erreicht sie aber erst im Unendlichen). Diese Geraden markieren auf den Achsen einerseits die Nutzzeit, unterhalb der auch bei größtem Strom bzw. die Stromstärke, unter der auch bei längster Flußdauer kein Aktionspotential gebildet werden kann.

Die kleinste Reizstärke, die bei sehr langer (theoretisch unendlich langer) Einwirkung gerade noch ein Aktionspotential auslöst, heißt **Rheobase**. In der Praxis genügt schon eine Zeit von etwa einer Sekunde, um die Rheobase zu bestimmen. Das ist daran zu erkennen, daß die notwendige Reizstärke nicht mehr kleiner wird, wenn man die Reizzeit beispielsweise auf zehn Sekunden verlängert.

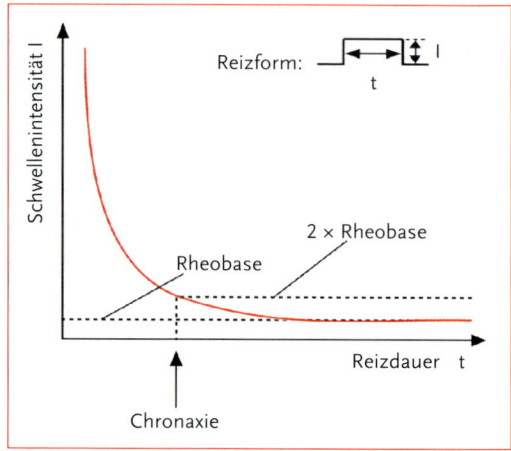

Abb. 1.5: Abhängigkeit der Schwellenreizstärke von der Reizdauer bei rechteckförmiger Gleichstromreizung

Chronaxie Die Nutzzeit, die bei Reizung mit doppelter Rheobasenstärke benötigt wird, bezeichnet man als **Chronaxie**. Während die Rheobase eine Intensität ist, ist die Chronaxie eine Zeit. Sie liegt ungefähr am Scheitelpunkt der Kurve, wo Schwellenintensität und Nutzzeit sich etwa gleich stark ändern. Dieser willkürlich festgelegte Punkt eignet sich dadurch gut für eine exakte Messung der Chronaxie in der Praxis. Sie liegt in der Größenordnung von 1 Millisekunde.

Merke !

Die Chronaxie ist die Nutzzeit bei Reizung mit doppelter Rheobasenstärke. Sie kennzeichnet die Erregbarkeit einer Struktur.

Verschiedene Typen von Nerven- und Muskelfasern haben etwas unterschiedliche Chronaxiewerte. So haben schneller leitende Nervenfasern und schneller arbeitende Muskelfasern eine kürzere Chronaxie als die langsameren Fasern. Man kann dadurch an einem gemischten Nerven durch geeignete Wahl der Reizparameter nur einen Fasertyp reizen. Auch diagnostisch kann die Chronaxie genutzt werden, da sich bei manchen Nerven- oder Muskelerkrankungen die Chronaxie verlängert.

Akkommodation Benutzt man anstatt der Rechteckreize langsam ansteigende rampenförmige Reize, so braucht man eine vergleichsweise höhere Reizstärke zur Auslösung eines Aktionspotentials. Bei sehr langsamem Anstieg der Reizstärke kann es völlig unmöglich werden, die Erregung zu erzielen. Man spricht dann vom Einschleichen des Reizes. Der Nerv akkommodiert.

Die Ursache für diese **Akkommodation** liegt darin begründet, daß pro Zeiteinheit immer nur wenige Natriumkanäle geöffnet werden, die nicht ausreichen, um die Schwelle zu erreichen. Ehe aber durch den weiteren Anstieg der Reizstärke eine ausreichend große Zahl offener Kanäle erreicht werden kann, werden die zuerst geöffneten schon wieder inaktiv. Schließlich sind alle Natriumkanäle inaktiv, ohne daß die Schwelle jemals erreicht wurde. Die Schwelle ist schneller gestiegen als die Reizstärke.

Zuckungsgesetz von Pflüger Schon 1860 konnte Pflüger zeigen, daß sowohl beim Einschalten als auch beim Ausschalten eines Gleichstromreizes des N. ischiadicus eine Zuckung des versorgten Muskels ausgelöst werden konnte (Schließungs- und Öffnungszuckung). Die jeweils notwendige Reizstärke war davon abhängig, ob die Kathode oder die Anode als differente Elektrode genutzt wurde. Die geringste Reizstärke erforderte die Kathodenschließungszuckung, gefolgt von der Anodenschließungszuckung, der Anodenöffnungszuckung und schließlich der Kathodenöffnungszuckung. Diese Folge läßt sich folgendermaßen erklären: Die Kathode verursacht bei Schließung des Stromkreises eine Depolarisation (s.o.), die die spannungsgesteuerten Natriumkanäle öffnet und damit das Aktionspotential auslöst. Die Anode dürfte aber keine Erregung hervorrufen, da sie die Membran hyperpolarisiert. Ist der Strom aber stark genug, daß er an der von der Elektrode abgewandten Seite aus dem Nerven wieder austreten kann, so entsteht dort an der Außenseite eine sogenannte virtuelle Kathode, deren Spannung aber geringer ist als die der reellen Kathode. Von ihr kann die Erregung ausgelöst werden. Die Öffnungszuckungen entstehen dadurch, daß während des Stromflusses (einige Millisekunden) Ionen im Gewebe verschoben werden. Positive Ionen wandern zur Kathode und negative Ionen zur Anode (jeweils der realen und virtuellen). Beim Abschalten des Stromes ist nun ein entsprechender Ladungsüberschuß vorhanden, der an der Anode bzw. der virtuellen Anode unter der Kathode eine Depolarisation der Membran bewirkt. Bei Degeneration von Nerven kann die Anodenschließungszuckung mit geringerer Reizstärke erzielt werden als die Kathodenschließungszuckung.

1.4.2
Wechselstromreizung

Bei der Wechselstromreizung sind die gleichen Reizparameter wirksam wie bei der Gleichstromreizung: Reizstärke, Reizdauer und die Anstiegssteilheit des Reizes. Durch die sinusförmige Schwingung des Wechselstromes ändert sich aber mit jeder Halbwelle die Stromrichtung, das heißt, Kathode und Anode werden vertauscht. Dadurch ist die effektive Reizdauer nach einer Halbwelle beendet, und es beginnt ein neuer Reiz. Die Reizdauer entspricht also der Dauer einer Halbwelle und ist damit der Reizfrequenz umgekehrt proportional. Die Reizstärke entspricht der Amplitude der Schwingung, und die Anstiegssteilheit kann man an dem Anstieg der Kurve im Nulldurchgang ablesen. Die Anstiegssteilheit ist ebenfalls von der Frequenz des Wechselstromes abhängig, sie ist ihr aber direkt proportional.

Niederfrequente Wechselströme bieten daher zwar eine lange Nutzzeit, was günstig für die Auslösung eines Aktionspotentials wäre, sie haben aber eine kleine Anstiegssteilheit, was ungünstig ist. Die Reizstärke muß deshalb erhöht werden, und bei zu geringen Frequenzen tritt Akkommodation auf und der Reiz bleibt unwirksam.

Bei hochfrequenten Wechselströmen ist die Anstiegssteilheit des Reizes groß, und der Reiz könnte gut wirksam sein, aber die Reizdauer ist sehr kurz, was wiederum durch höhere Reizstärken in gewissen Grenzen ausgeglichen werden kann. Sehr hochfrequente Wechselströme, beispielsweise 10 kHz, lösen aber auch bei größten Reizstärken keine Erregung aus. Bei mittleren Frequenzen ergibt sich ein Opti-

Abb. 1.6: Abhängigkeit der Schwellenreizstärke von der Frequenz eines sinusförmigen Wechselstromes bei zwei verschiedenen Nervenfasern

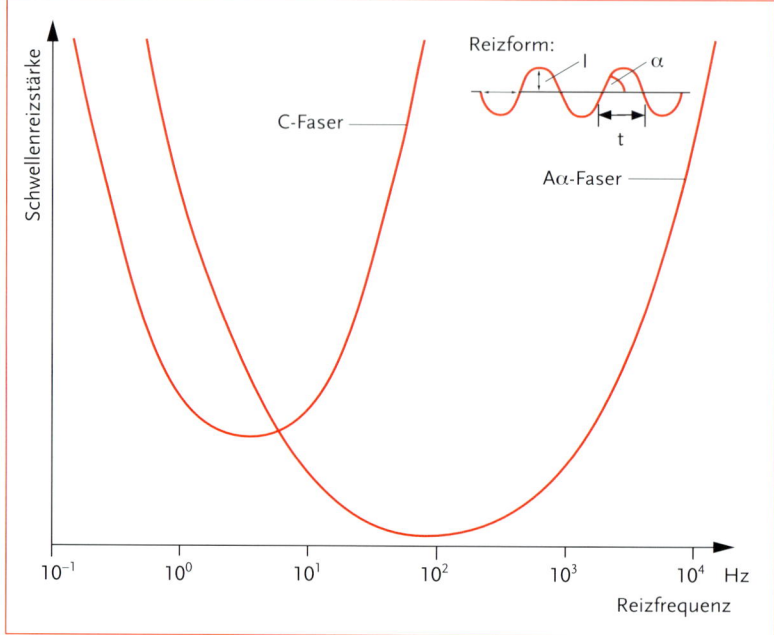

mum für die Erregungsauslösung, die Anstiegssteilheit des Reizes ist schon ausreichend groß und die Reizdauer noch ausreichend lang. Hier werden die kleinsten Reizstärken benötigt. Die beste Frequenz liegt bei schnelleitenden Nervenfasern bei 50–100 Hz (Abb. 1.6). Langsamer leitende Fasern haben niedrigere optimale Frequenzen. C-Fasern werden bei knapp 10 Hz am leichtesten erregt und sprechen schon auf Frequenzen wenig über 100 Hz nicht mehr an. Benutzt man zur Reizung höhere Frequenzen, beispielsweise zwischen 1000 und 10000 Hz, so ist es möglich, die schnelleitenden motorischen Fasern zu erregen und die langsamen Schmerzfasern sicher auszuschließen. Auch viele andere sensorische Fasern sind langsam und werden mit solchen Frequenzen schlecht erregt.

Hochfrequente Wechselströme lösen zwar keine Erregung aus, können das Gewebe aber durch das ständige Hin- und Herbewegen aller geladenen Teilchen in dem elektrischen Wechselfeld erwärmen. Diese Erwärmung erfaßt den gesamten Bereich zwischen den Elektroden und reicht damit auch in die Tiefe des Organismus. Sie wird als **Diathermie** (Kurzwelle) therapeutisch genutzt. Wählt man eine unipolare An-

ordnung, so kann man mit einer sehr kleinen differenten Elektrode eine so starke Erwärmung erreichen, daß das Gewebe an dieser Stelle verkocht, während an der indifferenten Elektrode praktisch keine Erwärmung auftritt. Diese Möglichkeit kann in der Chirurgie z. B. zum Schneiden genutzt werden (**Elektrokauter**).

Merke !

Wechselstrom ist bei einer Frequenz zwischen 50 und 100 Hz am besten reizwirksam. Hochfrequenter Wechselstrom führt nicht zur Erregung, erwärmt aber das stromdurchflossene Gewebe.

1.5 Erregungsübertragung

Das Aktionspotential kann sich immer nur entlang einer kontinuierlichen Membran ausbreiten. Lücken kann es nicht überspringen. Da Nervenzellen kein Kontinuum bilden, sondern voneinander bzw. von ihrer Zielstruktur (beispielsweise dem Muskel) durch einen schmalen Spalt abgegrenzt sind, ergibt sich die Frage, wie die Erregung von einer Zelle auf die nächste übergehen kann. Man bezeichnet solche Übergangsstellen als **Synapsen**. Prinzipiell gibt es zwei verschiedene Arten von Synapsen: elektrische und chemische. Warmblüter haben vor allem chemische Synapsen.

1.5.1
Elektrische Synapsen

Die beiden beteiligten Zellen kommen über einen begrenzten Bereich in einen sehr engen Kontakt (Membranabstand nur wenige nm). Dieser Membranbereich ist durchsetzt von großen Poren, sogenannten **Connexonen**, die im Abstand von jeweils etwa 8 Nanometer in die Membran eingebaut sind und sich an beiden Membranen genau gegenüberstehen. Dadurch entsteht jeweils eine durch beide Membranen hindurchgehende wassergefüllte Pore, die für alle kleinen Ionen sehr gut durchlässig ist.

Der elektrische Widerstand ist in diesem Bereich sehr gering, so daß sich Potentialänderungen von einer Zelle auf die andere ausbreiten können. Elektrische Synapsen werden auch als **gap junctions** oder **Nexus** bezeichnet. Sie kommen beim Menschen beispielsweise im Herzmuskel, im glatten Muskel, in der Retina, aber auch im ZNS vor.

1.5.2
Chemische Synapsen

Chemische Synapsen bilden die Hauptmenge aller beim Menschen vorkommenden Synapsen. Die Bezeichnung rührt daher, daß die zweite Zelle dadurch erregt wird, daß die erste Nervenzelle einen chemischen Stoff, den Überträgerstoff (**Transmitter**), abgibt. Im allgemeinen (so auch hier im weiteren) sind immer chemische Synapsen gemeint, wenn von Synapsen gesprochen wird, während elektrische Synapsen immer auch so bezeichnet werden. Da die meisten Synapsen zwei Nervenzellen verbinden, soll hier zunächst die **neuro-neuronale Synapse** als Modell besprochen werden.

Bau der Synapse

Im Grundaufbau besteht die Synapse aus einer **Präsynapse**, dem **Synapsenspalt** und einer **Postsynapse** (Abb. 1.7 a). Nervenzellen (Neurone) bestehen in der Regel aus dem Soma mit den Dendriten und dem Axon, das sehr lang (über 1 Meter) sein kann und sich am Ende häufig vielfach aufspaltet, so daß ein Endbaum entsteht. Jeder Endast weitet sich an seinem Ende etwas auf. Dieser **Endknopf** (**Terminale**) stellt die Präsynapse dar. Darin befinden sich kleine Bläschen (**Vesikel**), die den Transmitter enthalten, und außerdem viele Mitochondrien, die Ausweis eines hohen Stoffwechsels in dieser Struktur sind.

Der Synapsenspalt ist etwa 13–30 Nanometer breit und trennt die Präsynapse von dem zweiten beteiligten Neuron, das die Postsynapse bildet. Der Physiologe bezeichnet die direkt unterhalb des Endknopfes gelegene Membran als **subsynaptische Membran** und stellt sie der übrigen Zellmembran (**postsynaptische Membran**) gegenüber, da beide funktionell verschieden sind. In der subsynaptischen Membran sind Membranrezeptoren eingebaut, die den Transmitter spezifisch binden können. In der postsynaptischen Membran fehlen solche Rezeptoren in der Regel.

Funktionsweise der Synapse

Die Funktionsweise einer solchen Synapse besteht darin, daß das ankommende Aktionspotential durch die Umpolarisierung des Endknopfes zur Freisetzung des Transmitters in den Synapsenspalt führt. Die Vermittlung dieses Vorgangs erfolgt in folgender Weise:

Zunächst führt die Umpolarisierung zur Öffnung von spannungsgesteuerten Kalzium-Kanälen. Da Kalzium extrazellulär höher konzentriert ist als intrazellulär, muß es nach innen diffundieren. Hier vermittelt der erhöhte Kalzium-Spiegel eine Anlagerung der Vesikel an die Innenseite der präsynaptischen Membran. An der Berührungsstelle bildet sich ein Loch, und die Ränder der präsynaptischen Membran und der Vesikelmembran verschmelzen, so daß nun das Innere des Vesikels mit dem Extrazellulärraum verbunden ist. Der Vesikel wird vollständig in die präsynaptische Membran integriert, und der Transmitter befindet sich damit im Synapsenspalt (**Exozytose**). Er diffundiert nun zur subsynaptischen

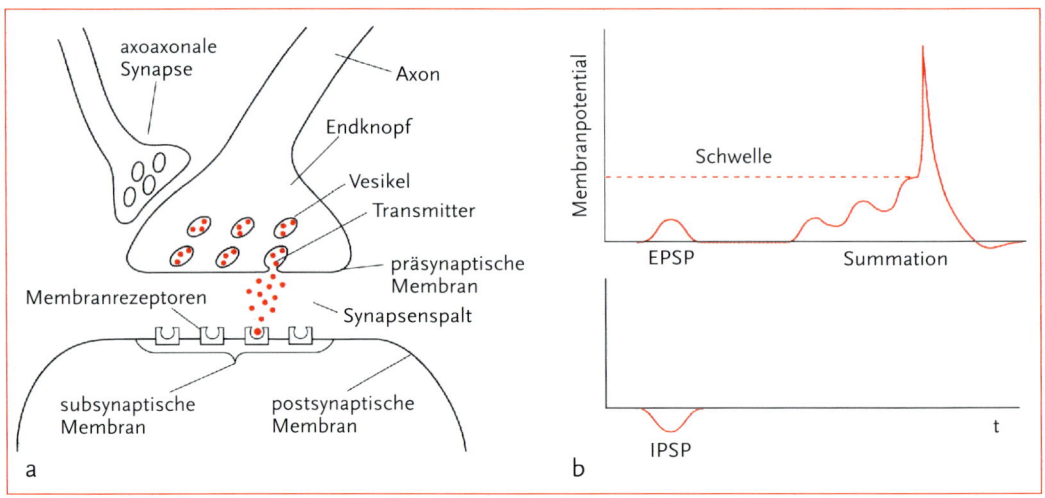

Abb. 1.7 a: Schema des Aufbaus einer chemischen Synapse mit axoaxonaler Synapse,
b: Darstellung der postsynaptischen Potentiale

Membran, wo er an Membranrezeptoren bindet.

Die Bindung des Transmitters an die Rezeptoren führt in der subsynaptischen Membran zur Öffnung von unspezifischen Kationenkanälen. Aufgrund der unterschiedlichen elektrochemischen Gradienten für die verschiedenen Kationen kann dieser Kanal im wesentlichen von Natriumionen passiert werden, die nach innen wandern und die Membran depolarisieren. Diese Depolarisation wird **exzitatorisches postsynaptisches Potential** (EPSP) genannt.

Das EPSP ist eine lokale Antwort, kein Aktionspotential. Es kann daher nur elektrotonische Wirkungen auf die Nachbarschaft entfalten. Bei ausreichend großer Depolarisation genügt diese Wirkung, um an der postsynaptischen Membran ein Aktionspotential zu initiieren. Die subsynaptische Membran ist nicht zur Bildung von Aktionspotentialen befähigt, da ihr die dafür notwendigen besonderen Natriumkanäle (**schnelle Natriumkanäle**) fehlen. Dagegen finden sich am Axonhügel einer Nervenzelle besonders viele solcher Kanäle, wodurch hier die Schwelle zur Auslösung des Aktionspotentials am geringsten ist und das Potential in der Regel in dieser Region entsteht.

Merke !

Transmitter erzeugen durch Bindung an die Rezeptoren eine lokale Antwort (EPSP) an der Subsynapse, die elektrotonisch am Axonhügel das Aktionspotential auslösen kann.

Summation   Das durch ein einzelnes einlaufendes Aktionspotential ausgelöste EPSP hat nur eine Amplitude von etwa 1 Millivolt. Dieser Betrag ist wesentlich zu klein, um ein Aktionspotential auslösen zu können. Es ist aber im Vergleich zum Aktionspotential ein langsamer Prozeß (10–20 Millisekunden) und dauert daher noch an, wenn das Aktionspotential im Endknopf schon beendet und die Refraktärzeit abgelaufen ist, also ein weiteres Aktionspotential einlaufen kann. Dies löst dann ein zweites EPSP aus, das sich zu dem noch vorhandenen Teil des ersten addiert. Auf diese Weise können sich die Einzel-EPSP summieren, bis die Schwelle erreicht ist und die nachgeschaltete Zelle ein Aktionspotential aussendet (Abb. 1.7 b).

Die **Summation** kann, wie beschrieben, durch nacheinander am gleichen Endknopf eintreffende Aktionspotentiale (**zeitliche Summation**), oder räumlich ausgelöst werden. An einer Nervenzelle setzen am Soma und an den Dendriten in der Regel viele (bis einige 1000)

Terminalen (Endknöpfe) an, so daß auch gleichzeitig über verschiedene Terminalen Aktionspotentiale einlaufen können, deren elektrotonische Effekte sich addieren (**räumliche Summation**). Die notwendige Depolarisation vom gerade vorhandenen Membranpotential auf das kritische Potential beträgt in der Regel 10–20 Millivolt. Das bedeutet, daß 10–20 einlaufende Aktionspotentiale nötig sind, um ein neues Aktionspotential auszulösen (Input-Output-Verhältnis).

Merke !

Die Schwelle zur Auslösung eines Aktionspotentials kann in der Regel nur durch Summation von EPSPs erreicht werden.

Ein Transmitter muß nicht in jedem Fall ein EPSP auslösen. Es kann auch **ein inhibitorisches postsynaptisches Potential** (IPSP) entstehen. Das geschieht dann, wenn ein anderer Typ von Membranrezeptoren vorhanden ist, der selektive Kaliumkanäle öffnet. Das IPSP ist eine Hyperpolarisation, die in der Amplitude und im Zeitverlauf dem EPSP ähnelt (Abb. 1.7b). Mehrere IPSPs und EPSPs können sich summieren. Da das IPSP hyperpolarisiert, muß es die Auslösung eines Aktionspotentials erschweren. Treten viele IPSPs gleichzeitig auf, so können sie die Erregungsübertragung völlig verhindern (**postsynaptische Hemmung**). Die maximal erreichbare Hyperpolarisation entspricht dem Kalium-Gleichgewichtspotential. Eine Hemmung der synaptischen Übertragung ist auch über die Öffnung von Chlorid-Kanälen möglich. Dabei entsteht kein postsynaptisches Potential, da das Gleichgewichtspotential für Chlorid beim Ruhepotential liegt. Das gerade bestehende Membranpotential wird jedoch stabilisiert und dadurch eine Depolarisation verhindert.

Eine Synapse kehrt wieder in ihren Ruhezustand zurück, wenn der Transmitter aus dem Synapsenspalt entfernt wird. Ein geringer Teil wandert durch Diffusion ab. Der größte Teil wird entweder gespalten und die Bruchstücke in die Präsynapse zurückgenommen und erneut zum Transmitter zusammengebaut, oder der ungespaltene Transmitter wird direkt wieder in die Präsynapse aufgenommen. Für diese Rücknahme schnüren sich am Rande der Synapse neue Vesikel ab (**Endozytose**). Findet ein Abbau des Transmitters statt, so findet sich das dafür notwendige Enzym im Synapsenspalt. Ein Beispiel dafür ist das Acetylcholin, das durch die Cholinesterase zerlegt wird.

Überträgerstoffe

Im Organismus des Menschen gibt es eine ganze Reihe verschiedener Überträgerstoffe. Die wichtigsten Transmitter sind neben dem Acetylcholin die Aminosäuren Gamma-amino-Buttersäure (GABA), Glycin und Glutamat sowie die Monamine Dopamin, Noradrenalin, Adrenalin und Serotonin. Außerdem kommen viele Peptide als Transmitter vor, beispielsweise Enkephalin, Substanz P, Cholecystokinin, Angiotensin und viele andere. Dopamin, Noradrenalin und Adrenalin bilden einen gemeinsamen Syntheseweg, wobei Dopamin in Noradrenalin und dieses in Adrenalin umgewandelt wird. Diese drei Transmitter werden häufig als **Katecholamine** zusammengefaßt. Man bezeichnet Neurone, die mit Acetylcholin übertragen, als cholinerg, solche, die mit Adrenalin übertragen, als adrenerg usw. Der wichtigste erregende Transmitter ist Glutamat, während GABA und Glycin Hemmung vermitteln.

Für jeden Transmitter sind verschiedene Typen von Rezeptoren bekannt, bis zu 14 Typen für einen Transmitter. Daher ist es möglich, daß der gleiche Transmitter an einer Synapse Erregung auslöst und an einer anderen Hemmung. Ein Transmitter kann aber auch über verschiedene Rezeptortypen die gleiche Art der Antwort vermitteln. Die verschiedenen Rezeptortypen eines Transmitters sind im Organismus in verschiedene Funktionskreise einbezogen. So gibt es am Herzen einen anderen Typ von adrenergen Rezeptoren als beispielsweise in der Lunge.

Pharmakologisch kann man die Übertragung an einer Synapse dadurch blockieren, daß man eine Substanz appliziert, die an den Rezeptor bindet, aber keine Wirkung auslöst. Damit ist der Transmitter von seinem Rezeptor verdrängt und kann nicht zur Wirkung kommen (**kompetitive Hemmung**). Durch selektive Blockung nur eines Rezeptortyps ist eine gezielte Beeinflussung von Funktionen möglich.

Präsynaptische Hemmung

Nach der Lokalisation der Kontaktstelle des Endknopfes an dem nachgeschalteten Neuron unterscheidet man axo-somatische und axo-dendritische Synapsen. Dies sind die klassischen Formen. Sie bilden die Mehrheit der neuro-neuronalen Synapsen. Die ursprüngliche Vorstellung war daher, daß das Axon den Ausgangsbereich des Neurons darstellt, das Soma mit den Dendriten dagegen die Eingangsseite. Man kennt heute aber auch sogenannte unkonventionelle Synapsen, z. B. mit einem Dendriten als präsynaptischem Element.

Eine besondere funktionelle Rolle spielt die **axo-axonale Synapse**. Hierbei sitzt der Endknopf an einem anderen Endknopf, der damit zugleich präsynaptisches Element innerhalb einer Synapse und postsynaptisches Element in einer anderen Synapse ist (Abb. 1.7a). Der Transmitter des ersten Endknopfes löst an dem zweiten Endknopf ein EPSP aus. Wenn in dieser Situation ein Aktionspotential diesen zweiten Endknopf erreicht, so muß es von dieser Vordepolarisation aus starten, und die Amplitude wird dadurch kleiner. Dies führt zu einer geringeren Transmitterausschüttung und da-

mit zu einem kleineren EPSP an der dritten Zelle. Die Erregungsübertragung ist also verschlechtert.

Bei starker Vordepolarisation kann es zur Inaktivierung der Natriumkanäle kommen, wodurch der zweite Endknopf nicht mehr zur Ausbildung eines Aktionspotentials fähig ist. Damit wäre die Übertragung völlig geblockt (**präsynaptische Hemmung**). Im Unterschied zur postsynaptischen Hemmung wird hier nicht der Ausgang einer Zelle blockiert, sondern ein spezieller Eingang, während andere Eingänge unbeeinflußt bleiben und die Zelle weiter aktiv sein kann. Die präsynaptische Hemmung dauert in der Regel wesentlich länger (z. B. einige 100 ms) als die postsynaptische Hemmung.

Fragen

1. Was versteht man unter Ionenkanälen?
2. Warum nennt man das Ruhepotential ein Kaliumdiffusionspotential?
3. Welche Ionenmechanismen bestimmen den Ablauf des Aktionspotentials?
4. Was ist kontinuierliche und saltatorische Erregungsleitung?
5. Welche Parameter bestimmen die Wirksamkeit der elektrischen Reizung?
6. Wie arbeitet eine chemische Synapse?
7. Was ist der Unterschied zwischen prä- und postsynaptischer Hemmung?

KAPITEL 2

Informationsaufnahme

Wir haben im vorangehenden Kapitel erfahren, wie der Organismus Aktionspotentiale bilden und über die Nerven von einer Stelle des Körpers zu einer anderen versenden kann. Wir wissen aber noch nicht, wie mit Hilfe der Aktionspotentiale Informationen verschlüsselt werden können und wie Informationen aus der Umwelt oder auch aus dem Körperinneren in Aktionspotentiale transformiert werden. Mit diesen Fragen soll sich dieses Kapitel beschäftigen.

2.1
Rezeptoren und allgemeine Sinnesphysiologie

Die spezifischen Strukturen, die der Organismus entwickelt hat, um Informationen aus der Umwelt aufzunehmen, sind die **Sinnesrezeptoren**. Einwirkungen auf die Rezeptoren nennen wir **Reize**. Sinnesrezeptoren können einzeln in der Haut oder in den Geweben im Körperinneren liegen, es können aber auch eine Vielzahl gleichartiger Rezeptoren zu einem Sinnesorgan zusammengeschlossen sein. Sinnesrezeptoren sind Zellen oder Teile von Zellen und nicht zu verwechseln mit den molekularen Membranrezeptoren.

2.1.1
Das Rezeptorpotential

Trifft ein Reiz einen Rezeptor, so bildet er ein **Rezeptor-** oder **Generatorpotential**. Es stellt ebenso wie die schon beschriebenen postsynaptischen Potentiale eine lokale Antwort dar. Das Rezeptorpotential ähnelt auch sonst einem EPSP: Es ist eine Depolarisation, die durch Öffnung unspezifischer Kationenkanäle entsteht, durch die vor allem Natrium in die Zelle einströmt. Größe und Dauer der Depolarisation werden vom Reiz bestimmt: Sie hält

an, solange der Reiz besteht, und ihre Amplitude steigt proportional mit der Reizstärke. Die Beziehung ist aber in der Regel nicht linear, sondern meist logarithmisch oder exponentiell. Das bedeutet, daß bei Erhöhung der Reizstärke in immer gleichen Stufen das Rezeptorpotential von Stufe zu Stufe einen kleineren Anstieg zeigt und schließlich nicht mehr weiter wächst, auch wenn noch größere Reize verwendet werden (Abb. 2.1a). Die Umwandlung des Reizes in das Rezeptorpotential wird als **Transduktion** bezeichnet.

2.1.2
Die Transformation

Die Rezeptoren sind über Nervenfasern mit dem Zentralnervensystem (ZNS) verbunden. Das Rezeptorpotential löst auf der abgehenden Nervenfaser elektrotonisch Aktionspotentiale aus (**Transformation**). Der Anfangsteil dieser Nervenfaser ist immer marklos, so daß die Strömchen die Membran durchdringen und damit das Aktionspotential initiieren können (s. Kap. 1.3). Nach Ablauf der Refraktärzeit entsteht erneut ein Aktionspotential, sofern das Rezeptorpotential noch ausreichende Größe hat. Die Schwelle zur Auslösung des Aktionspotentials wird desto eher erreicht, je größer das Generatorpotential ist. Daher muß die Frequenz der generierten Aktionspotentialfolge mit der Amplitude des Generatorpotentials wachsen. Diese Beziehung ist linear (Abb. 2.1b). Die höchste mögliche Frequenz ergibt sich aus der absoluten Refraktärzeit.

Somit zeigt sich, daß eine größere Reizstärke zu einer höheren Frequenz der Aktionspotentiale auf dem Nerven führt. Die Reizstärke wird also in der Aktionspotentialfrequenz kodiert. Prinzipiell wäre auch die Kodierung durch Veränderung der Aktionspotentialamplitude denk-

Abb. 2.1: Beziehung zwischen **a:** Reizstärke und Rezeptorpotentialamplitude (Transduktion), **b:** Rezeptorpotentialamplitude und Frequenz der Aktionspotentiale (Transformation)

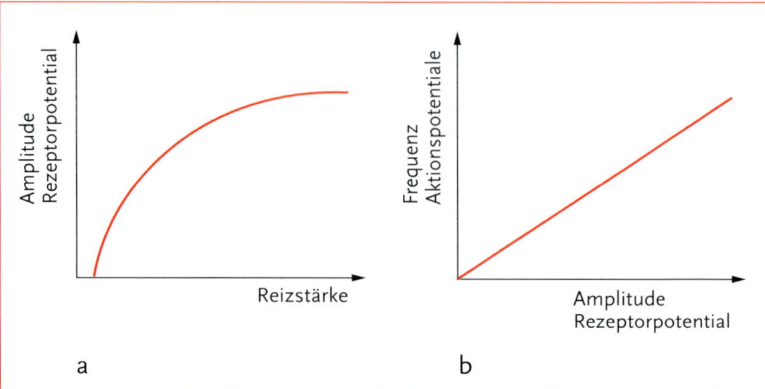

a   b

bar. Dies ist aber am Nerven nicht möglich, da die Amplitude, wie wir schon gesehen haben, dem Alles-oder-Nichts-Gesetz folgt.

Merke !

Die Umwandlung des Reizes in die Erregung erfolgt in zwei Stufen: Transduktion = Reiz → Rezeptorpotential, Transformation = Rezeptorpotential → Aktionspotentialfolge.

2.1.3
Klassifizierung von Rezeptoren

Man kann Rezeptoren nach verschiedenen Gesichtspunkten klassifizieren. So unterscheidet man Sinneszellen danach, ob sie selbst eine Nervenzelle mit eigenem Axon darstellen (**primärer Rezeptor**), oder ob sie nur von den Fortsätzen einer entfernt liegenden Nervenzelle kontaktiert werden (**sekundärer Rezeptor**). Funktionell besteht der Unterschied nur darin, daß die Aktionspotentiale bei primären Rezeptoren auf der eigenen Nervenfaser gebildet werden, während sie bei sekundären Rezeptoren über Transmitter auf der kontaktierenden Nervenfaser ausgelöst werden müssen (beispielsweise beim Auge und beim Ohr).

Eine andere Möglichkeit, Rezeptoren zu klassifizieren, berücksichtigt ihr zeitliches Antwortverhalten. Läßt man einen Rechteckreiz einwirken, so zeigen manche Rezeptoren ein **Proportionalverhalten (P-Rezeptoren)**. Das bedeutet, daß nach Einschalten des Reizes das

Rezeptorpotential relativ schnell auf eine Amplitude steigt, die der Reizstärke proportional ist, und diese Größe beibehält, bis der Reiz ausgeschaltet wird (Abb. 2.2 a). Man spricht auch von statischem oder tonischem Antwortverhalten. Andere Rezeptoren zeigen ein **Differentialverhalten (D-Rezeptoren)**, d.h., sie antworten nur beim Einschalten, nicht aber bei gleichbleibender Reizstärke (Abb. 2.2 b). Sie beantworten also nur die Änderung der Reizstärke (dynamisches oder phasisches Antwortverhalten). Die meisten Rezeptoren kombinieren beide Antworten (**PD-Rezeptoren**). Bei ihnen erfolgt beim Einschalten eine starke Antwort, die dann auf ein proportionales Niveau zurückgeht. Die Differentialantwort ist von der Anstiegssteilheit des Reizes abhängig. Benutzt man langsam ansteigende Reizstärken, so ist diese erste Antwort kleiner oder fehlt ganz. In diesem Antwortverhalten der Rezeptoren zeigt sich schon eine typische Eigenschaft unserer Sinne insgesamt:

Merke !

Die Antworten sind bei Reizveränderungen viel stärker als bei gleichbleibenden Reizbedingungen.

Das ist biologisch auch sinnvoll, denn eine Veränderung kann eine Reaktion erfordern und muß daher analysiert werden.

Nach ihrer Lage im Körper unterscheidet man:
● Exterorezeptoren
● Propriorezeptoren
● Enterorezeptoren

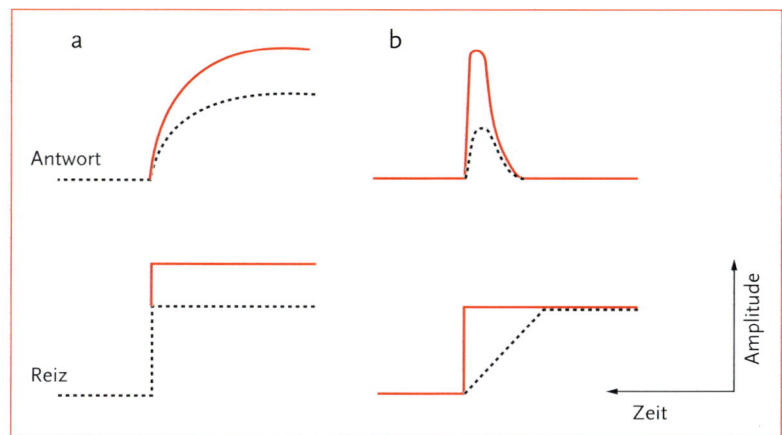

Abb. 2.2: Zeitliches Antwortverhalten von Rezeptoren. **a:** Proportionalverhalten, **b:** Differentialverhalten

Exterorezeptoren liegen an der Körperoberfläche und empfangen Reize, die aus der ferneren (**Distanzrezeptoren**) oder direkten Umgebung (**Kontaktrezeptoren**) auf uns einwirken. Dazu gehören die Rezeptoren der Haut, aber auch die von Auge und Ohr. **Propriorezeptoren** liegen in Bändern, Gelenken, Faszien und Muskeln und geben Auskunft über die Stellung und Bewegung von Gelenken und die eingesetzte Kraft und Geschwindigkeit. **Enterorezeptoren** sind alle Rezeptoren, die sich in den inneren Organen und Geweben finden. Sie nehmen Reize aus dem Körperinneren auf und dienen vielfältigen Regulationen, beispielsweise der Einstellung des Blutdrucks und der Herzfrequenz.

Eine weitere Möglichkeit, Rezeptoren zu klassifizieren, richtet sich nach ihrem **adäquaten Reiz**. Jeder Rezeptor kann prinzipiell auf alle Arten von Reizen antworten. Allerdings sind dann in den meisten Fällen sehr hohe Reizstärken erforderlich (bei einem Schlag auf das Auge sehen wir Sterne). An *eine* Reizart jedoch ist der Rezeptor besonders angepaßt und kann hier schon auf sehr kleine Reizstärken reagieren. Diese Reizart nennt man adäquat. Unter physiologischen Bedingungen antwortet der Rezeptor nur auf diese Reize. Nach ihrem adäquaten Reiz unterscheidet man Thermo-, Mechano-, Chemo- oder Photorezeptoren. Die entsprechenden Reizarten nennt man **Modalitäten**.

Es gibt aber auch Reizarten, für die wir keine Rezeptoren besitzen. So scheinen Magnetrezeptoren oder Elektrorezeptoren beim Menschen nicht vorzukommen. Außerdem sprechen Rezeptoren auch jeweils nur auf einen bestimmten Bereich ihres adäquaten Reizes an. Beispielsweise werden unsere Photorezeptoren nur von Licht mit Wellenlängen zwischen 400 nm und 700 nm erregt. Kürzere oder längere Wellenlängen bleiben unwirksam.

2.1.4
Informationskodierung

Fragen wir abschließend nach der Kodierung der verschiedenen Informationen, die in einem Reiz enthalten sind.

Was für eine Art von Reiz ist es?

Alle Rezeptoren sind über Nervenbahnen mit der Großhirnrinde verbunden. Dabei gibt es spezielle Wege für die verschiedenen Modalitäten (**spezifische Projektion**). So liegt die Sehrinde im Hinterhauptslappen. Sie erhält nur Zuflüsse von Photorezeptoren. Daher bedeutet Erregung, die hier einläuft, daß ein Lichtreiz vorhanden ist. Über die Reizart können wir also deshalb etwas aussagen, weil nur die Rezeptoren ansprechen, für die der Reiz adäquat ist und weil diese die Erregung nur zu ihrem spezifischen Feld in der Großhirnrinde weitergeben, wo die Erregung zu einer typischen Wahrnehmung verarbeitet wird. Reizen wir diesen Rindenbezirk direkt (beispielsweise elektrisch), so entsteht auch eine Lichtempfindung.

Wie groß ist die Reizintensität?

Die absolute Schätzung von Intensitäten ist ziemlich schlecht entwickelt. Wir können nicht sagen, wieviel Lux die Helligkeit eines Lichtes beträgt. Dagegen läßt sich relativ leicht die kleinste Intensität feststellen, die man wahrnehmen kann. Man bezeichnet sie als **Wahrnehmungsschwelle**. Diese Schwelle muß nicht in allen Situationen gleich sein. Kommt man aus dem Hellen in einen Kinosaal, so kann man zunächst im Zuschauerraum nichts erkennen. Nach kurzer Anpassungszeit wird aber die Empfindlichkeit größer, und man kann sich wieder gut orientieren. Die Schwelle ist gesunken. Diese Anpassung der Schwelle an das gerade vorhandene mittlere Intensitätsniveau nennt man **Bereichseinstellung** und die niedrigste mögliche Schwelle **Absolutschwelle**.

Besonders leicht fällt uns der Vergleich zweier Reize. Den kleinsten Unterschied zwischen zwei Reizintensitäten, den man gerade noch wahrnehmen kann, nennt man **Intensitätsunterschiedsschwelle** (ΔI). Sie ist keine absolute Größe, sondern abhängig von der Größe des Vergleichsreizes (I). Das Verhältnis $\Delta I : I$ ist konstant (Weber-Regel). Das bedeutet, daß man beispielsweise bei 60 g Gewicht 6 g mehr braucht, um einen Unterschied zu bemerken, bei 600 g aber 60 g. Man gibt die Intensitätsunterschiedsschwelle daher zweckmäßigerweise in % an (hier 10%).

Fechner gelang die Entwicklung einer Skala der Empfindungsstärken dadurch, daß er als Nullpunkt die Absolutschwelle festlegte und als Schrittmaß die jeweils kleinste Intensität I, die von der vorherigen Intensität I_o gerade zu unterscheiden war. Er fand dabei die logarithmische Beziehung

F 2.1 $$E = k \cdot \lg (I/I_o)$$

wobei E die Empfindungsstärke darstellt und k eine Konstante (**Weber-Fechner-Gesetz**). Hier zeigt sich, daß die logarithmische Verschlüsselung der Reizstärke in der Aktionspotentialfrequenz während der Weitergabe der Information bis in die Großhirnrinde erhalten bleibt, so daß auch eine logarithmische Beziehung zwischen Reizstärke und Empfindungsstärke besteht.

Wie lange dauert der Reiz?

Die Dauer des Reizes ist in der Dauer der Antwort kodiert. Bei lang anhaltenden gleichbleibenden Reizen, etwa der Druck der Kleidung auf der Haut, läßt allerdings die Antwort der Rezeptoren und noch ausgeprägter die Empfindung mit der Zeit nach. Der Vorgang wird als **Adaptation** bezeichnet. Manchmal, so auch im genannten Beispiel, kann die Empfindung ganz verschwinden. Eine vollständige Adaptation findet sich auch beim Geruch. Schmerz adaptiert dagegen kaum, was biologisch auch sinnvoll ist, da der Schmerz ja ein Warnsignal darstellt. Die Adaptation berührt aber nicht die Unterschiedsempfindlichkeit. Jede Veränderung des Reizes wird wahrgenommen.

Handelt es sich um einen Reiz oder folgen mehrere Reize zeitlich nacheinander?

Diese Frage erscheint zunächst trivial. Aber bei schnell aufeinanderfolgenden Reizen kann es vorkommen, daß wir sie nicht mehr voneinander trennen können. Die Reizfrequenz, bei der das **zeitliche Auflösungsvermögen** unterschritten wird, nennt man **Verschmelzungsfrequenz**. Die Fähigkeit zur Trennung zweier Reize wird bestimmt durch die Geschwindigkeit, mit der die lokalen Erregungsprozesse an- und abklingen. Eine besonders hohe Auflösung erreicht die Haut mit der Vibrationsempfindung (400 Reize/s).

Wie groß ist die gereizte Fläche (beispielsweise das Hautareal)?

Die Rezeptoren sind über die Fläche verteilt. Sie leiten ihre Erregungen in parallelen Bahnen zur Großhirnrinde, so daß nebeneinanderliegende Areale auch in der Großhirnrinde nebeneinander angeordnet sind. Man bezeichnet diese Art der Projektion als **Punkt-zu-Punkt-Zuordnung** oder in bezug auf die Abbildung der Körperoberfläche auf der Großhirnrinde als **Somatotopie**. Dabei sind die Größenverhältnisse verzerrt. Gesicht und Hände nehmen beispielsweise sehr viel Platz auf der Großhirnrinde ein, der Rumpf dagegen sehr wenig. Die sich ergebende verzerrte Abbildung des Körpers nennt man **Homunkulus**. Die gereizte Fläche spiegelt sich in dem erregten Areal des spezifischen Projektionsfeldes wider.

Ist die Reizfläche einheitlich oder besteht sie aus mehreren örtlich getrennten Flächen?

Wenn man beispielsweise zwei Bleistiftspitzen gleichzeitig auf die Haut aufsetzt, wird man feststellen, daß man bei geringem Abstand der Spitzen nur noch einen Reizpunkt wahrnimmt. Das **räumliche Auflösungsvermögen** ist dann zu klein. Das hängt davon ab, wie dicht die Rezeptoren in diesem Areal liegen und wie sie verschaltet sind.

Die beste Auflösung kann erreicht werden, wenn sehr viele Rezeptoren/Flächeneinheit vorhanden sind und wenn jeder Rezeptor seine eigene Weiterleitung bis zur Großhirnrinde besitzt (**1:1-Verschaltung**, Abb. 2.3 a). Man kann in diesem Fall zwei Reize räumlich voneinander trennen, wenn sie zwei Rezeptoren erregen, zwischen denen noch mindestens ein unerregter Rezeptor verbleibt. Man bräuchte dann aber sehr viel mehr Nervenfasern, als wir tatsächlich haben, was aus Platzgründen unökonomisch wäre. Im Körper gibt es daher nur an wenigen Stellen eine 1:1-Verschaltung.

Meist wird die Information von vielen nebeneinanderliegenden Rezeptoren auf eine Nervenfaser zusammengefaßt (konvergente Verschaltung). Das Einzugsgebiet dieser Faser nennt man **rezeptives Feld** (Abb. 2.3 b). Als Kriterium für die räumliche Auflösung gilt dann, daß zwischen zwei erregten rezeptiven Feldern ein unerregtes vorhanden sein muß. Rezeptive Felder sind zwar für das räumliche Auflösungsvermögen nachteilig, bieten aber zugleich den Vorteil einer erhöhten Empfindlichkeit. Da die von den verschiedenen Rezeptoren ausgelösten Erregungen an einer Nervenzelle zusammenlaufen, können sie hier zur Summation führen. Jeder Rezeptor braucht daher nur weniger stark erregt zu werden, um an dieser Zelle eine Entladung zu erreichen.

Merke !

Rezeptive Felder verbessern die Empfindlichkeit, aber sie verschlechtern das räumliche Auflösungsvermögen.

Wo liegt die gereizte Stelle?

Dies ist aus der Lage der erregten Stelle im kortikalen Projektionsfeld erkennbar.

2.2.
Spezielle Sinnesphysiologie

Von alters her wurden fünf Sinne des Menschen unterschieden: das Sehen, Hören, Riechen, Schmecken und Fühlen. Diese Eintei-

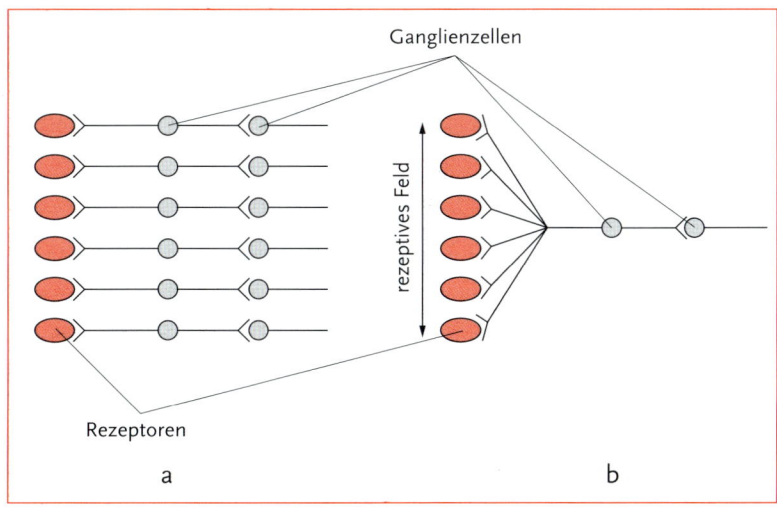

Abb. 2.3: Verschaltung von Rezeptoren. **a:** 1:1-Verschaltung, **b:** konvergente Verschaltung

lung kann heute nicht mehr befriedigen, denn viele Sinnesleistungen fehlen darin. So beispielsweise der Gleichgewichtssinn oder Sinne, die Auskunft geben über unsere Lage im Raum, unsere Körperhaltung, über Kraft und Geschwindigkeit von Bewegungen u. a. Außerdem wird das „Gefühl" nicht mehr als einheitlicher Sinn gesehen, sondern in die Empfindungen von Temperatur, Druck und Berührung sowie Schmerz untergliedert, weshalb man auch von Hautsinnen spricht.

2.2.1
Die Hautsinne

Mechanorezeption

Histologisch konnten in der Haut verschiedene Arten von Mechanorezeptoren gefunden werden, die in Abb. 2.4 schematisch dargestellt sind. Sie haben alle einen unterschiedlichen Aufbau, der es ihnen ermöglicht, auf bestimmte Charakteristika eines Reizes besonders empfindlich zu reagieren. Sie vermitteln die Empfindung von Druck, Berührung und

Vibration, wobei jedoch viele Reize ein Gemisch dieser Empfindungen hervorrufen.

Elektrophysiologische Untersuchungen führten zur Untergliederung der Mechanorezeptoren nach ihrer Adaptationsgeschwindigkeit. Man unterscheidet danach sehr langsam adaptierende (slowly adapting, SA-I), langsam adaptierende (SA-II), schnell adaptierende (rapidly adapting, RA) und sehr schnell adaptierende (Pacinian corpuscle, PC) Mechanorezeptoren. Die SA-I-Rezeptoren sind Merkel-Zellen bzw. Merkel-Tastscheiben. Sie messen die senkrechte Eindrucktiefe des mechanischen Reizes, also einen Weg. SA-II-Rezeptoren (Ruffini-Körperchen) messen dagegen eher schräg einwirkende Kräfte, also die Scherung der Haut. RA-Rezeptoren (Meissner-Tastkörperchen bzw. Haarfollikelrezeptoren) werden durch bewegte Reize erregt und messen die Eindruckgeschwindigkeit. Die PC-Rezeptoren schließlich (Vater-Pacini-Lamellen-Körperchen) sind Beschleunigungsrezeptoren. Sie sprechen nur an, wenn sich die Geschwindigkeit des Eindrückens der Haut verändert. Sie adaptieren so schnell, daß sie zu Beginn jedes Reizes nur ein Aktionspotential her-

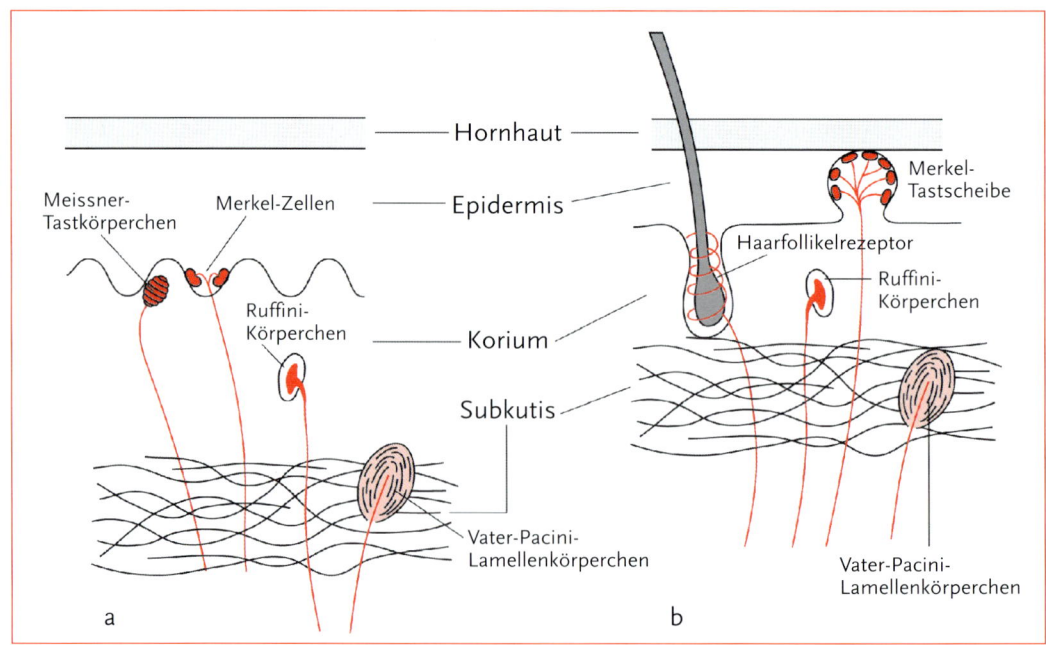

Abb. 2.4: Rezeptorstrukturen in **a:** unbehaarter und **b:** behaarter Haut

vorrufen. Sie sind aber auch nach Ende des Reizes genauso schnell in der Lage, auf einen neuen Reiz, allerdings wieder nur mit einem Aktionspotential, zu antworten. PC-Rezeptoren können auf bis zu 400 Reize pro Sekunde reagieren und vermitteln den Eindruck der Vibration.

Die Tastempfindlichkeit unserer Körperoberfläche ist sehr unterschiedlich ausgebildet. Sie ist besonders an den Fingerkuppen sehr hoch und soll noch 10 μm Eindrucktiefe erfassen können. Besonders ausgeprägt sind die Unterschiede in der räumlichen Auflösung. Während an den Fingerspitzen und der Zungenspitze zwei Reize schon im Abstand von 1 mm aufgelöst werden können, sind am Rücken dafür 70 mm nötig. Wenn man die Reize nicht gleichzeitig (simultan), sondern nacheinander einwirken läßt, verringert sich dieser Abstand an den Fingerkuppen auf 0,5 mm (sukzessive Raumschwelle), weshalb man beim Ertasten feiner Strukturen mit den Fingern leicht über die Oberfläche streicht. Diese Empfindlichkeit kann durch Training weiter verbessert werden, während die minimal ertastbare Eindrucktiefe nicht geringer wird.

Merke !

Der Tastsinn ist an den Fingerkuppen sowie der Zungenspitze am besten und am Rücken am schlechtesten ausgebildet.

Thermorezeption

Die Temperaturempfindung wird durch zwei Typen von Rezeptoren vermittelt:
- Kaltrezeptoren
- Warmrezeptoren

Kaltrezeptoren sollen oberflächlicher in der Haut liegen als Warmrezeptoren. Über die genaue histologische Struktur fehlen noch sichere Kenntnisse. Dagegen konnten Nervenfasern elektrophysiologisch als Kalt- und Warmfasern sicher identifiziert werden. Daher weiß man, daß Kaltrezeptoren zwischen 15 und 35 °C Hauttemperatur ansprechen mit einem Maximum der Erregung bei etwa 25 °C. Warmrezeptoren werden zwischen 30 und 45 °C aktiviert, am stärksten bei etwa 43 °C. Bei Haut-

temperaturen zwischen 45 und 50 °C haben Kaltrezeptoren einen zweiten Ansprechbereich. Dadurch kann beim Eintauchen in heißes Wasser im ersten Moment eine Kaltempfindung auftreten (paradoxe Kaltempfindung).

Im normalen Hauttemperaturbereich von 30–35 °C sind beide Typen von Temperaturrezeptoren gering erregt. Setzt man den ganzen Körper einer Temperatur von 33–35 °C aus, so hat man (bei Einhaltung bestimmter Bedingungen: unbekleidet, unbewegt, kein Wind u.a.) weder eine Warm- noch eine Kaltempfindung. Man bezeichnet diesen Temperaturbereich als **Indifferenztemperatur**. Beim Anstieg der Temperatur sprechen die Warmrezeptoren an. Eine Umgebungstemperatur oberhalb 36 °C empfindet man als warm, über 43–45 °C tritt Hitzeschmerz auf. Beim Abfall der Umgebungstemperatur werden die Kaltrezeptoren aktiviert. Unterhalb von 30 °C empfinden wir es als kalt, und unter 17 °C tritt Kälteschmerz auf (Abb. 2.5). Der Hitze- und Kälteschmerz wird über thermosensitive Schmerzrezeptoren vermittelt.

Temperaturrezeptoren weisen eine ausgeprägte Adaptation auf. Daher muß man statische und dynamische Antworten unterscheiden. Ein Temperaturreiz kann dynamisch (zu Beginn) eine große Antwort hervorrufen, nach längerer Einwirkung (statisch) aber kaum noch oder sogar umgekehrt empfunden werden. So erscheint uns ein mäßig warmer Raum als warm, wenn wir ihn aus der Kälte kommend betreten. Nach einer Weile können wir aber darin frieren.

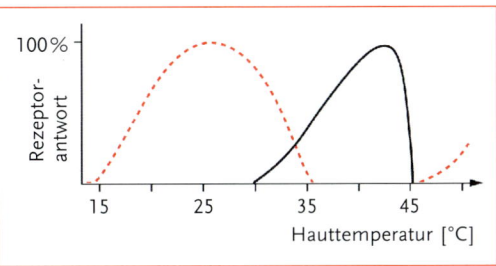

Abb. 2.5: Antwortbereiche der Thermorezeptoren der Haut; gestrichelt Kaltrezeptoren, durchgezogen Warmrezeptoren

Wichtig für die Temperaturempfindung ist auch die Größe des gereizten Hautareals. Je kleiner dieses Areal ist, desto größer kann die Temperaturabweichung sein, bis das Gefühl der Wärme oder des Frierens auftritt. Der Gesamteindruck entsteht offensichtlich durch Summation der Signale von verschiedenen Hautarealen.

Die Temperaturempfindung besitzt eine deutlich affektive Komponente. Wir fühlen uns nur in mittlerer Umgebungstemperatur wohl. Besonders angenehm wird die Rückführung auf den Indifferenzbereich empfunden. Das drückt sich auch in der Sprache aus. Man spricht von wohliger Wärme und angenehmer Kühle.

Merke !

Hauttemperaturen zwischen 30 und 35 °C rufen weder Warm- noch Kaltempfindung hervor. Stärkere Abweichungen von der Indifferenztemperatur sind mit negativen Emotionen verbunden.

Nozizeption

Schmerzrezeptoren sind nur zum Teil in der Haut lokalisiert, sie finden sich auch im Inneren des Körpers. Daher kann man den Schmerz nach seinem Ursprungsort in den
- **Oberflächenschmerz** (aus der Haut)
- **Tiefenschmerz** (aus dem Bewegungsapparat)
- **viszeralen Schmerz** (aus den Eingeweiden) untergliedern.

Oberflächenschmerz Bei den von der Haut ausgelösten Schmerzen läßt sich ein erster Schmerz abgrenzen, der nach kurzer Latenz auftritt, hell und gut lokalisierbar ist und bei Ende des Reizes schnell abklingt. Er löst Fluchtreflexe aus. Ihm kann bei größeren Reizstärken ein zweiter Schmerz folgen, der dumpfer und im Charakter eher brennend erscheint, der schlechter lokalisierbar ist und nach Reizende nur langsam abklingt. Bei sehr großer Intensität kann dieser Schmerz mit vegetativen Begleiterscheinungen wie Blutdruckabfall, Schweißausbruch oder Übelkeit verbunden sein.

Tiefenschmerz Der Tiefenschmerz ist noch weniger lokalisierbar, er kann nicht mit einem Finger gezeigt werden, sondern der Patient legt die Hand auf den schmerzenden Bereich. Er wird dumpfer empfunden als der zweite Schmerz und strahlt häufig in die Umgebung aus. Er ist oft mit vegetativen Begleiterscheinungen verbunden und vermittelt ein deutliches Unlust- und Krankheitsgefühl. Zu dieser Schmerzart gehören die Kopf- und Gelenkschmerzen, die Patienten am häufigsten zum Arzt führen. Tiefenschmerzen führen zu Schonhaltungen und Muskelverspannungen.

Viszeraler Schmerz Um eine weitere Stufe dumpfer und schlechter lokalisierbar sind die viszeralen Schmerzen. Sie sind immer mit vegetativen Begleiterscheinungen und einem starken Krankheitsgefühl verbunden. Der Eingeweideschmerz wird durch Spasmen der glatten Muskulatur, durch Sauerstoffmangel des Gewebes (Ischämie) und durch Dehnung ausgelöst. Schnitt und Quetschung dagegen vermitteln keinen Schmerz.

Schmerzrezeptoren (**Nozizeptoren**) sind freie Nervenendigungen, die von keiner besonderen anatomischen Struktur umgeben sind. Sie sind dadurch auch an keine Reizart besonders angepaßt, sondern können auf alle Arten von Reizen ansprechen, wenn sie sehr groß sind. Nozizeptoren zeigen keine Adaptation. Man nimmt an, daß die Schmerzreize im Organismus chemische Stoffe freisetzen, die die freie Nervenendigung reizen. In Frage kämen Stoffe wie Azetylcholin, Serotonin, Histamin, Bradykinin, Prostaglandine u.a., die im Gewebe vorkommen können und in höheren Konzentrationen Schmerzen auslösen. Wahrscheinlich gibt es keinen einheitlichen Schmerzstoff.

Merke !

Schmerzrezeptoren sind freie Nervenendigungen. Sie besitzen eine hohe Schwelle, keinen adäquaten Reiz und adaptieren nicht.

Spezielle Schmerzformen sind der projizierte und der übertragene Schmerz. Die Erregungen von den Nozizeptoren werden, wie die anderer Rezeptoren, über Nervenbahnen zum Rückenmark und Gehirn geleitet. Kommt es auf diesem Wege zur Reizung solcher Schmerzfasern, beispielsweise an der Eintrittsstelle ins Rückenmark bei Bandscheibenschäden, so werden Erregungen ausgelöst und zum entsprechenden Projektionsfeld im Gehirn geleitet, obwohl die Rezeptoren nicht gereizt wurden. Für das Gehirn ist das Ergebnis aber nicht unterscheidbar, so daß wir die Schmerzen an dem Ort empfinden, wo die Rezeptoren lokalisiert sind, beispielsweise im Bein. Ein solcher Schmerz heißt **projizierter Schmerz**. Es kann einem auf diese Weise ein Fuß weh tun, der (nach Amputation) gar nicht mehr vorhanden ist (**Phantomschmerz**).

Der **übertragene Schmerz** kommt dadurch zustande, daß viszerale und somatische Schmerzfasern im Rückenmark auf die gleichen Nervenzellen übertragen. In dem ursprünglich segmental gegliederten Körper haben auch alle Eingeweide ihr jeweiliges Ursprungssegment, mit dem sie über ihre Nerven noch verbunden sind. Ein Übersprechen des Schmerzes von den Eingeweiden auf die segmental zugehörige Oberflächenregion, die man als Head-Zonen bezeichnet, ist daher möglich. So werden vom Herzen die Schmerzen typischerweise auf den linken Arm übertragen (Abb. 2.6).

Schmerzen sind ein Signal für eine Bedrohung des Organismus. Sie ermöglichen die Vermeidung schädlicher Verhaltensweisen und wirken auf diese Weise lebenserhaltend. Schmerzen haben neben der sensorischen Komponente (Intensität, Dauer, Lokalisation) eine

- affektive Komponente (man erleidet Schmerzen)
- vegetative Komponente (Einfluß auf Herzfrequenz, Blutdruck, Schweißsekretion u. a.)
- motorische Komponente (Fluchtreflexe, Abwehrspannung)

Die vegetative und motorische Komponente sind nicht an das Bewußtsein gekoppelt.

Eine zu starke Schmerzempfindung wird als **Hyperalgesie**, eine zu geringe als **Hypalgesie** und völlige Schmerzunempfindlichkeit als **Analgesie** bezeichnet.

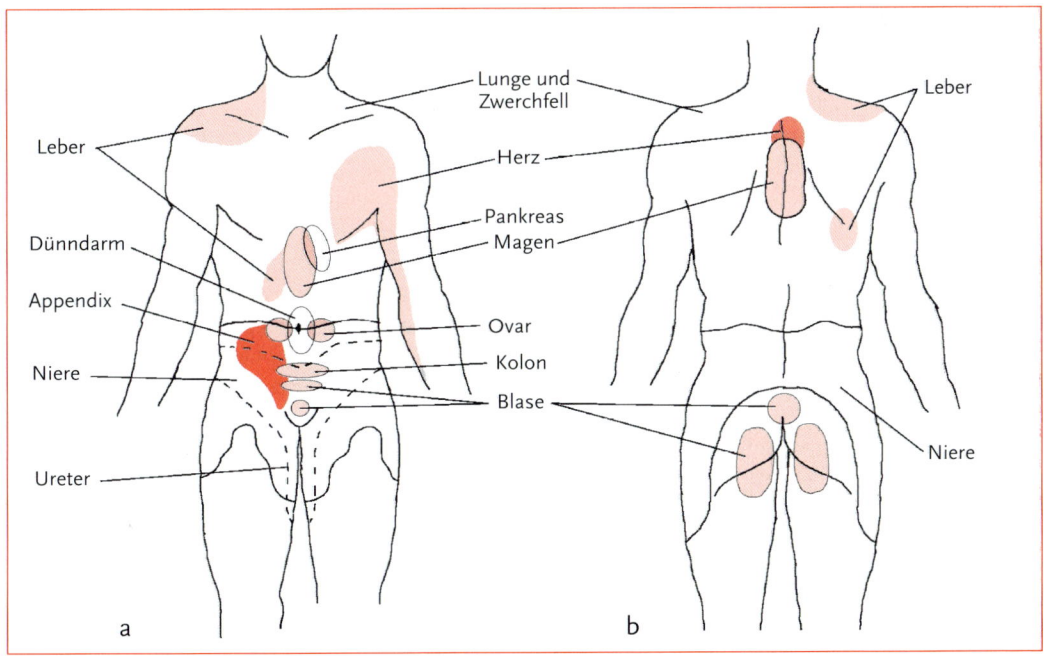

Abb. 2.6: Regionen des übertragenen Schmerzes; **a:** Vorderseite, **b:** Rückseite

Medikamentöse Schmerzbekämpfung ist dadurch möglich, daß man

- die Antwort der Rezeptoren verhindert (Azetylsalizylsäure)
- die Entstehung (Oberflächenanästhesie) oder Leitung der Aktionspotentiale blockiert (Lokalanästhesie)
- die Wahrnehmung des Schmerzes unterdrückt (Narkotika)

Schmerzen können je nach ihre Genese auch mit physikalischen Methoden bekämpft werden (Wärme, Kälte, Ruhigstellung). Insbesondere bei chronischen Schmerzen können Methoden eingesetzt werden, die die Schmerzbewertung ändern (Psychopharmaka) oder an der Schmerzbewältigung ansetzen (Psychotherapie). Welche Rolle die Einstellung zu einem Schmerz spielt, zeigen viele Beispiele. Sprichwörtlich waren die „schmerzunempfindlichen" Indianer. Aber auch in unserer Kultur werden Jungen dazu erzogen, Schmerzen nicht zu zeigen. Schmerzausschaltung durch Hypnose zeigt, wie groß die Möglichkeiten des Organismus sind, seine Schmerzen selbst zu regulieren. Dabei dürfte ein efferentes (vom Mittelhirn zum Rückenmark ziehendes) Schmerzkontrollsystem eine wesentliche Rolle spielen, das als Überträgerstoff endogene Opiate benutzt und den Schmerzeingang ins Rückenmark hemmen kann. Der Körper hat aber auch Mechanismen, um die Schmerzempfindlichkeit zu erhöhen, z.B über Prostaglandine.

2.2.2
Propriozeption und Viszerorezeptoren

Propriozeption

Die Muskelspindel

Die Rezeptoren für die Tiefensensibilität sind neben den schon erwähnten Mechano- und Schmerzrezeptoren in Gelenken, Bändern und Faszien vor allem spezielle Bildungen in den Muskeln selbst, die **Muskelspindeln**. Sie bestehen aus 6–8 sehr feinen, parallel zueinander liegenden **intrafusalen Muskelfasern**, die von einer bindegewebigen Hülle umgeben sind. Das ganze Gebilde sieht spindelförmig aus

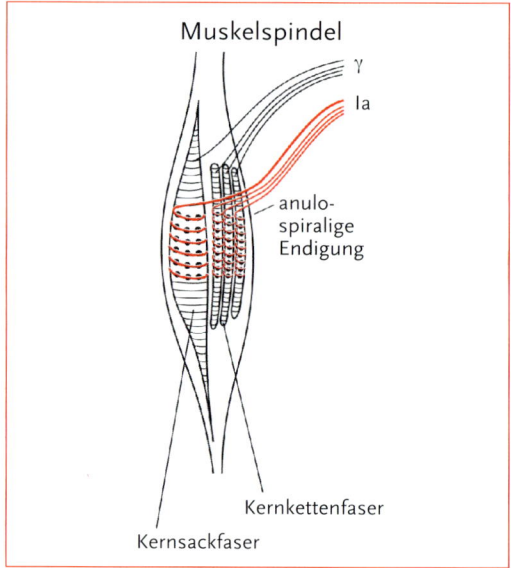

Abb. 2.7: Aufbau einer Muskelspindel schematisch

(Abb. 2.7). Es liegt zwischen den viel größeren und dickeren Arbeitsmuskelfasern des Skelettmuskels und ist in Längsrichtung an deren Außenseite angeheftet. Diese parallele Anordnung führt dazu, daß die Spindeln jede Längenänderung des Muskels mitmachen müssen.

Die intrafusalen Muskelfasern sind an ihren Enden quergestreift wie die Arbeitsmuskelfasern. Dieser Bereich kann sich kontrahieren. In der Mitte fehlt jedoch die Querstreifung. Dieser Teil ist nicht kontraktil. Er wird von einer afferenten Nervenfaser spiralig umwickelt (**anulo-spiralige Endigung**). Dieser Komplex stellt den eigentlichen Rezeptor dar. Der adäquate Reiz ist Dehnung. Sie führt zur Bildung eines Rezeptorpotentials, das auf der Nervenfaser Aktionspotentiale auslöst, die dann zum Rückenmark geleitet werden. Die Muskelspindel stellt also einen Meßfühler für die Länge des Muskels dar.

Man kann zwei Typen von intrafusalen Muskelfasern unterscheiden:

- die dickeren und längeren Kernsackfasern, in denen im Mittelteil die Kerne als Haufen angeordnet sind
- die dünneren und kürzeren Kernkettenfasern. Bei ihnen liegen die Kerne zu einer Kette aufgereiht.

Kernsackfasern werden afferent von Ia-Fasern (primäre Endigung) versorgt und weisen vor allem dynamische Empfindlichkeit auf, während die Kernkettenfasern sowohl von Ia- als auch von etwas langsamer leitenden Fasern der Gruppe II (sekundäre Endigung) versorgt werden und vor allem statisch antwortende Rezeptoren sind.

Die Muskelspindel wird auch efferent von Nervenfasern versorgt. Diese gehören zur Gruppe der Aγ-Fasern. Sie ziehen zu den kontraktilen Enden der intrafusalen Fasern. Verkürzung dieser Enden muß zur Dehnung des Mittelteils führen, da die Kraft nicht ausreicht, die dicke Arbeitsmuskelfaser, an der die Spindel angeheftet ist, zu stauchen. Auf diese Weise kann die Grunderregung der Muskelspindel bei gleichbleibender Muskellänge variiert werden, bzw. bei einem verkürzten Muskel kann die Spindel trotzdem in ihrem Anzeigebereich bleiben. Dies spielt eine wichtige Rolle für die Arbeit des Muskels (s. Kap. 3). Für unsere Empfindungen über die Stellung der Gelenke sowie die Kraft und Geschwindigkeit von Bewegungen sind die Muskelspindeln von außerordentlicher Bedeutung. Elektrische Reizung von Muskelspindeln kann verblüffende Bewegungshalluzinationen hervorrufen.

Merke !

Muskelspindeln sind Dehnungsrezeptoren, die die Länge des Muskels messen. Sie vermitteln Empfindungen über die Stellung von Gelenken und die Kraft und Geschwindigkeit von Bewegungen.

Die Sehnenspindel

Im Bereich der Sehnen gibt es eine zweite Art von Spindeln, die **Sehnenspindeln** (auch **Golgi-Sehnenorgan** genannt), die einfacher gebaut sind. Ihre Fasern enthalten keinen kontraktilen Anteil. Sie werden ebenfalls durch Dehnung adäquat gereizt. Dadurch, daß sie mit den Arbeitsmuskelfasern in Reihe geschaltet sind, werden sie sowohl bei Dehnung des Muskels als auch bei seiner Kontraktion erregt. Sie zeigen also die Spannung des Muskels an, die bei Dehnung des Muskels passiv und bei seiner Kontraktion aktiv entsteht. Die Erregung gelangt über Ib-Fasern zum Rückenmark.

In Tabelle 2.1 sind die verschiedenen, an der Propriozeption beteiligten Rezeptoren mit ihren jeweiligen adäquaten Reizen zusammengestellt und die physiotherapeutischen Möglichkeiten ihrer Aktivierung zugeordnet. Die in der letzten Spalte angegebenen auslösbaren Effekte können allerdings erst nach der Erarbeitung des Motorik-Kapitels verstanden werden.

Viszerorezeptoren

Viszerale Rezeptoren sind an vielen Stellen im Körperinneren zu finden. Sie gehören zu den Thermo-, Mechano- und Chemorezeptoren. Ihre Aktivierung führt im allgemeinen nicht zu bewußten Wahrnehmungen, sondern sie vermitteln eine Vielzahl von Regelmechanismen, über die der Organismus seine Funktionsfähigkeit aufrechterhält. Sie werden bei den verschiedenen Regulationen besprochen. Allgemeingefühle wie Hunger oder Durst hängen mit ihrer Arbeit zusammen.

2.2.3
Geschmack und Geruch

Geschmack und Geruch sind chemische Sinne. Sie weisen im Gegensatz zu den bisher besprochenen Sinnen eng umgrenzte Rezeptorfelder auf. Die Reizstoffe müssen wasserlöslich sein, damit sie mit den Rezeptoren in Kontakt treten können.

Der Geschmack

Lokalisation der Geschmacksrezeptoren

Die Geschmackrezeptoren sind auf der Zunge lokalisiert. Sie liegen dort in **Geschmacksknospen**, die wiederum in Papillen eingebettet sind, die man auf der Zungenoberfläche mit bloßem Auge erkennen kann (Abb. 2.8). Am Zungengrund sind V-förmig die großen Wallpapillen angeordnet. Sie enthalten bis zu 100 Geschmacksknospen. Am hinteren Zungenrand befinden sich die Blätterpapillen mit jeweils etwa 50 Geschmacksknospen, während die Pilzpapillen mit je 3 bis 4 Geschmacksknospen über die ganze Zunge verteilt sind. Jede Geschmacksknospe besteht aus langgestreckten

Tab. 2.1: An der Propriozeption beteiligte Rezeptortypen, ihre adäquaten Reize und physiotherapeutischen Aktivierungsmöglichkeiten sowie die jeweils erzielbaren Effekte (modifiziert nach Eckelmann. In: Wilda-Kiesel 1999)

Rezeptoren	adäquater Reiz	physiotherapeutische Stimuli	Effekt
Muskelspindel	Längenänderung des Muskels		
(Kernsack-Ia-Afferenz)	kurze Dehnung	• Stretch, schnelles Strecken des Muskels • Tapping • Erhöhung des Widerstandes	• Aktivierung des gereizten Muskels • Hemmung des Antagonisten (reziproke Hemmung)
(Kernketten-Ia- und -II-Afferenzen)	langsame anhaltende Dehnung	• prolongiertes Strecken beim Aufrichten gegen die Schwerkraft (exzentrisches Arbeiten) • Positionieren • Vibration	• Aktivierung des gereizten Muskels • Hemmung des Antagonisten (reziproke Hemmung)
Golgi-Sehnenorgan (Ib-Afferenz)	Spannungsänderung des Muskels	• starkes Strecken • passives Positionieren bei großer Längenausdehnung des Muskels • tiefes Drücken der Sehne • tiefes Drücken des Muskelbauches • Widerstandserhöhung • passives Verlängern • aktive Kontraktion	• Hemmung des gereizten Muskels (autogene Hemmung) • Aktivierung des Antagonisten (reziproke Aktivierung)
Gelenkrezeptoren	Gelenkkapselverformung	• aktive Bewegung • Positionieren • Aufrichten gegen die Schwerkraft	Kokontraktion (aktive Sicherung des Gelenkes) durch Innervation von Agonisten und Antagonisten
Ruffini-Typ (II-Afferenzen)	Druck		
Pacini-Typ (II-Afferenzen)	Vibration		
Nozizeptoren, freie Nervenendigung (III- und IV-Afferenzen)	sehr starke Reize mit Gefahr der Gewebeschädigung	sollen nicht gereizt werden	Dauerschmerz oder Anlaufschmerz

Stütz- und Sinneszellen, die am oberen Pol mit feinen Membranausstülpungen, den **Mikrovilli**, in den Geschmacksporus ragen. In die Membran der Mikrovilli sind Rezeptorproteine eingebaut. Sie stellen die eigentliche rezeptive Struktur dar, mit der der Geschmacksstoff sich verbinden muß. Spüldrüsen sorgen für das Abspülen der Reizstoffe und ermöglichen damit eine erneute Reizung.

Die Sinneszellen haben nur eine Lebensdauer von sieben Tagen. Sie werden aus Basalzellen, die am unteren Pol der Geschmacks-

knospen liegen, ständig nachgebildet (Mauser). Allerdings geht im Laufe des Lebens die Nachbildungsrate zurück, so daß die Zahl der Geschmackszellen abnimmt, wodurch die Schmeckschwellen im Alter erhöht sind.

Die Schmeckbahn

Am unteren Pol der Geschmacksknospe treten bis zu 50 Nervenfasern ein und kontaktieren die Rezeptoren (sekundäre Sinneszellen). Dabei versorgt eine Nervenfaser viele Sinneszel-

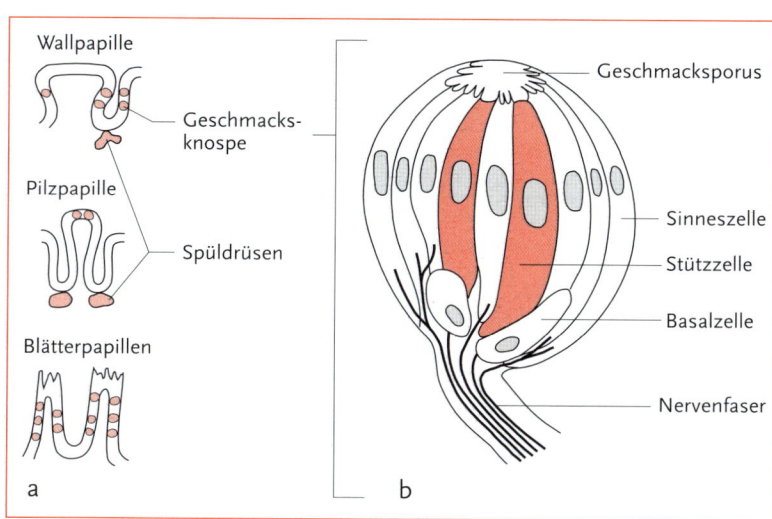

Abb. 2.8a: Lage der Geschmacksknospen in den Papillen der Zunge, **b:** Aufbau einer Geschmacksknospe

Wallpapille

Geschmacks-
knospe

Pilzpapille

Spüldrüsen

Blätterpapillen

a

b

Geschmacksporus

Sinneszelle

Stützzelle

Basalzelle

Nervenfaser

2

len, und an jede Sinneszelle treten mehrere Nervenfasern heran, so daß ein erheblicher Überlappungsgrad besteht. Von den vorderen $^2/_3$ der Zunge werden die Erregungen über den N. facialis (VII. Hirnnerv) geleitet, vom hinteren Drittel über den N. glossopharyngeus (IX. Hirnnerv). Die Fasern ziehen über den Hirnstamm zum Thalamus, von wo sie zum Zungenbereich des Gyrus postzentralis weiter projizieren (primäres Projektionsfeld). Kollateralen der Geschmacksbahn ziehen vom Hirnstamm zum Hypothalamus und zur Amygdala, wo emotionelle und vegetative Bezüge hergestellt werden. Biologische Bedeutung hat der Geschmack vor allem für die Nahrungskontrolle und die Auslösung von Reflexen, die im Zusammenhang mit der Nahrungsaufnahme stehen.

Geschmacksqualitäten

Merke !

Subjektiv kann man 4 Geschmacksqualitäten unterscheiden: süß, sauer, salzig und bitter.

Bitter wird bevorzugt am Zungengrund geschmeckt. Im übrigen ist eine Zuordnung zu bestimmten Zungenbereichen aber nicht möglich. Mit elektrophysiologischen Methoden konnte nachgewiesen werden, daß die meisten Geschmacksfasern mehrere Qualitäten signali-

sieren, allerdings verschieden stark. Dadurch hat jede Faser ein bestimmtes Geschmacksprofil, und alle Fasern zusammen liefern bei jedem Geschmack ein ganz bestimmtes Erregungsmuster.

Das, was wir gewöhnlich als Geschmack einer Speise bezeichnen, kommt einerseits durch eine Mischung der vier Geschmacksqualitäten zustande, beruht aber andererseits auf der Mitwirkung von Mechano-, Thermo- und Schmerzrezeptoren in der Mundhöhle. Mechanorezeptoren signalisieren die Konsistenz der Speise, Alkohol oder Menthol beispielsweise reizen Thermorezeptoren und Pfeffer Nozizeptoren. Außerordentlich wichtig ist außerdem die Mitwirkung von Geruchsrezeptoren. Dies kann man bei einem starken Schnupfen feststellen kann, wo alle Speisen relativ fade schmecken.

Der Geruch

Lokalisation der Rezeptoren

Die Geruchsrezeptoren liegen im Riechepithel, das sich im oberen Nasengang befindet. Es sind stäbchenförmige Zellen, die am freien Ende zilienartige Fortsätze tragen. Diese Fortsätze ragen in die Schleimschicht hinein, die das Riechepithel bedeckt. In der Membran der Zilien sitzen die Rezeptorproteine, an die die Riechstoffe binden und dadurch ein Rezeptorpotential auslösen. Es gibt mehrere 100 verschiedene Arten solcher Rezeptormoleküle, und jede Riechzelle scheint nur eine oder wenige Arten auszubilden.

Die Riechbahn

Die Riechzellen haben ein eigenes Axon (primäre Sinneszellen). Diese Axone finden sich zu feinen Bündeln zusammen (Fila olfactoria), die die Siebbeinplatte durchdringen, sich zum Riechnerven vereinigen und zum Bulbus olfactorius ziehen. Dort sammeln sich über 1000 Axone gleichartiger Riechzellen und übertragen ihre Information auf eine Mitralzelle. Jede Mitralzelle repräsentiert damit eine ganz bestimmte Geruchsqualität. Die Axone der Mitralzellen ziehen als Riechbahn in das Riechhirn und zum Gyrus praepiriformis, wo das primäre Projektionsfeld liegt. Außerdem erreicht die Information viele limbische Regionen und geht ein in emotionale, vegetative und Verhaltensregulationen.

Geruchsqualitäten und biologische Bedeutung des Geruchs

Der Mensch kann etwa 10000 Düfte unterscheiden. Eine Klassifizierung in übersichtliche Gruppen ist bisher nicht überzeugend gelungen. Man hat 7 Klassen vorgeschlagen: blumig, ätherisch, moschusartig, kampferartig, schweißig, faulig und stechend.

Die Unfähigkeit zu riechen bezeichnet man als **Anosmie**. Der Geruchssinn kann vollständig adaptieren. Man merkt das sehr deutlich, wenn man in einen geschlossenen Raum kommt, in dem sich viele Menschen schon länger aufhalten. Die Luft riecht verbraucht, aber alle Anwesenden bemerken das nicht, da sie adaptiert sind. Der Geruchssinn wird im Alter schlechter, da die Sinneszellen nur eine Lebensdauer von vier Wochen haben und die Regenerationsrate im Alter sinkt.

Die biologische Bedeutung des Geruchs liegt ähnlich wie die des Geschmacks in der Nahrungsauswahl und Vermittlung nutritiver Reflexe. Darüber hinaus spielt der Geruch aber auch beim Menschen eine nicht unbedeutende Rolle für soziale Beziehungen, inbesondere zwischen Mutter und Kind, im Familienverband und bei der Partnerwahl. Der Geruch unterliegt einer starken emotionalen Bewertung, die zum Teil angeboren ist, zum großen Teil aber durch Erziehung erworben wird. Jeder Mensch hat seinen Individualgeruch, der für die Akzeptanz durch andere Individuen eine nicht unbeträchtliche Rolle spielt. (Man kann jemanden nicht riechen!)

Merke !

Der Geruch spielt eine wichtige Rolle im Nahrungsverhalten sowie für die Aufrechterhaltung sozialer Beziehungen.

2.2.4
Das Gehör

Sehen und Hören sind für die Kommunikation des Menschen die wichtigsten Sinne. Dabei verliert ein Gehörloser viel stärker die sozialen Kontakte als ein Blinder.

Das graphische Hörfeld

Der adäquate Reiz für das Gehör ist der Schall. Eine Schallwelle ist eine longitudinale Schwingung von Materieteilchen, meist Luft, d.h., die Luftteilchen schwingen in Ausbreitungsrichtung des Schalls vor- und rückwärts. Dadurch entstehen Zonen höheren und geringeren Luftdrucks. Die Amplitude dieser Druckschwankung wird als Schalldruck bezeichnet und ist ein Maß für die Lautstärke. Sie wird in Pascal (Pa) angegeben. Bei einer Schwingung von 1000 Hz kann man $2 \cdot 10^{-5}$ Pa gerade hören (Schwelle). Bei einer Steigerung des Schalldrucks um 7 Zehnerpotenzen erreicht man die Schmerzschwelle. Diese große Spanne hörbarer Lautstärken veranlaßte die Festlegung eines handlicheren Maßes, des **Schalldruckpegels**. Er stellt das Verhältnis eines gerade vorhandenen Schalldrucks zum Schwellenschalldruck dar (P/P_0). Die Einheit wurde als Dezibel (dB) bezeichnet. Eine Verzehnfachung des Schalldrucks wurde als 20 dB festgelegt (dB = $20 \cdot$ lg $[P/P_0]$).

Der Mensch kann nicht alle Schallfrequenzen gleich gut hören.

Merke !

Die höchste Empfindlichkeit liegt im Bereich zwischen 2000 und 4000 Hz.

Darüber und darunter steigt die Schwelle beträchtlich an, und man braucht viel höhere Schalldrücke, um einen Ton zu hören (**Hörschwelle**). Der Schalldruck ist somit als Maß für die empfundene Lautstärke wenig aussagekräftig. Man hat daher ein subjektives Maß eingeführt: die **Phonskala**. Sie entspricht bei 1000 Hz der Dezibelskala und ist damit physikalisch definiert. Für kleinere und größere Frequenzen liegt der Nullpunkt der Skala bei der jeweiligen Hörschwelle, alle anderen Werte der Skala müssen jedoch durch subjektive Vergleiche mit einem 1000-Hz-Ton ermittelt werden. Man kann sie nicht berechnen. Verbindet man in einem Diagramm alle gleich laut erscheinenden Töne verschiedener Frequenzen, so erhält man Isophonkurven, wie sie in Abbildung 2.9 dargestellt sind.

Merke !

Schallintensitäten werden als Schalldruck (Pa), Schalldruckpegel (dB) oder Lautstärke (Phon) angegeben.

Zwischen Hörschwelle und Schmerzschwelle liegt das graphische Hörfeld, das alle hörbaren Töne umfaßt. Die Töne, die im Sprachgebrauch zumeist genutzt werden, liegen nur in einem kleinen Teil dieses Feldes, dem Hauptsprachbereich, der etwa Frequenzen zwischen 200 und 5000 Hz und Lautstärkepegel zwischen 40 und 80 dB umfaßt.

Die Frequenz einer Sinusschwingung bestimmt die Tonhöhe. Die **Hörfrequenzgrenzen** liegen beim Menschen zwischen 16 Hz und 20000 Hz. Die obere Hörfrequenzgrenze beginnt schon in der Jugend abzusinken und kann im Alter Werte um 5000 Hz erreichen.

Die Ausbreitungsgeschwindigkeit des Schalls beträgt in Luft ca. 333 m/s. Schall kann sich aber auch in allen anderen Medien ausbreiten, beispielsweise in Wasser oder in der Erde. Die Ausbreitungsgeschwindigkeit ist dort höher und die Dämpfung geringer, weshalb die Indianer das Ohr auf die Erde legten, um Geräusche eher zu erfassen. Im Vakuum kann Schall nicht weitergeleitet werden. Bei Arbeiten im freien Weltraum kann man sich also nur über Mikrophon und Kopfhörer verständigen. Dabei wird der Schall in elektromagnetische Schwingungen umgewandelt, die sich ohne Medium ausbreiten.

Sinusförmige Schallwellen erzeugen einen **Ton**. Rhythmisch sich wiederholende, aber

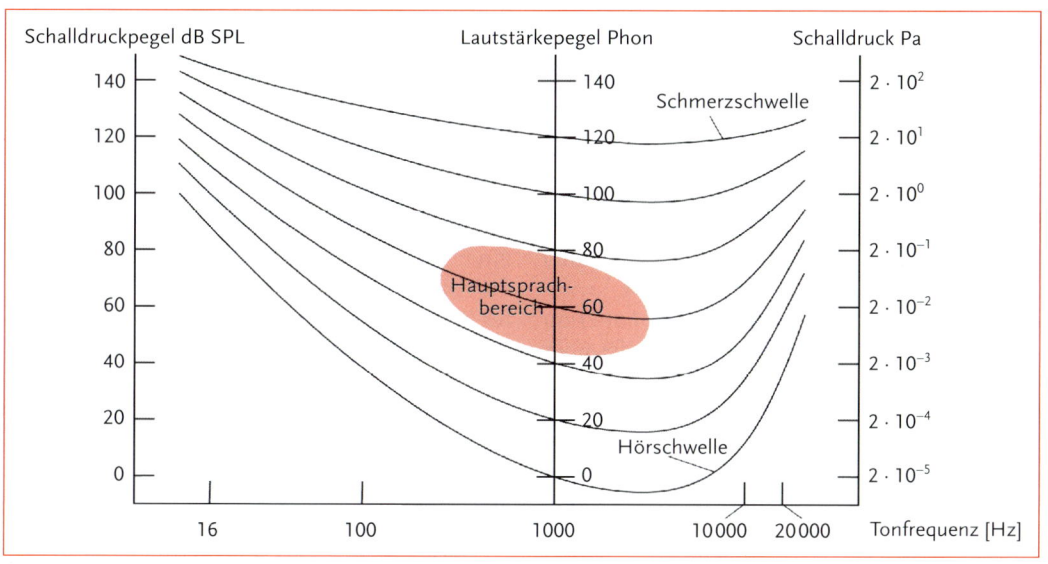

Abb. 2.9: Graphisches Hörfeld

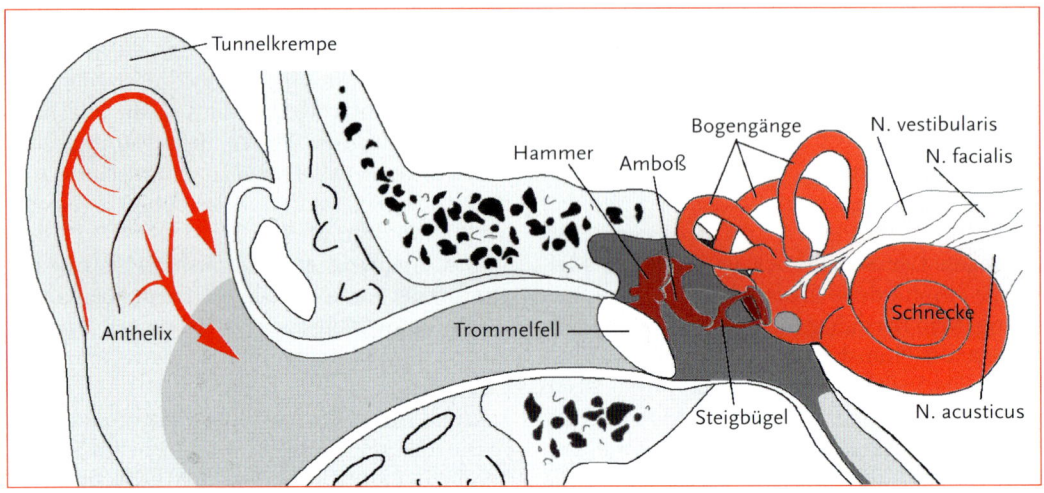

Abb. 2.10: Grobschematische Darstellung der Teile des Hörorgans mit zwei Wegen der Schallführung an der Ohrmuschel

nicht sinusförmige Schwingungen lassen sich in mehrere Sinusschwingungen auflösen. Sie erzeugen einen **Klang**. Völlig unregelmäßige Schwingungen verursachen ein **Geräusch**. Im allgemeinen Sprachgebrauch werden diese Begriffe allerdings häufig nicht exakt verwendet.

Schalleitung und Schalltransformation

Die Schallrezeptoren sind Haarzellen in der Schnecke, die in den Knochen des Felsenbeins eingelagert ist. Sie liegen also verborgen in der Tiefe, und der Schall muß erst zu ihnen hingeleitet werden. Dazu dienen das äußere und das Mittelohr Abb. 2.10).

Das äußere Ohr

Das äußere Ohr besteht aus der Ohrmuschel und dem äußeren Gehörgang. Die Ohrmuschel hat beim Menschen zwar ihre Funktion als richtbarer Schalltrichter verloren, ist aber für das räumliche Hören von Bedeutung (s. u.). Der äußere Gehörgang leitet den Schall auf das Trommelfell und verstärkt dabei Frequenzen zwischen 2000 und 4000 Hz durch Resonanz. Dadurch wird die Empfindlichkeit für diese Frequenzen verbessert.

Das Mittelohr

Das Mittelohr liegt in der Paukenhöhle, die nach außen durch das Trommelfell abgeschlossen wird und nach innen an die Schnecke grenzt, die dort zwei durch Membranen verschlossene Öffnungen (ovales und rundes Fenster) besitzt. Zwischen Trommelfell und ovalem Fenster sind die Gehörknöchelchen so aufgehängt, daß sie nur von lateral nach medial schwingen können. Trifft ein Schall auf das Trommelfell, so versetzt er dieses und damit die Gehörknöchelchenkette in Schwingungen. Die Steigbügelfußplatte ist in das ovale Fenster eingepaßt und macht dort stempelartige Bewegungen, womit die Schwingung auf das hier beginnende Innenohr übertragen ist. Der Sinn dieser komplizierten Ankopplung besteht in einer Kraftverstärkung der Schwingung. Die Luft als schallweiches Medium kann viel leichter in Schwingungen versetzt werden als Flüssigkeit (schallhart), mit der die Schnecke gefüllt ist. An Grenzen zwischen Medien verschiedenen Schallwellenwiderstandes wird viel Schallenergie reflektiert. Dieser Verlust kann durch die Impedanzanpassung im Mittelohr verringert werden.

Merke !

Das Mittelohr bewirkt eine Schallverstärkung durch eine Flächenuntersetzung vom Trommelfell auf das ovale Fenster und durch Hebelwirkung der Gehörknöchelchenkette.

Das Innenohr

Das Innenohr wird durch die Schnecke gebildet. Sie hat zweieinhalb Windungen (Abb. 2.10). Von der Schneckenspindel ragt eine Knochenlamelle in den Schneckengang hinein, die an der Basis fast bis zur gegenüberliegenden Wand reicht, an der Schneckenspitze aber nur noch ganz kurz ist. Die restliche Öffnung bis zur Außenwand wird durch eine elastische Membran verschlossen, die **Basilarmembran**. Diese ist daher an der Schneckenbasis schmaler als an der Schneckenspitze, wodurch ihre elastische Rückstellkraft abnimmt. Oberhalb der Basilarmembran befindet sich die Scala vestibuli, unterhalb die Scala tympani (Abb. 2.11). Beide sind mit einer Flüssigkeit, der **Perilymphe**, gefüllt. Von der Scala vestibuli ist durch eine sehr feine Membran (Reissner-Membran) ein dritter Gang abgetrennt, die Scala media. Sie endet kurz vor der Schneckenspitze blind, so daß dort eine Verbindung zwischen Scala vestibuli und Scala tympani besteht, das Schneckenloch (Helicotrema). Die Scala media ist ebenfalls mit Flüssigkeit gefüllt, die aber anders zusammengesetzt ist als die Perilymphe. Man bezeichnet sie

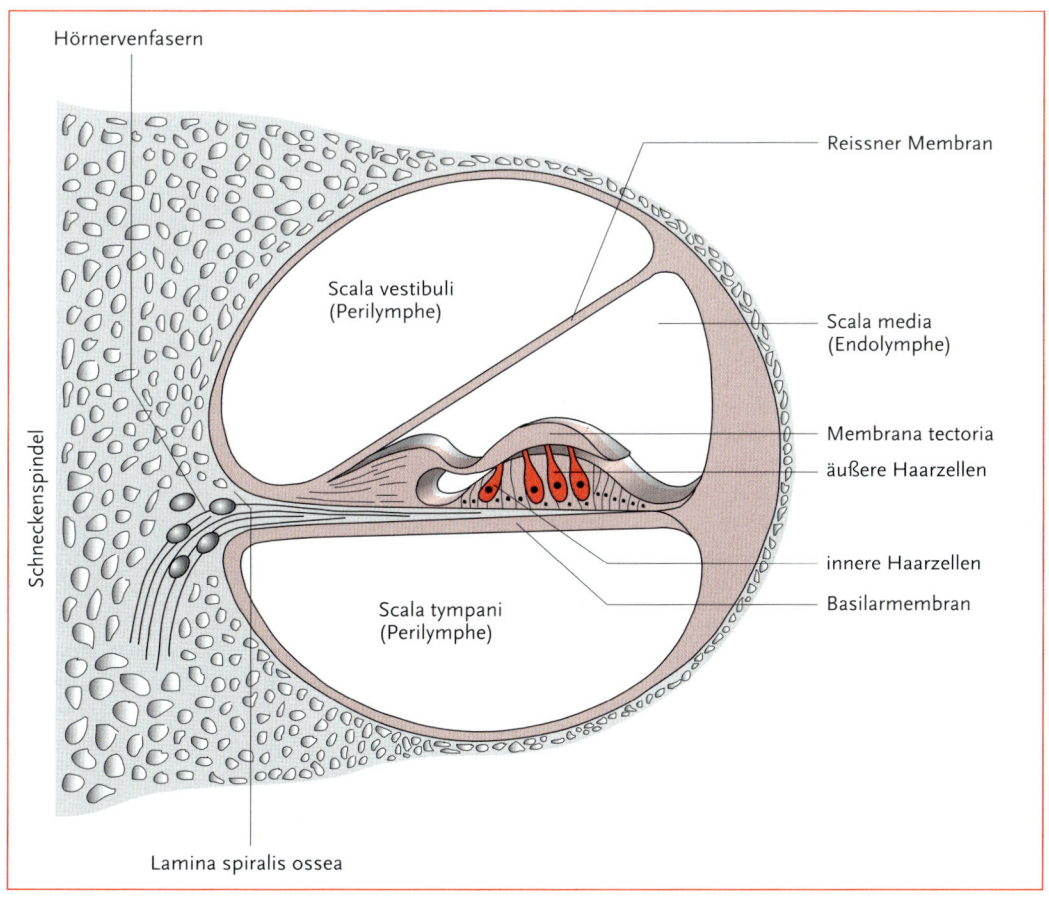

Abb. 2.11: Querschnitt durch einen Schneckengang schematisch

als **Endolymphe**. In diesem Schlauch sitzt auf der Basilarmembran das eigentliche Hörorgan, das **Corti-Organ**. Es besteht aus den länglichen Stützzellen und den Sinneszellen, den Haarzellen. Die Haare ragen oben aus dem Zellverband heraus und tauchen in eine Deckmembran (Membrana tectoria) ein.

Wenn nun eine Schallwelle das ovale Fenster in Schwingungen versetzt, so pflanzt sich diese Schwingung als Oberflächenwelle über die Basilarmembran fort. Dadurch kommt es zu einer Verschiebung zwischen der Basilarmembran mit den Haarzellen und der Tektorialmembran. Dies führt zu einer Scherung der Haare, was den eigentlichen Reiz darstellt und ein Generatorpotential auslöst. An der Basis werden die Haarzellen von afferenten Nervenfasern kontaktiert, auf denen die Aktionspotentiale generiert und dann über mehrere Schaltstationen der Hörbahn zur primären Hörrinde im Temporallappen des Gehirns transportiert werden.

Ortskodierung der Tonhöhe Eine Kodierung der Tonhöhe erfolgt durch den Ort innerhalb der Schnecke, an dem die Schallwelle die Haarzellen erregt. Hohe Töne werden an der Schneckenbasis, tiefe an der Schneckenspitze abgebildet (**Einortstheorie**). Das kommt dadurch, daß die Wanderwelle durch die sich ändernde Rückstellkraft der Basilarmembran eine ansteigende Amplitude, aber eine abnehmende Wellenlänge aufweist. Daher können Wellen, die mit langer Wellenlänge starten (tiefe Töne), weit in die Schnecke hinein laufen. Hohe Töne haben eine große Frequenz, also eine kurze Wellenlänge, und die von ihnen ausgelöste Wanderwelle endet daher schon kurz nach dem Start. Die Wanderwelle erreicht ihr Amplitudenmaximum (Anbrandungsschulter) unmittelbar vor ihrem Ende. Nur in diesem Bereich werden die Haarzellen erregt.

Funktion der äußeren Haarzelle Das Amplitudenmaximum wird durch einen besonderen Mechanismus wesentlich verstärkt. Dazu dienen die äußeren Haarzellen. Sie stehen in Dreierreihe mehr zur Außenwand des Schneckenganges (Abb. 2.11). Von ihnen kommen nur 5% aller afferenten Nervenfasern, sie vermitteln

also nicht den Höreindruck. Sie können sich, wenn sie erregt werden, kontrahieren. Dadurch wird die Tektorialmembran näher an die Basilarmembran herangezogen. Die elastischen Eigenschaften ändern sich im Sinne einer Verstärkung der Schwingungsamplitude nur an dieser Stelle, wodurch erst die inneren Haarzellen in diesem Bereich erregt werden können.

Merke !

> Nur am Ort des Amplitudenmaximums der Wanderwelle werden die Haarzellen erregt. Die äußeren Haarzellen dienen dabei als Verstärker. Das Amplitudenmaximum liegt für hohe Töne an der Schneckenbasis, für tiefe an der Schneckenspitze.

Jede innere Haarzelle wird von mehreren afferenten Nervenfasern kontaktiert, über deren Aktionspotentialfrequenz die Lautstärke des Tones kodiert wird.

Der Verstärkungseffekt der äußeren Haarzellen ist außerordentlich empfindlich gegen Sauerstoffmangel. Unter lauter Beschallung leidet die Durchblutung des Innenohres. Die Empfindlichkeit sinkt besonders für die Frequenzen, mit denen beschallt wurde. So entwickelt sich bei einem Disco-Besuch eine deutliche Schwerhörigkeit. Sie bildet sich im Laufe eines Tages weitgehend, aber nicht vollständig, zurück. Da sich die Effekte summieren, ist bei einem großen Teil der Jugendlichen ein Hörverlust feststellbar. Im Berufsleben wird bei entsprechenden Arbeiten das Tragen eines Schallschutzes gefordert.

Die äußeren Haarzellen können auch über efferente Nervenfasern in ihrem Kontraktionsverhalten beeinflußt werden. Darüber lassen sich Empfindlichkeitsveränderungen z.B. bei Müdigkeit erklären oder die gezielte Empfindlichkeitserhöhung für bestimmte Frequenzen, um aus einer Geräuschkulisse bestimmte Schallereignisse herauszufiltern. Der volle Umfang solcher efferenten Beeinflussungen des Gehörs dürfte noch weitgehend unerkannt sein.

Das Richtungshören

Einohrig ist die Richtung, aus der ein Schall kommt, dadurch zu ermitteln, daß bei genauer Zuwendung des Ohres zur Schallquelle der Schall am lautesten erscheint. Hören wir mit beiden Ohren, können wir auch ohne Kopfwendung die Richtung der Schallquelle sehr genau bestimmen. Dazu wird die Information beider Ohren in einer der ersten Schaltstationen der Hörbahn verglichen. Die Schallfront erreicht das schallabgewandte Ohr etwas später, als das dem Schall zugewandte Ohr und ist außerdem dort durch den Schallschatten des Kopfes etwas gedämpft. Den Phasen- und Lautstärkeunterschied können wir mit einer Genauigkeit von 3° in eine Abweichung von der Sagittalebene umrechnen.

Kommt der Schall genau von vorn oder hinten, so unterscheidet er sich in beiden Kriterien nicht. Hier ist eine Unterscheidung dadurch möglich, daß die Ohrmuschel von vorn kommenden Schall über zwei unterschiedliche Führungswege in den Gehörgang leitet (Abb. 2.10). Die resultierende geringe Modifikation des Schalleindrucks wird als Richtung von vorn gedeutet.

Hörstörungen

Man unterscheidet zwischen Schalleitungs- und Schallempfindungsstörungen. Schalleitungsstörungen sind im Außen- oder Mittelohr verursacht und können heute chirurgisch behandelt werden (z.B. Ersatz des Trommelfells oder der Gehörknöchelchen). Liegt die Störung in der Schnecke, so kann bei intakter Hörbahn mit einer Innenohrprothese ein gewisses Hören erreicht werden. Störungen im Verlauf der Hörbahn sind jedoch bis heute kaum behandelbar.

2.2.5
Der Gleichgewichtssinn

Der Vestibularapparat, in dem sich die Rezeptoren für die Gleichgewichtsempfindung befinden, liegt zusammen mit der Schnecke im Felsenbein des Schädels. Man unterscheidet das Bogengangssystem und die Makulaorgane.

Das Bogengangssystem

Es besteht aus drei ringförmigen Schläuchen, den Bogengängen, die alle von einem gemeinsamen Raum, dem Vorhof (Vestibulum) abgehen (Abb. 2.12). Nahe der einen Verbindungsstelle zum Vestibulum ist jeder Bogengang zur Ampulle aufgeweitet, in der sich quer zum Ring eine Leiste (Crista ampullaris) befindet, die die Sinneszellen trägt. Die Bogengänge bilden eine nach lateral und oben offene, etwa rechtwinklige Ecke. Das System ist mit Endolymphe gefüllt und von Perilymphe umgeben, ähnlich wie die Scala media der Schnecke.

Die Sinneszellen sind Haarzellen. Ihre Haare sind in eine gallertige Masse eingebettet (Cupula), die die verbleibende Öffnung zwischen der Crista ampullaris und der gegenüberliegenden Wand der Ampulle schließt. Bei einer plötzlichen Drehung des Kopfes (Winkelbeschleunigung) muß sich der Schlauch mitbewegen, da er in den Knochen fest eingehängt ist. Die Endolymphe dagegen kann infolge ihrer Trägheit zunächst verharren und macht damit eine Relativbewegung in entgegengesetzter Richtung im Bogengang (Abb. 2.13). Dadurch drückt sie gegen die Cupula und verbiegt sie. Die darin befindlichen Haare werden geschert, was den adäquaten Reiz für die Sinneszellen darstellt, die daraufhin ein Rezeptorpotential bilden. Dieses wird in den afferenten Fasern

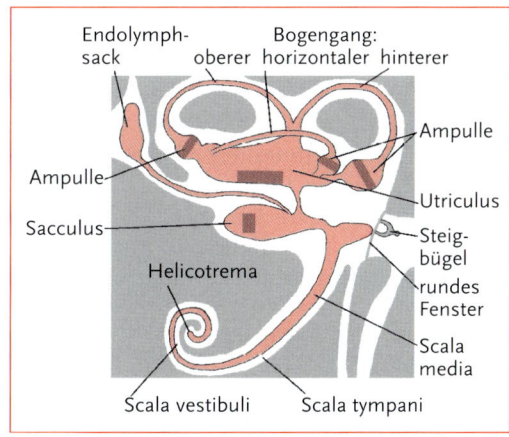

Abb. 2.12: Strukturen des Labyrinths; hellrot: Endolymphraum, dunkelrot: Sinnesepithelien des Gleichgewichtsorgans

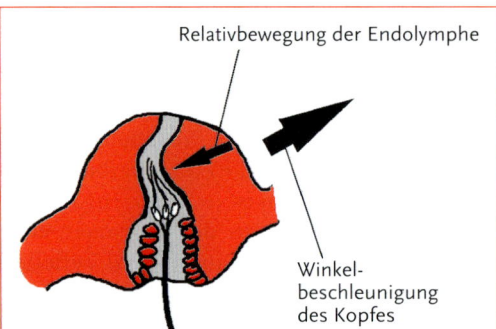
Relativbewegung der Endolymphe

Winkel-
beschleunigung
des Kopfes

Abb. 2.13: Schematische Darstellung der Endolymph-
bewegung bei Kopfdrehung

des N. vestibularis in Aktionspotentiale umgewandelt.

Die Makulaorgane

Vom Vestibulum sind neben den Bogengängen
noch zwei weitere Hohlräume abgrenzbar, **Sacculus** und **Utriculus**. Sie sind ebenfalls mit
Endolymphe gefüllt und enthalten jeweils ein
fleckförmiges (Fleck = Macula) Sinnesepithel.
Es ist bei aufrechter Körperhaltung im Utriculus horizontal und im Sacculus vertikal angeordnet.

Auch hier sind die Sinneszellen Haarzellen.
Die Haare ragen in ein Gallertkissen, in das
Kalziumkarbonatkristalle (**Statolithen**) eingelagert sind. Dadurch wird das Gallertkissen
schwerer und seine Trägheit erhöht. Bei Linearbeschleunigung kommt es zur Verschiebung
des Kissens gegenüber den Sinneszellen und
damit zur Scherung der Haare. Da wir ständig
der Erdanziehung unterliegen, wird es je nach
Lage des Kopfes im Raum zur Scherung eines
Teils der Sinneshaare kommen. Da die Kraft
immer auf den Erdmittelpunkt gerichtet ist,
können wir auf diese Weise oben und unten
unterscheiden. Im Weltraum fehlt diese Funktion des Gleichgewichtsorgans.

Der Vestibularapparat hat enge Beziehungen
zu den Augenmuskeln. Jede Kopfbewegung löst
eine gleichzeitige entgegengerichtete Augen-
bewegung aus, so daß trotz der Bewegung ein
Blickpunkt festgehalten werden kann, womit
wir unsere Umgebung visuell erfassen können.

Was man sehen würde, wenn dieser Mechanismus fehlt, kann man erfahren, wenn man bei
unbewegtem Kopf durch seitlichen Druck den
Augapfel verschiebt. Die Umwelt scheint sich
dann zu bewegen und kann nur grob erkannt
werden. Selbstinitiierte Augenbewegungen lösen dagegen nicht diesen Eindruck aus. Enge
Beziehungen bestehen außerdem zwischen Vestibularapparat und Vegetativum. Insbesondere
bei Nichtübereinstimmung der visuellen Signale mit denen vom Vestibularapparat kann es
zu **Kinetosen** (Seekrankheit u. a.) mit Übelkeit
und Erbrechen kommen.

Merke !

Durch Trägheit der Endolymphe werden bei
Winkel- bzw. Linearbeschleunigung des
Kopfes die Sinneshaare im Labyrinth
geschert und dadurch die Erregung
ausgelöst.

2.2.6
Das Sehen

Der Mensch als tagaktives Wesen orientiert
sich außerordentlich stark über seine Augen in
der Umwelt. Der Verlust der Sehfähigkeit stellt
daher eine starke Behinderung dar, und es wird
intensiv daran geforscht, Möglichkeiten für
einen Ersatz des natürlichen Sehens zu entwickeln.

Das Auge als optischer Apparat

Adäquater Reiz

Die Photorezeptoren sind in der Lage, elektromagnetische Wellen mit einer Wellenlänge
zwischen 400 nm und 700 nm in Erregung
umzuwandeln. Dieses sichtbare Licht ist aber
nur ein sehr kleiner Ausschnitt aus der ganzen
Bandbreite der elektromagnetischen Wellen,
zu denen beispielsweise auch die Wärme-, UV-,
Röntgen oder γ-Strahlen gehören.

Der Transduktionsprozess wird durch die
Absorption des Lichtes durch Photopigment in
den Rezeptoren eingeleitet. Dadurch wird eine
Kaskade von enzymatischen Prozessen in den
Sinneszellen angestoßen, die letztendlich zum

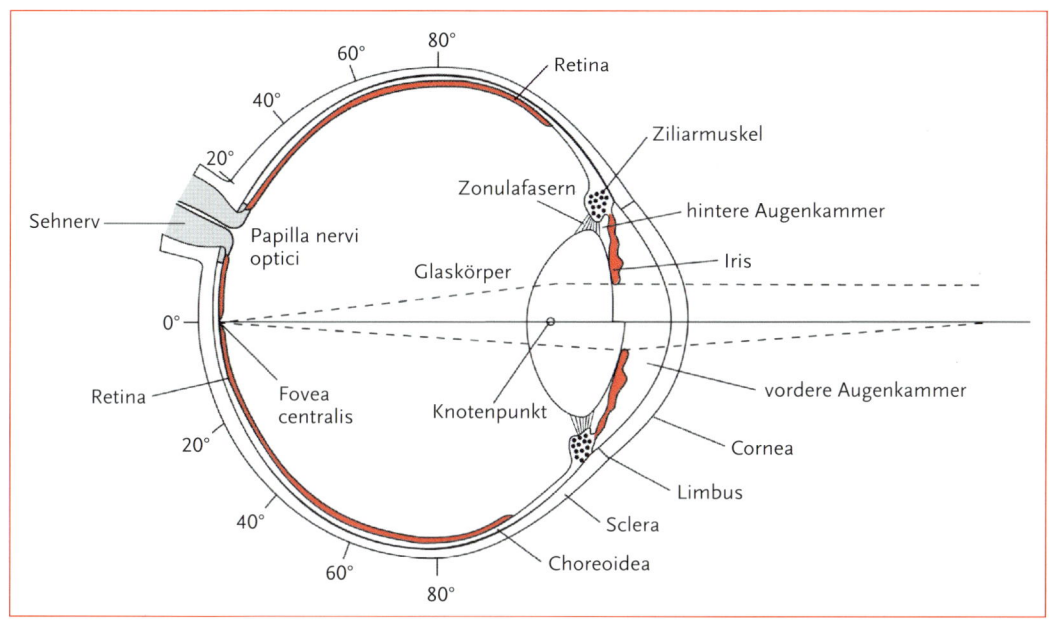

Abb. 2.14: Aufbau des Auges schematisch, oben: fernakkommodiert, unten: nahakkommodiert

Schließen von Natrium-Kanälen in der Membran führen. Dadurch entsteht als Generatorpotential eine Hyperpolarisation. Dies steht im Gegensatz zu allen anderen Rezeptoren, die alle als Generatorpotential eine Depolarisation bilden. Photorezeptoren sind sekundäre Sinneszellen. Sie lösen auf der kontaktierenden Nervenzelle synaptisch die Erregung aus.

Bildentstehung auf der Netzhaut

Das Auge ist ein optisches System, das ein Bild auf der Netzhaut entwirft. Der Grobaufbau des Auges ist aus Abbildung 2.14 zu entnehmen. Licht kann immer dann gebrochen werden, wenn es auf Grenzflächen zwischen optisch verschieden dichten Medien trifft. Der größte Unterschied in der optischen Dichte besteht zwischen Luft und der Hornhaut (Cornea). Die weiteren Medien des Auges (Kammerwasser und Glaskörper) haben nahezu die gleiche optische Dichte, wie die Hornhaut und sind damit optisch inaktiv. Nur die Linse ist optisch dichter als die anderen Medien und kann dadurch an ihrer Vorder- und Hinterfläche das Licht brechen. Insgesamt hat das Auge eine Brechkraft von 59 dptr. (Dioptrien). Davon ent-

fallen 43 dptr. auf die Hornhaut und 16 dptr. auf die Linse. Der Brennpunkt des Systems liegt auf der Netzhaut, d. h. daß parallel einfallende Strahlen auf der Netzhaut vereinigt werden. Objekte, die (theoretisch unendlich) weit entfernt sind, werden somit auf der Netzhaut scharf abgebildet.

Merke !

Das normale Auge entwirft von weit entfernten Objekten ein scharfes Bild auf der Netzhaut.

Akkommodation

Bei Objekten, die sich näher am Auge befinden, würde eine scharfe Abbildung erst in einer Ebene hinter der Netzhaut entstehen. Um die Bildebene auf die Netzhaut zu bringen, muß die Brechkraft erhöht werden. Dieser Vorgang wird als **Akkommodation** des Auges bezeichnet. Er besteht in einer stärkeren Krümmung der Linse. Die Linse ist an ihrem ganzen Rand wie mit einem Strahlenkranz über Bindegewebsfasern (Zonulafasern) am Ziliarkörper befestigt, in dem sich ein ringförmiger Muskel

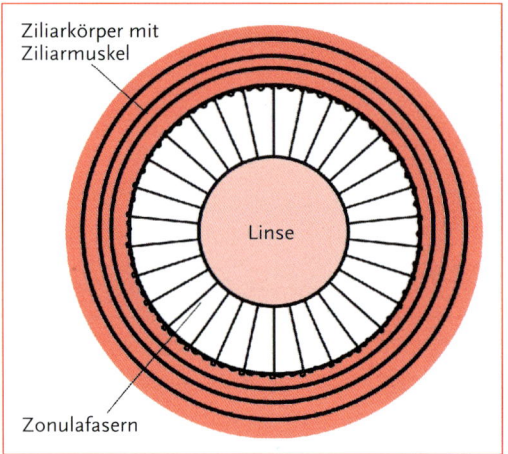

Abb. 2.15: Sicht auf den Akkommodationsapparat von vorn

befindet (Abb. 2.15). Wenn sich dieser Ziliarmuskel kontrahiert, wird der Ring enger, die Zonulafasern entspannen sich, und die Linse kann ihrer Eigenelastizität folgen und sich stärker krümmen.

Merke !

Bei der Akkommodation ermöglicht die Kontraktion des ringförmigen Ziliarmuskels der Linse, ihrer Eigenelastizität zu folgen und sich stärker zu krümmen.

Die Brechkraftzunahme (**Akkommodationsbreite**) beträgt bei einem Zehnjährigen maximal 14 dptr. Da die Elastizität der Linse mit zunehmendem Alter abnimmt, geht dieser Wert allmählich zurück und sinkt mit etwa 50 Jahren unter 3–4 dptr. Damit wird ein Wert unterschritten, der für eine normale Leseentfernung notwendig ist. Die Erscheinung wird **Presbyopie** (Alterssichtigkeit) genannt. Man braucht dann zum Lesen eine Sammellinse (Lesebrille).

Brechungsanomalien

Es kommt vor, daß die Brechkraft des ruhenden (nicht akkommodierten) Auges nicht zur Bulbuslänge paßt, so daß parallel einfallende Strahlen nicht auf der Netzhaut vereinigt werden. Der Zustand wird als **Myopie** (Kurzsichtigkeit) bezeichnet, wenn der Bulbus zu lang oder die Brechkraft zu groß ist, und als **Hyperopie** (Übersichtigkeit), wenn der Bulbus zu kurz oder die Brechkraft zu klein ist. Der Fehler muß im ersten Fall durch eine Zerstreuungslinse, im zweiten durch eine Sammellinse ausgeglichen werden.

Physiologische Leistungen des Auges

Räumliches Auflösungsvermögen

Sehschärfe   Der seitliche Abstand zwischen zwei Punkten, die man gerade noch getrennt wahrnehmen kann, wird als **Sehschärfe** oder Minimum separabile bezeichnet. Er hängt ab von der Anordnung der Rezeptoren in der Retina und ihrer Verschaltung. Man unterscheidet zwei Photorezeptortypen: Zapfen und Stäbchen. Im Zentrum der Retina, in der **Fovea centralis**, gibt es nur Zapfen, die hier 1:1 verschaltet sind. In der Netzhautperipherie kommen vor allem Stäbchen, aber vereinzelt auch Zapfen vor. Die Netzhautperipherie ist konvergent verschaltet (s. Kap. 2.1.4). Daraus ergibt sich, daß die Fovea centralis die beste Sehschärfe besitzt. Beim Betrachten eines Objektes werden beide Augachsen so gerichtet, daß es auf dieser Stelle abgebildet wird (Fixieren). Da der Abstand der auflösbaren Punkte mit ihrer Entfernung vom Auge zunehmen muß, gibt man besser den Winkel an, den die Strahlen von beiden Punkten einschließen. Dieser Sehschärfewinkel beträgt eine Minute = $^1/_{60}$ Grad (Abb. 2.16). Der reziproke Wert dieses

Abb. 2.16: Schematische Darstellung der Projektion der kritischen Teile des Landolt-Ringes auf die Rezeptoren der Fovea centralis bei der Sehschärfeprüfung

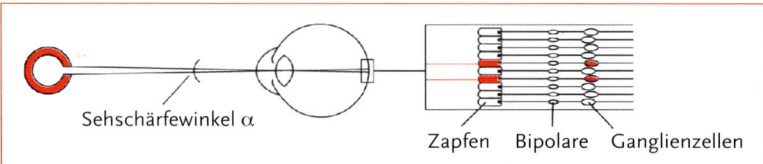

Sehschärfewinkel α   Zapfen   Bipolare   Ganglienzellen

Winkels wird als **Visus** bezeichnet (normal = 1). In der Netzhautperipherie ist der Visus viel kleiner als eins.

Die Fovea centralis ist die Stelle des schärfsten Sehens. Mit ihr wird fixiert.

Richtungssehen Die Richtung, in der sich ein Objekt befindet, kann aus dem Ort auf der Retina geschlossen werden, auf dem es sich abbildet. Beim Blick geradeaus entspricht jeder Ort auf der Retina einer festen Richtung. Wird das Auge in eine andere Stellung gebracht, so kann der Organismus diese Augenposition mit verrechnen und dadurch die exakte Richtung des Objektes ermitteln.

Entfernungssehen Die absolute Entfernungsschätzung ist sehr schwierig. Die Entfernung eines Objektes im Vergleich zu einem angeschauten Objekt kann in der näheren Umgebung durch **stereoskopisches Sehen** ermittelt werden. Durch den seitlichen Abstand beider Augen bilden sich Objekte, die vor oder hinter der Fixationsebene liegen, auf beiden Netzhäuten auf Orten mit leicht unterschiedlichem Richtungswert ab (Querdisparation) und müßten eigentlich doppelt gesehen werden. Solange diese Querabweichung nicht zu groß ist, können aber beide Bilder im Gehirn verschmolzen werden und die Abweichung wird als „näher" oder „ferner" als das fixierte Objekt interpretiert. Bei größeren Entfernungen wird die Querdisparation zu klein. Hier müssen andere Hilfsmittel für den Entfernungsvergleich genutzt werden, die auch einäugig wirksam sind, z. B. Verdeckungen, der Größenvergleich, Parallaxenverschiebungen u. a.

Zeitliches Auflösungsvermögen

Die Anzahl von Lichtreizen, die das Auge in einer Zeiteinheit noch als Einzelreize erkennen kann, ist nicht sehr groß und hängt von der durchschnittlichen Umfeldhelligkeit ab. Die erkennbaren Einzelreize werden als Flimmern empfunden. Die kritische Frequenz wird daher als **Flimmerverschmelzungsfrequenz** bezeich-

net. Im Dunkeln beträgt sie nur 16–20 Reize/s, im Hellen kann sie auf 80 Reize/s steigen. Von einem flimmerfreien Fernseher verlangt man daher eine Bildfrequenz von 100/s.

Empfindlichkeitseinstellung

Jeder kennt das Phänomen, daß man beim Betreten eines gering beleuchteten Raumes zunächst nicht sehen kann. Nach kurzer Zeit nimmt man seine Umgebung jedoch wieder wahr. Dieser Vorgang ist die **Dunkeladaptation** des Auges. Daran sind mehrere Mechanismen beteiligt. Zunächst wird reflektorisch die Pupille erweitert. Dadurch kann bei der geringeren Leuchtdichte wieder eine etwas größere Lichtmenge ins Auge fallen. Außerdem paßt sich die Netzhaut selbst an, indem in der Netzhautperipherie der Konvergenzgrad vergrößert wird. Die größeren rezeptiven Felder führen zur verbesserten räumlichen Summation und damit zur Empfindlichkeitssteigerung der Netzhautperipherie. Ihre Sehschärfe geht aber gleichzeitig zurück. In der Fovea centralis fehlt dieser Mechanismus weitgehend. Dadurch ist ihre Adaptationsfähigkeit viel schlechter als die der Peripherie. Durch Dämmerlicht wird sie nicht erregt, und die Stelle des schärfsten Sehens ist vom Sehvorgang ausgeschlossen. Deshalb können wir zwar sehen, aber nicht Zeitung lesen.

Ein dritter Adaptationsmechanismus besteht in der Zunahme des Sehpigmentes in den Rezeptoren. Jedesmal, wenn ein Photon von einem Sehpigmentmolekül absorbiert wird, leitet das neben der Transduktion auch den Zerfall des Moleküls ein. Es steht dann für die Auslösung des Sehvorganges nicht mehr zur Verfügung. Es dauert eine gewisse Zeit, bis es wieder regeneriert wird. Je heller die Umgebung ist, desto mehr Sehpigmentmoleküle zerfallen, und die Konzentration des Sehpigmentes sinkt. Im Dunkeln dagegen überwiegt die Regeneration, und die Sehpigmentkonzentration in den Photorezeptoren steigt. Je höher sie ist, desto größer ist die Wahrscheinlichkeit, daß ein Photon, welches die Retina durchdringt, auf ein regeneriertes Sehpigmentmolekül trifft und damit resorbiert wird und den Sehvorgang auslöst.

2

Den Zeitverlauf der Netzhautanpassung zeigt die **Adaptationskurve** (Abb. 2.17). Die Fovea centralis benötigt nur etwa 5 Minuten für die ihr mögliche Anpassung. In der Netzhautperipherie laufen die Vorgänge langsamer ab, wodurch sie bis zu diesem Zeitpunkt weniger empfindlich ist als die Fovea centralis. Da die Adaptation sich aber in der Peripherie bis zu einer Stunde weiterentwickelt und sich dabei noch um vier Zehnerpotenzen steigern kann, wird die Peripherie nach diesen fünf Minuten empfindlicher als die Fovea. Für die ganze Retina ergibt sich dadurch ein Knick in der Schwellenkurve (Kohlrausch-Knick).

Bei Nachtblindheit ist durch Vitamin A-Mangel die Regeneration des Stäbchenpigmentes (Rhodopsin) gestört, wodurch die Adaptation auf dem Zapfenniveau stagniert.

Merke !

Bei der Adaptation an unterschiedliche Umfeldhelligkeiten kann das Auge seine Empfindlichkeit um mindestens das 10^8fache verändern. Adaptationsmechanismen der Retina sind die Veränderung der Größe der rezeptiven Felder und die Regeneration der Sehfarbstoffe.

Farbensehen

Das Farbensehen wird allein durch die Zapfen vermittelt. Über die Stäbchen lassen sich nur Helligkeitsunterschiede, also verschiedene Graustufen, wahrnehmen. (Bei Nacht sind alle Katzen grau.)

Zapfen enthalten jeweils einen von drei verschiedenen Sehfarbstoffen. Diese absorbieren Licht in unterschiedlichen Wellenlängenbereichen. Rot-Zapfen absorbieren vor allem rotes und orangefarbenes Licht, Grün-Zapfen grünes und Blau-Zapfen blau-violettes Licht. Die Absorptionsbereiche überschneiden sich zum Teil. Bei Belichtung mit rotem Licht werden nur die Rot-Zapfen antworten, bei Belichtung mit gelbem Licht sprechen aber Rot- und Grün-Zapfen an. Je nach dem Verhältnis, in dem die beiden Zapfentypen erregt sind, wird uns das Licht gelb, oder wenn die Grün-Zapfen stärker erregt sind lindgrün bzw. wenn die Rot-Zapfen

stärker erregt sind, orange erscheinen. Auf diese Weise können wir durch Erregung eines oder mehrerer Zapfentypen alle Farben erkennen.

Merke !

Farbensehen ist an Zapfen gebunden. Rot-, Grün- und Blauzapfen absorbieren jeweils Licht eines anderen Teils des Spektrums.

Sind alle drei Zapfentypen erregt, erscheint das Licht weiß. Man kann daher auch durch gleichzeitige Belichtung des Auges mit rotem, grünem und blauem Licht die drei Zapfentypen erregen und dadurch den Weiß-Eindruck hervorrufen. Durch Belichtung mit zwei Grundfarben (rot, grün, blau) in bestimmtem Intensitätsverhältnis lassen sich die im Spektrum zwischen rot und grün bzw. grün und blau liegenden Farbtöne erzeugen. Zwischen rot und blau liegen die Purpurfarben, die nicht im Spektrum vorkommen.

Die gleiche Art der Farbdarstellung wird auch beim Fernseher genutzt. Auch hier werden aus den drei Grundfarben alle Farben gemischt.

Photochromatisches Intervall Bei sehr geringer Umfeldhelligkeit kann man keine Farben erkennen, da die Zapfen keine genügende Empfindlichkeit haben. Man kann jedoch auch dunkel angepaßt farbige Lichter als farbig erkennen, wenn ihre Helligkeit ausreicht, die Schwelle der Zapfen zu überschreiten. Daher erscheinen die Rücklichter der Autos auch in völliger Dunkelheit rot. Lichter, die zwar die Schwelle der Stäbchen überschreiten, nicht aber die der Zapfen, erscheinen als unbunt (weiß). Der notwendige Intensitätszuwachs, um auch diese farbig zu erkennen, wird **photochromatisches Intervall** genannt (Abb. 2.17).

Spektrale Hellempfindlichkeit Sowohl Zapfen als auch Stäbchen sind für mittlere Wellenlängen (gelb-grün) empfindlicher als für kurze und lange Wellenlängen. Während aber für die meisten Wellenlängen Stäbchen wesentlich empfindlicher sind als Zapfen, trifft das für rotes Licht nicht zu. Im Rotbereich gibt es kein

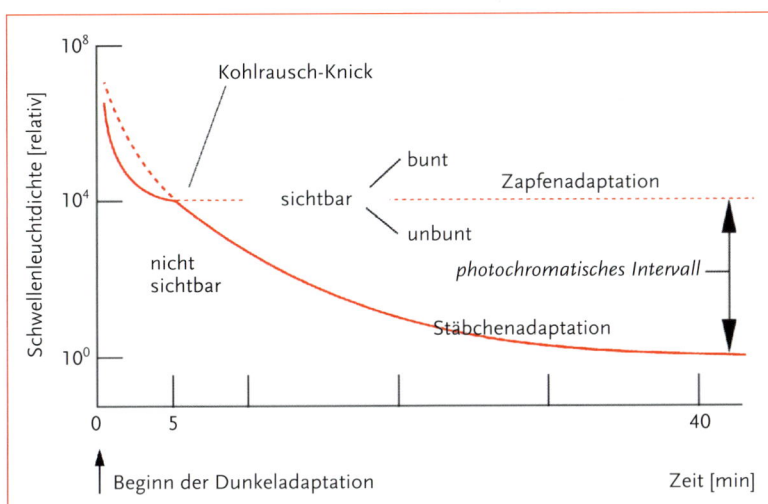

Abb. 2.17: Adaptationskurve; Helligkeiten oberhalb der Kurve sind wahrnehmbar, erscheinen aber unterhalb der Zapfenschwelle auch bei farbigen Lichtern unbunt

2

photochromatisches Intervall. Daher wird rotes Licht, wenn es hell genug ist, um überhaupt gesehen zu werden, auch als rotes Licht erkannt und kann nicht verwechselt werden (rot als Warnfarbe).

2.3
Spezifische und unspezifische Projektion

Nachdem alle Rezeptoren und Sinnesorgane dargestellt sind, soll hier noch ein kurzer Abschnitt über einige Prinzipien der Projektion zum Gehirn angefügt werden.

2.3.1
Spezifische Projektion

Von allen Rezeptoren (außer im Kopfbereich) ziehen die afferenten Nervenfasern zum Rückenmark, in das sie durch die Hinterwurzel eintreten. Die Somata dieser Neurone liegen in den Spinalganglien. 80 % der Projektion steigt im ipsilateralen Hinterstrang des Rückenmarks zur Medulla oblongata auf und kreuzt in der medialen Schleife. Die übrigen 20 % kreuzen im Eintrittssegment und laufen im Vorderseitenstrang der Gegenseite zur Medulla oblongata. Hier schalten alle Fasern auf ein neues Neuron, das zum Thalamus zieht, von wo nach erneuter Umschaltung die Projektion in die Hirnrinde erfolgt. Die Projektion von den Re-

zeptoren im Kopfbereich tritt direkt in den Hirnstamm ein und verläuft ebenfalls über den Thalamus zur Großhirnrinde.

Merke !

Auf ihrem Weg kreuzen alle Bahnen einmal, so daß die rechte Körperseite in der linken Hirnhälfte repräsentiert ist und umgekehrt.

Innerhalb jeder Projektion wird die topographische Ordnung des Rezeptorfeldes in den parallelen Bahnen bis zum Projektionsfeld in der Hirnrinde aufrechterhalten (Punkt-zu-Punkt-Zuordnung). Dabei verschieben sich jedoch die Größenverhältnisse. Regionen mit feinem räumlichen Auflösungsvermögen bilden sich in der Hirnrinde größer ab als solche mit geringem Auflösungsvermögen.

Alle Sinnesbahnen haben auf allen Ebenen ihre eigenen Schaltkerne und in der Hirnrinde ihr eigenes Projektionsfeld und werden deshalb als spezifische Projektionen bezeichnet. So befindet sich z. B. die somatosensorische Rinde im Gyrus postcentralis des Scheitellappens, die Hörrinde im Schläfenlappen und die Sehrinde im Hinterhauptslappen. Entsteht irgendwo im Verlauf einer solchen Bahn eine Erregung, so kann sie immer nur zu dem entsprechenden Sinn gehörende Empfindungen auslösen.

2.3.2
Unspezifische Projektion

Von allen Afferenzen werden im verlängerten Mark Kollateralen abgezweigt, die zur Formatio reticularis der Medulla oblongata ziehen. Dies ist eine stark vernetzte Struktur, die sich bis in Teile des Thalamus erstreckt. In ihr laufen Informationen aus allen Sinnen zusammen, so daß die Spezifität verlorengeht.

Merke !

Die Aktivität der Formatio reticularis spiegelt die Menge der eingehenden Information, aber nicht ihre Art wider.

Von hier aus steigt eine unspezifische Projektion auf (ARAS = aufsteigendes retikuläres Aktivierungssystem), die sich diffus auf die gesamte Großhirnrinde verteilt und deren Basisaktivität bestimmt. Diese ist ein Maß des Wachheitsgrades (**Vigilanz**) des Organismus. Die thalamischen retikulären Kerne üben ebenfalls eine aktivierende Wirkung auf die Hirnrinde aus, die allerdings nicht so diffus ist, sondern sich mehr auf die Rindenregion jeweils eines Sinnes beschränkt. Dies wird im Sinne der **Aufmerksamkeitsverteilung** interpretiert.

Fragen

1. Was versteht man unter Transduktion und Transformation?
2. Was sind Proportional- und Differentialantworten von Rezeptoren?
3. Wie werden die in einem Reiz enthaltenen Informationen kodiert?
4. Welche Eigenschaften haben die verschiedenen Mechanorezeptoren der Haut?
5. Wie spiegelt sich die Indifferenztemperatur in der Erregung der Thermorezeptoren der Haut wider?
6. Wie sind die verschiedenen Arten der Schmerzempfindung charakterisiert?
7. Was ist übertragener und projizierter Schmerz?
8. Wie arbeitet eine Muskelspindel?
9. Welche Rolle spielt die γ-Innervation der Muskelspindel?
10. Welche Information kann über Muskelspindeln und welche über Sehnenspindeln vermittelt werden?
11. Welche Rezeptoren tragen zum Gefühl für die Stellung unserer Gelenke bei?
12. Wo sind Geschmacks- und Geruchsrezeptoren lokalisiert?
13. Welche Arten von Rezeptoren tragen zur Geschmacksanalyse der Nahrung bei?
14. Wie kann man Geschmacks- und Geruchsempfindungen klassifizieren?
15. Wie ist das graphische Hörfeld begrenzt?
16. Welche Rolle spielt das Mittelohr für das Hören?
17. Wie gelangt der Schall zu den Haarzellen der Schnecke, und was besagt die Einortstheorie?
18. Wie kann man die Richtung einer Schallquelle hören?
19. Wie arbeitet das Gleichgewichtsorgan?
20. Welche Empfindungen können über das Labyrinth vermittelt werden?
21. Wie erfolgt die Akkommodation des Auges?
22. Was versteht man unter Sehschärfe?
23. Was ist stereoskopisches Sehen?
24. Wie kommt es zur Dunkeladaptation des Auges?
25. Welche Rezeptoren ermöglichen das Farbensehen? Wie ergibt sich die Vielzahl der unterscheidbaren Farben?
26. Was bedeuten die Begriffe spezifische und unspezifische Projektion? Welche biologische Bedeutung haben beide Projektionen?

KAPITEL 3

Motorik

Die Gesamtheit der ins Gehirn eingehenden Informationen wird dort verarbeitet. Daraus werden Reaktionen abgeleitet, die ihrerseits Signale für die Umwelt darstellen können. In sehr vielen Fällen erfolgt die Informationsabgabe auf motorischem Wege. Ein anderer Teil ist vegetativ kodiert (z. B. erröten oder blaß werden). Die bekannteste rein kommunikative Motorik ist das Sprechen. Aber auch alle anderen Bewegungen oder motorischen Leistungen wie Mimik und Haltung beinhalten Signale, die den Menschen unserer Umgebung Mitteilungen über uns machen. Um die Organisation dieser effektorischen Seite der Kommunikation zu verstehen, soll zuerst die Muskelfunktion und danach ihre zentrale Steuerung behandelt werden.

3.1
Die Muskelkontraktion

Man unterscheidet nach dem mikroskopischen Bild quergestreifte und glatte Muskulatur. Glatte Muskulatur findet sich in den Eingeweiden, quergestreifte in den Skelettmuskeln und im Herzen. Nur die Skelettmuskeln unterliegen der bewußten Steuerung.

3.1.1
Die Skelettmuskulatur

Aufbau des Skelettmuskels

Der Skelettmuskel besteht aus Muskelfasern, die durch Verschmelzung vieler Muskelzellen entstehen und daher viele Zellkerne besitzen. Jede Muskelfaser ist von einer Muskelfasermembran (**Sarkolemm**) umgeben, die in Aufbau und Funktion der Zellmembran entspricht. Sie geht am Ende direkt in die Sehne über. Dadurch wird eine sichere Verbindung zwischen Muskel und Sehne hergestellt.

Die Muskelfaser setzt sich aus parallel angeordneten **Myofibrillen** zusammen. Das sind fadenförmige Gebilde, die durch Aneinanderreihung gleichaufgebauter Abschnitte entstehen. Diese Abschnitte sind etwa 2–2,5 µm lang und werden **Sarkomere** genannt.

> **Merke !**
>
> Sarkomere stellen die funktionelle Grundeinheit des Skelettmuskels dar.

3

Aufbau der Sarkomere

Ein Sarkomer wird durch je eine bindegewebige Platte, die Z-Scheiben, begrenzt. Im Sarkomer befinden sich zwei Sorten von Proteinfäden, die dünnen (5 nm) **Aktinfilamente** und die dicken (10 nm) **Myosinfilamente** (Abb. 3.1). Sie sind alle parallel ausgerichtet. Die Aktinfilamente sind an den Z-Scheiben befestigt und ragen vom Ende in das Sarkomer hinein. Die Myosinfilamente liegen im Mittelteil des Sarkomers. Sie sind zentral ebenfalls über Bindegewebe gegen Verschiebungen gesichert. Myo-

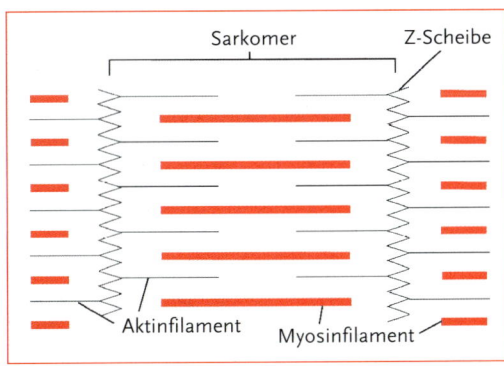

Abb. 3.1: Schematische Darstellung der Ordnung der Filamente im Sarkomer

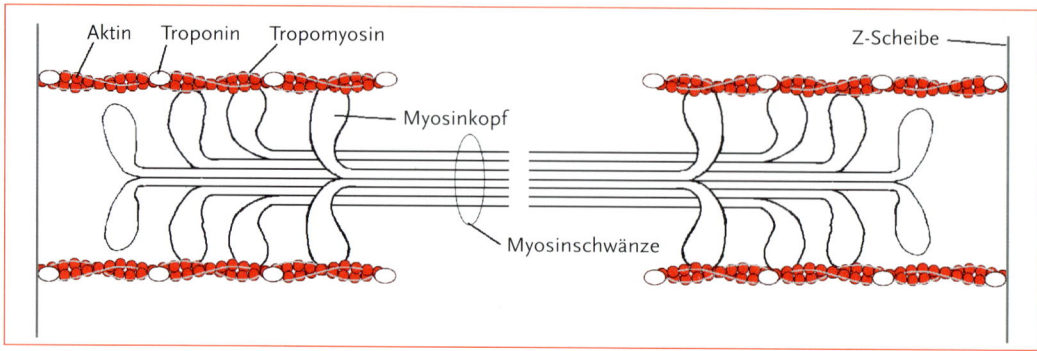

Abb. 3.2: Molekularer Aufbau der Filamente

sin- und Aktinfilamente überlappen sich. Myosin bricht polarisiertes Licht doppelt. Dadurch erscheint der Bereich, in dem die Myosinfilamente liegen, im Mikroskop dunkler (A-Bande, anisotrop) als die Enden der Sarkomere, wo nur Aktinfilamente liegen (I-Bande, isotrop). So entsteht die Querstreifung, die dem Muskel seinen Namen gab.

Molekularer Aufbau der Filamente (Abb. 3.2.)

In jedem Sarkomer befinden sich etwa 1000 Myosin- und 2000 Aktinfilamente.

Merke !

Aktin und Myosin sind die Strukturproteine des Muskels.

Abb. 3.3: Zusammenbau eines Aktinfilamentes

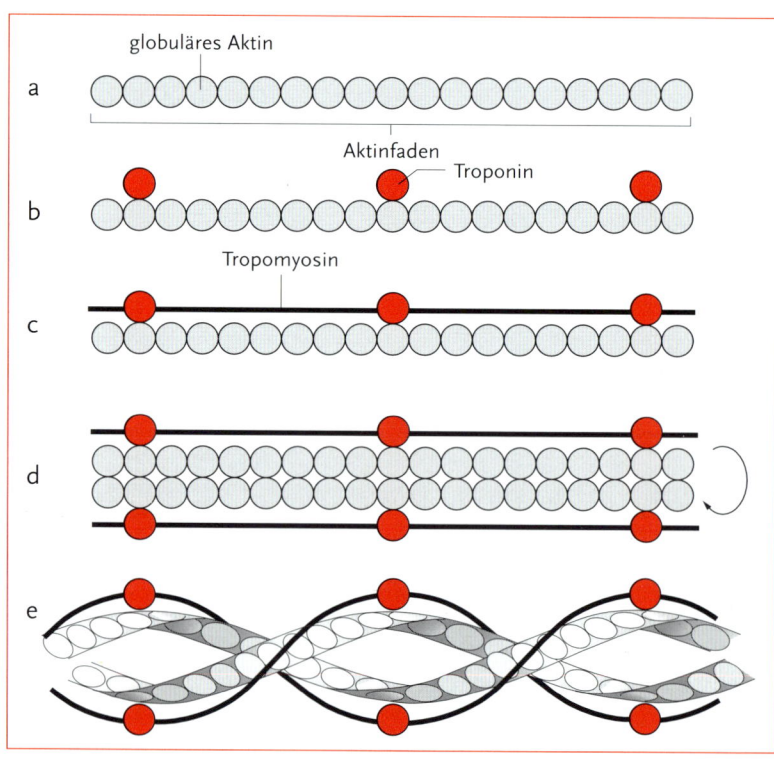

Der Aktinfaden besteht aus globulären (etwa kugelförmigen) Aktinmolekülen, die wie eine Perlenkette aneinandergereiht sind (Abb. 3.3a). Etwa alle 40 nm ist ein Troponinmolekül an die Kette angelagert (Abb. 3.3b), und zwischen zwei aufeinanderfolgenden Troponinmolekülen ist das fadenförmige Tropomyosin parallel zu der Aktinkette ausgespannt (Abb. 3.3c).Troponin und Tropomyosin sind Regulatorproteine. Zwei solche Ketten sind zum Aktinfilament verdrillt (Abb. 3.3d und e).

Während der Aktinfaden einer Perlenkette ähnelt, entspricht der Myosinfaden eher einem Narzissenstrauß. Das Filament besteht aus vielen Myosinmolekülen. Jedes Myosinmolekül hat einen Schwanzteil (der Stiel der Blume), der über ein Halsstück mit dem Kopfteil verbunden ist, das um 90° abgeknickt ist (die Blüte). Wenn wir nun eine Menge solcher Moleküle so bündeln, daß immer zwei Köpfe zu gegenüberliegenden Seiten aus dem Strauß heraussehen und die nächsten zwei jeweils etwas aus dem Bündel herausgezogen werden und um 60° gedreht herausragen, so erhalten wir ein halbes Myosinfilament. Wir müßten noch zwei Sträuße mit den Stielenden aneinanderfügen, um das ganze Filament fertigzustellen. Die räumliche Anordnung im Sarkomer ist dabei so vorzustellen, daß aus dem Myosinfilament sechs Reihen Köpfe herausragen, denen jeweils ein Aktinfilament benachbart liegt.

Das sarkoplasmatische Retikulum

Ein wichtiger Funktionsträger im Sarkomer ist das **sarkoplasmatische Retikulum** (Abb. 3.4). Es besteht aus längs verlaufenden Röhrchen (**longitudinale Tubuli**), die vielfach vernetzt zwischen den Filamenten liegen und an den Enden des Sarkomers zu einem einheitlichen Raum zusammenfließen (**Zisterne**). Zwischen zwei benachbarten Zisternen stülpt sich das Sarkolemm in die Tiefe der Fibrille ein und bildet dadurch **transversale Tubuli**. Ein transversaler Tubulus mit den beiden angrenzenden Zisternen wird als **Triade** bezeichnet.

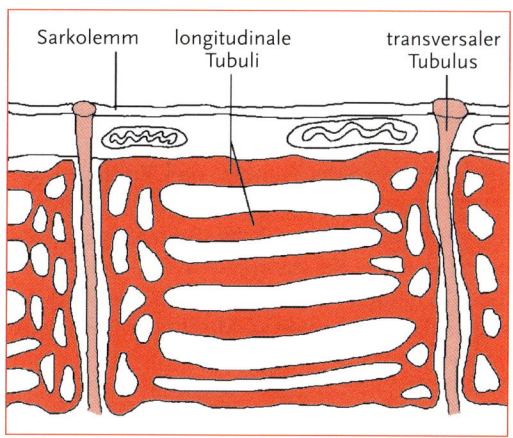

Abb. 3.4: Sarkoplasmatisches Retikulum schematisch

3

> **Merke !**
>
> Das **sarkoplasmatische Retikulum** (SR) ist ein intrazellulärer Kalziumspeicher. Es besitzt in seiner Membran sehr aktive Kalziumpumpen, die das Kalzium unter Energieverbrauch aus dem Zytosol entfernen und im SR anhäufen.

Der Kontraktionsmechanismus

Die Umsetzung einer Erregung in die Kontraktion wird als **elektromechanische Kopplung** bezeichnet. Wenn irgendwo auf der Muskelfasermembran ein Aktionspotential vorhanden ist, so wird es über die ganze Membran fortgeleitet und gelangt dabei auch in die transversalen Tubuli. Durch die enge Nachbarschaft zu den Zisternen können dort Kalziumkanäle geöffnet werden. Dies wird entweder elektrotonisch oder über einen Botenstoff vermittelt. Durch den hohen Konzentrationsgradienten muß Kalzium aus dem SR ins Zytosol diffundieren, und der Kalziumspiegel steigt dort um das 100 bis 1000fache an.

Kalzium bindet nun an Troponin, das daraufhin seine räumliche Struktur verändert (Konformationsänderung) und dadurch den an ihm befestigten Tropomyosinfaden mehr in die Rille zwischen den beiden Aktinketten verlagert. Dadurch wird am Aktin ein Bindungsplatz für den Myosinkopf frei, der zuvor durch das Tropomyosin verdeckt war. Das führt zur sofortigen Bindung, der Aktomyosinkomplex entsteht. Dieser Komplex hat ATPase-Aktivität, er kann ein ATP-Molekül, das am Myosinkopf gebunden ist, spalten. Die dabei freigesetzte Energie wird dazu genutzt, den Kopf von der 90°-Stellung in eine 45°-Stellung zur Sarkomermitte hin abzuwinkeln (Ruderschlag). Dadurch werden die Aktinfäden und mit ihnen die Z-Scheiben von beiden Seiten zur Mitte gezogen. Das Sarkomer verkürzt sich (**Filament-Gleiten**).

Merke !

Kalzium führt zur Bindung des Myosinkopfes am Aktin und damit zur Kontraktion.

Allerdings ist diese Verkürzung nur sehr gering. Sie beträgt nur etwa 1% der Sarkomerlänge. Um deutliche Verkürzungen zu erzielen, muß der Ruderschlag vielfach wiederholt werden. Dazu muß zunächst das Köpfchen wieder vom Aktin gelöst werden. Das geschieht dadurch, daß sich neues ATP an den freigewordenen Bindungsplatz am Myosinkopf anlagert. Das führt zur Lösung der Bindung zum Aktin und zur Aufrichtung des Kopfes. Solange noch eine ausreichend hohe Kalziumkonzentration im Zytosol vorhanden und damit Kalzium am Troponin gebunden ist, beginnt der Zyklus immer wieder von neuem. Wie man beim Einholen eines Seils mit den Händen nachgreift, so kann der Kopf an einer neuen Stelle binden, und es kann eine deutliche Verkürzung aufgebaut werden. Sie endet, wenn die Myosinfilamente an den Z-Scheiben anstoßen. Die geringste mögliche Sarkomerlänge entspricht damit der Länge der Myosinfilamente.

Wenn man sich vorstellt, daß man ein Gewicht anheben will, so müßte man erwarten, daß die Filamente nach dem Lösen der Brücke, bevor eine erneute Bindung erfolgt, wieder auseinandergezogen werden. Dies wird dadurch verhindert, daß in einem Sarkomer sehr viele Brücken gebildet werden, die nicht synchron arbeiten. Dadurch halten einige Brücken die eingestellte Verkürzung fest, während andere Köpfe sich lösen und nachgreifen.

Merke !

Die Kontraktion wird durch das Rückpumpen des Kalziums in das sarkoplasmatische Retikulum beendet.

Dies ist der zweite Vorgang neben dem Brückenzyklus, für den während der gesamten Kontraktion Energie verbraucht wird. Die Lösung des Kopfes durch Bindung von ATP dagegen verbraucht keine Energie, da das ATP dabei nicht gespalten wird. Man spricht von der **Weichmacherwirkung** des ATP. Bei ATP-Mangel kann diese ausbleiben. Dann können die Köpfe sich nicht lösen, und der Muskel bleibt kontrahiert, z. B. bei der **Totenstarre**. Ein ATP-Mangel kann auch bei erschöpfender Arbeit ohne ausreichende Sauerstoffzufuhr zum Muskel auftreten. Der Zustand wird als **Kontraktur** bezeichnet.

Allgemein ist eine Kontraktur eine Dauerkontraktion ohne Erregung. Sie kann beispielsweise auch durch Pharmaka ausgelöst werden, die man in den Muskel bringt. So kann Erhöhung der extrazellulären Kaliumkonzentration im Muskel zur Dauerdepolarisation führen und dadurch die Kalziumkanäle des SR dauernd offenhalten. Ebenso bewirkt Koffein im Muskel durch Kalziumfreisetzung eine Kontraktur. Die dazu notwendigen Konzentrationen sind allerdings nur experimentell zu erzeugen. Im klinischen Sprachgebrauch wird der Begriff Kontraktur für Schrumpfungserscheinungen an Muskeln und Bändern infolge von Entzündungen oder längerer Ruhigstellung gebraucht.

Neuere Forschungsergebnisse haben die Sichtweise auf die Kontraktion dahingehend geändert, daß man heute glaubt, daß die Energie für den Ruderschlag nicht für das Abwinkeln des Kopfes, sondern für seine Aufrichtung gebraucht wird. Man kann sich vorstellen, daß der Halsbereich des Myosinmoleküls beim Aufrichten des Kopfes wie eine Feder gespannt wird, die dann beim Abwinkeln in den energieärmeren Zustand zurückfällt. Auf jeden Fall wird für jeden Brückenzyklus nur einmal ATP verbraucht.

Mechanik des Skelettmuskels

Mechanische Eigenschaften des ruhenden Muskels

Wenn man an einem Muskel zieht, wird er länger, er ist dehnbar. Er gibt dabei aber nicht einfach nach, wie ein Stück Knete (Plastizität), sondern er entwickelt dabei eine Spannung, wie ein Gummiband (Elastizität). Diese passiv entstehende Spannung entspricht auch der Kraft, mit der man ziehen muß, um den Muskel auf eine bestimmte Länge zu dehnen. Trägt man diese Kraft oder Spannung über der dazugehörigen Länge in ein Koordinatensystem ein (**Längen-Spannungs-Diagramm**), so erhält man die **Ruhe-Dehnungs-Kurve** (RDK, Abb. 3.5). Sie ist nicht linear. Von der Ausgangslänge L_0 läßt sich ein bestimmter Längenzuwachs zunächst durch geringe Kraft erreichen, mit zunehmender Dehnung wächst diese notwendige Kraft aber progressiv, und schließlich ist der Widerstand gegen weitere Dehnung so groß, daß der Muskel reißt.

Geht man mit der dehnenden Kraft vor dem Abriß schrittweise wieder zurück, so verkürzt sich der Muskel wieder, da er elastisch ist. Es ergibt sich die Entdehnungskurve. Sie liegt jedoch etwas unterhalb der Dehnungskurve. Das bedeutet, daß der Muskel bei jeder dehnenden

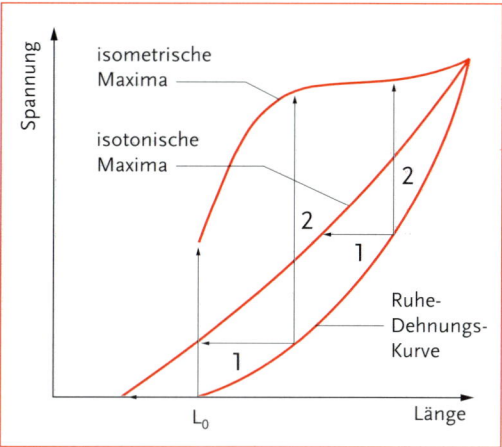

Abb. 3.6: Längen-Spannungs-Diagramm des Skelettmuskels. Von zwei Punkten der Ruhedehnungskurve ist je eine isotonische (1) und eine isometrische (2) Kontraktion eigetragen. L_0: unbelastete Ausgangslänge.

Kraft bei der Entdehnung etwas länger ist, als bei der Dehnung. Dieser Unterschied spiegelt die plastischen Eigenschaften des Muskels wider. Nach längerem Warten oder einer aktiven Kontraktion wird diese plastische Restdehnung aber ausgeglichen, und der Muskel geht auf seine ursprüngliche Länge zurück.

Kontraktionsformen

Man kann in das Längen-Spannungs-Diagramm auch aktiv entwickelte Spannungen eintragen (Abb. 3.6). Dabei hängt es sehr von der Kontraktionsform ab, ob und wieviel Spannung bei einer Kontraktion entwickelt wird. Erlaubt man einem Muskel, sich frei zu verkürzen, so bleibt die Spannung konstant. Man spricht daher von einer **isotonischen Kontraktion** (iso = gleich, Tonus = Spannung). Im Längen-Spannungs-Diagramm muß der erreichte Punkt horizontal links neben dem Ausgangspunkt liegen (Abb. 3.6). Verhindert man dagegen eine Verkürzung des Muskels, indem man die Gelenke feststellt, die er bewegt, so kann er nur Spannung entwickeln, die Länge bleibt gleich (**isometrische Kontraktion**). Im Längen-Spannungs-Diagramm liegt die erreichte Spannung vertikal über der Ausgangsspannung.

Der molekulare Mechanismus bei isometrischer Kontraktion unterscheidet sich im we-

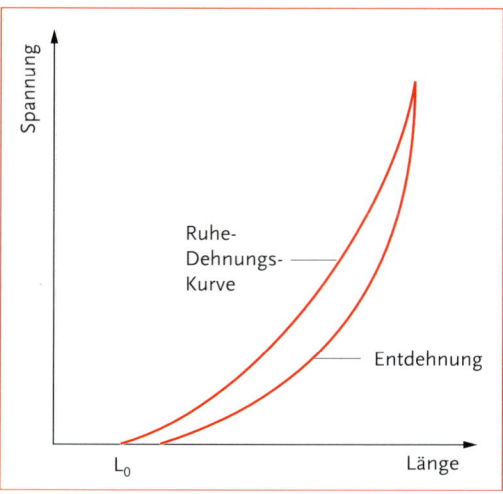

Abb. 3.5: Dehnungs- und Entdehnungskurve des Skelettmuskels

sentlichen nicht von dem der isotonischen Kontraktion. Die Ruderschläge der Myosinköpfchen finden ebenso statt, können aber die Filamente kaum gegeneinander verschieben, sondern führen zu einer Spannung elastischer Elemente des Muskels, die unter anderem im Halsbereich der Myosinmoleküle vermutet werden. Bei den aufeinanderfolgenden Brückenzyklen bindet jeder Myosinkopf weitgehend an der gleichen Stelle des Aktinfilaments.

Läßt man bei jeder Vordehnung des Muskels, also von jedem Punkt der Ruhedehnungskurve aus, eine isometrische und eine isotonische Kontraktion ausführen und trägt die jeweils erreichten Längen bzw. Spannungen in das Diagramm ein, so erhält man die Kurven der isometrischen bzw. isotonischen Maxima (Abb. 3.6). Die Kurve der isometrischen Maxima liegt höher als die der isotonischen Maxima, und sie zeigt ein Optimum. Das bedeutet:

Merke !

Der Muskel kann die größte Kraft entwickeln, wenn er bei mäßiger Vordehnung isometrisch kontrahiert.

Bei den meisten Kontraktionen, die im Leben vorkommen, werden gleichzeitig Länge und Spannung verändert, d.h., der Muskel verkürzt sich unter Spannungsentwicklung. Man nennt sie **auxotone Kontraktionen**. Zwei Sonderformen werden als Unterstützungszuckung und Anschlagszuckung bezeichnet. Bei der **Unterstützungszuckung** wird zunächst isometrisch und anschließend isotonisch oder auxotonisch kontrahiert. Das kommt z.B. vor, wenn man ein Gewicht von der Erde aufheben will. Zunächst muß der Muskel so viel Spannung entwickeln, daß er das Gewicht tragen kann, erst dann kann er sich verkürzen. Bei der **Anschlagszuckung** wird umgekehrt zuerst isotonisch oder auxotonisch und anschließend isometrisch kontrahiert. Als praktisches Beispiel kann man sich vorstellen, daß man eine Tür zuzieht und dann versucht, ihre Öffnung durch eine andere Person zu verhindern. Die jeweilige Entwicklungsrichtung von Länge und Spannung sind in Abbildung 3.7 dargestellt.

Kraft und Geschwindigkeit der Kontraktion

Die entwickelbare Kraft hängt vom Überlappungsgrad der Aktin- und Myosinfilamente ab,

Abb. 3.7: Zuckungsformen

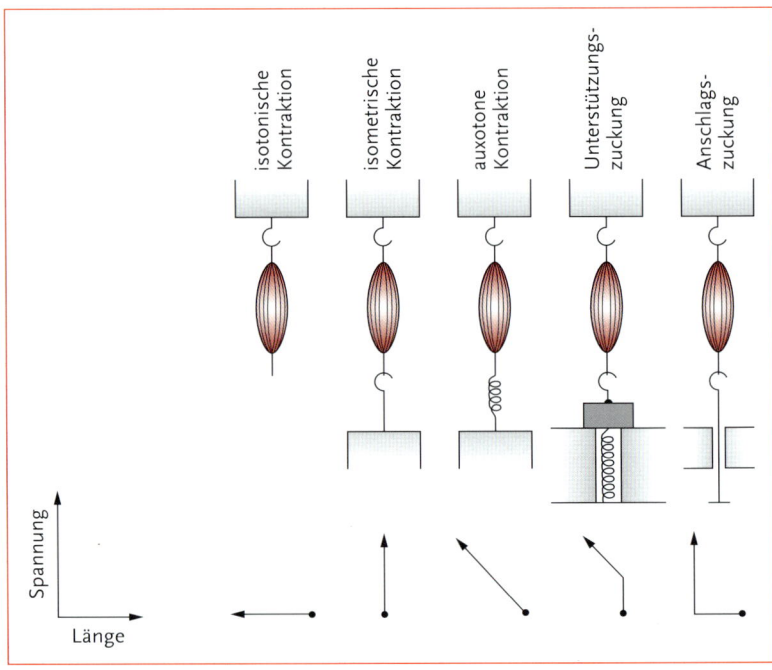

da die Kraft durch die Zahl der gleichzeitig gebundenen Myosinköpfchen erbracht wird. Sind die Sarkomere zu sehr gedehnt, stehen nur wenige Köpfchen in Kontakt zum Aktin. Ist das Sarkomer dagegen sehr gestaucht, stoßen die Myosinfilamente schnell an die Z-Scheiben an. Optimal ist eine leichte Vordehnung auf eine Sarkomerlänge zwischen 2,0 und 2,2 µm. Dies wird im Organismus bei der Verankerung der Muskeln an den Knochen eingehalten. Bei entspannter Haltung sind die Muskeln leicht gedehnt. Bei Sehnendurchtrennung entfernt sich die Sehne daher von ihrem Ansatzpunkt am Knochen.

Die Verkürzungsgeschwindigkeit hängt bei ein und demselben Muskel von der Belastung während der Kontraktion ab. Sie ist am größten, wenn sich der Muskel ohne Last verkürzen kann (isotonische Kontraktion). Mit zunehmender Last verringert sich die Geschwindigkeit zuerst schnell und dann langsamer. Schließlich wird die Last so groß, daß der Muskel sich nicht mehr verkürzen kann, die Kontraktion ist dann isometrisch. Die graphische Darstellung dieses Zusammenhanges ergibt die von Hill beschriebene Kraft-Geschwindigkeits-Kurve (Abb. 3.8). Die maximal mögliche Kraft und Geschwindigkeit werden dabei gleich eins gesetzt. Bei Belastung mit der Hälfte der maximalen Last ergibt sich schon nur noch $1/5$ der maximalen Verkürzungsgeschwindigkeit. Das Produkt aus Geschwindigkeit und Last ergibt die Leistung. Sie erreicht bei mittlerer Belastung die größten Werte.

Wirkungsgrad Betrachtet man die Grenzwerte (isotonische oder isometrische Kontraktion), so wird im physikalischen Sinne keine Arbeit (Kraft mal Weg) oder Leistung vollbracht, weil entweder die aufgebrachte Spannung (Kraft) oder der Weg (Verkürzung) bzw. die Geschwindigkeit Null sind. Jeder weiß aber, daß auch solche Kontraktionen anstrengen, also im physiologischen Sinne Arbeit sind. Man mißt daher die Größe der Arbeit zweckmäßig über die dafür verbrauchte Energie. Vergleicht man den Energieaufwand mit der geleisteten mechanischen Arbeit, so stellt man fest, daß nur ein Teil der Energie in mechanische Arbeit umgewandelt wird. Ein großer Teil wird für „Nebenaufgaben" verwendet (z. B. die Kalziumpumpe) und wird dabei in Wärme umgewandelt.

> **Merke !**
>
> Das Verhältnis von geleisteter Arbeit zu aufgewendeter Energie heißt **Wirkungsgrad** (η = Eta).

Er beträgt für das Sarkomer 50 %, für den isolierten Muskel 30 %, aber bei verschiedenen Tätigkeiten kann er weit darunter liegen. Es ist eine Aufgabe der Arbeitsmedizin, durch Optimierung von Arbeitsgeräten und geschickte Gestaltung der Arbeitsplätze die Verhältnisse zu verbessern.

Die Abstufbarkeit der Kontraktion

Einzelreizung

Die durch einen einzelnen Reiz auslösbare Kontraktion bezeichnet man als **Einzelzuckung**. Im Experiment läßt sich zeigen, daß Reizung einer Muskelfaser unabhängig von der Reizstärke immer mit einer gleich großen Kontraktion beantwortet wird, sofern der Reiz überschwellig ist (Abb. 3.9 a). Die Muskelfaser antwortet also

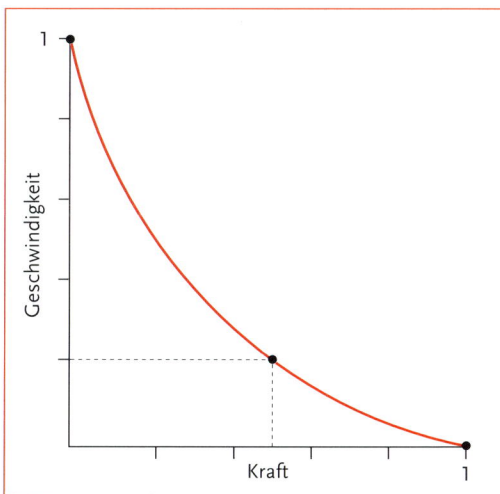

Abb. 3.8: Zusammenhang zwischen Kraft und Geschwindigkeit der Kontraktion (Hill)

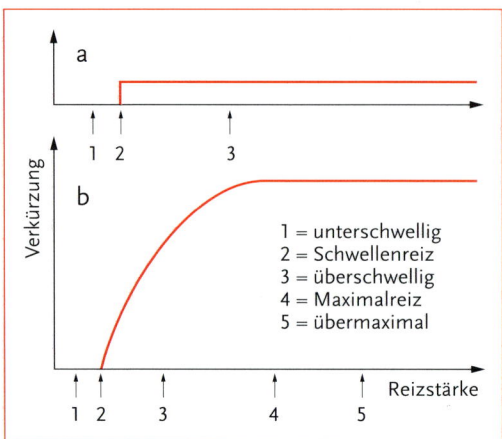

Abb. 3.9 a: Alles-oder-Nichts-Antwort der einzelnen Muskelfaser, **b:** graduierte Antwort des gesamten Muskels

auf einen Einzelreiz nach dem Alles-oder-Nichts-Gesetz. Das liegt daran, daß der kurze Reiz nur maximal ein Aktionspotential auslösen kann. Nach Ablauf der Refraktärzeit ist er schon beendet. Die Aktionspotentiale sind aber immer gleich groß, öffnen damit immer gleich viel Kalziumkanäle, und die Kalziumkonzentration im Faserinneren steigt auf den gleichen Wert. Damit muß auch die Verkürzung das gleiche Ausmaß haben. Das gilt für alle Fasern eines Muskels. Reizt man jedoch einen ganzen Muskel, also alle seine Fasern gleichzeitig, so findet man eine Abhängigkeit der Kontraktion von der Reizstärke (Abb. 3.9 b). Zwischen Reizschwelle und dem sogenannten Maximalreiz wird die Antwort größer, wenn die Reizstärke größer war. Oberhalb des Maximalreizes bleibt die Antwort dann gleich.

Merke!

Die einzelne Muskelfaser antwortet auf unterschiedliche Reizstärken nach dem Alles-oder-Nichts-Gesetz, der ganze Muskel dagegen antwortet abgestuft.

Diese auf den ersten Blick verblüffende Tatsache erklärt sich daraus, daß die Schwelle der einzelnen Muskelfasern verschieden groß ist. Daher kann ein sehr kleiner Reiz beispielsweise nur die Schwelle der empfindlichsten

Faser übersteigen, und nur diese antwortet auf den Reiz. Ein etwas größerer Reiz kann schon die Schwelle von zwei oder drei Fasern übersteigen, und jeder weitere Reizzuwachs bezieht mehr Fasern in die Antwort ein, bis schließlich alle Fasern antworten. Dann kann die Kontraktion nicht mehr größer werden. Diese zunehmende Einbeziehung von Elementen in die Antwort bezeichnet man als **Rekrutierung**.

Die Verhältnisse ändern sich auch dann nicht, wenn man anstatt des Muskels selbst (**direkte Reizung**) den zuführenden motorischen Nerven reizt (**indirekte Reizung**), weil die einzelnen Nervenfasern ebenso wie die Muskelfasern unterschiedliche Schwellen haben. Allerdings ist die Stufung der Kontraktion in diesem Fall gröber und bei verschiedenen Muskeln sehr unterschiedlich. Die Ursache dafür liegt darin, daß eine Nervenfaser sich am Ende aufteilt in mehrere bis viele Endästchen, von denen jedes eine Muskelfaser innerviert. Kommt nun ein Aktionspotential über diese Nervenfaser, so breitet es sich über alle Endästchen aus und erregt alle versorgten Muskelfasern.

Merke!

Die im Rückenmark liegende Nervenzelle (Motoneuron) mit ihrem Axon, dessen Aufzweigungen und den versorgten Muskelfasern nennt man **motorische Einheit**.

Bei indirekter Reizung können nur diese motorischen Einheiten rekrutiert werden. Sie können sehr verschieden groß sein. Die Augenmuskeln haben nur 4–5 Muskelfasern pro Nervenfaser und können ihre Kontraktion sehr fein abstufen. Muskeln, die mehr für die grobe Kraft da sind (Oberschenkel, Gesäß, lange Rückenmuskeln) haben bis zu 1000 Muskelfasern pro Nervenfaser.

Mehrfachreizung

Reizt man den Muskel mit mehreren Reizen kurz nacheinander, so können sich die Kontraktionen summieren. Das wird dadurch ermöglicht, daß das Muskelaktionspotential nach

3–5 ms beendet ist, während die Muskelzuckung je nach Muskeltyp zwischen 20 und 100 ms dauert. Reizt man nun gleich nach Ende der Refraktärzeit erneut, so kann ein zweites Aktionspotential ausgelöst werden, das zur Freisetzung eines neuen Quantums Kalzium führt, während das erste Kalzium noch in der Zelle vorhanden ist. Damit erhöht sich die Kalziumkonzentration und dadurch die Anzahl der tätigen Querbrücken, also die Kontraktion. Summiert man nun weitere Kontraktionen dazu, so entsteht ein **Tetanus**. Er wird als unvollständig bezeichnet, wenn die nächste Kontraktion jeweils erst beginnt, wenn die vorherige schon abklingt, der Muskel also jeweils schon beginnt zu erschlaffen. Der Kontraktionsverlauf zeigt dann eine sägezahnartige Form.

Erhöht man die Reizfrequenz so weit, daß der Beginn der zweiten Kontraktion schon auf oder vor dem Gipfel der ersten liegt, so fehlen die kurzen Erschlaffungsphasen, und es entsteht ein glatter Kontraktionsverlauf, der vollständige oder glatte Tetanus. Seine Kontraktionshöhe kann die einer maximalen Einzelzuckung um das vier- bis fünffache übertreffen. Der für einen glatten Tetanus notwendige Reizabstand muß kürzer als $1/3$ der Kontraktionsdauer des Muskels sein, die Verschmelzungsfrequenz liegt also bei 30 bis 150 Hz.

Merke!

Bis auf die Eigenreflexe (s. u.) stellen alle natürlichen Bewegungen tetanische Kontraktionen dar. Ihre Größe wird über die Rekrutierung von Nervenfasern, also von motorischen Einheiten, und die Aktionspotentialfrequenz auf ihnen variiert.

Energetik des Muskels und Muskelfasertypen

Die Energie für die Kontraktion wird aus ATP gewonnen. Der ATP-Verbrauch des Muskels kann bei intensiver Muskelarbeit auf das 250fache steigen. Die begrenzten ATP-Vorräte des Muskels reichen daher nur einige Sekunden. Der ATP-Vorrat wird danach zunächst aus Kreatinphosphat aufgefüllt. Das ist eine zweite energiereiche Verbindung, die im Muskel vorrätig ist. Aber nach etwa 20 Sekunden ist auch dieser Vorrat erschöpft. ATP muß danach aus anderen Quellen nachgebildet werden. Hierfür steht Glukose bzw. das Muskelglykogen zur Verfügung (Glykolyse). Die ATP-Bildung kann dabei unter Sauerstoffverbrauch (oxidativ, aerob) oder ohne Sauerstoff (anoxidativ, anaerob) erfolgen. Bei oxidativem Glykogenabbau werden aus einem Mol Glukose 39 Mol ATP gewonnen, auf anaerobem Wege dagegen nur drei. Der anaerobe Weg ist also sehr unökonomisch. Da aber der Muskel praktisch keine Sauerstoffreserven besitzt und eine Erhöhung der Sauerstoffzufuhr über den Kreislauf etwa fünf Minuten Anpassungszeit braucht, muß der Muskel zunächst diese Möglichkeit der Energiegewinnung nutzen. Sie arbeitet außerdem mit hoher Geschwindigkeit, wodurch trotz der geringen Energieausbeute pro Zeiteinheit mehr Energie bereitgestellt werden kann als auf aerobem Wege, wobei sich die Vorräte aber sehr schnell erschöpfen. Auf dieser Grundlage sind kurzfristig sehr hohe Leistungen zu erzielen.

Die Glukose wird dabei in Laktat umgewandelt, die das Milieu saurer macht. Nach der Anpassung erfolgt die Energiegewinnung aerob. Wenn allerdings der Sauerstoffbedarf größer ist, als die Zufuhr, so muß auch weiterhin ein Teil der Energie anaerob unter Laktatbildung gewonnen werden. Wenn der pH zu sauer wird, wird die Glykolyse gehemmt, und die Arbeit muß abgebrochen werden. Man ist dann im wahrsten Sinne des Wortes sauer.

Man kann danach die Energiegewinnung in drei Phasen einteilen:

1. In den ersten 20 Sekunden werden die energiereichen Phosphate genutzt. Dafür ist kein Sauerstoff nötig, und es wird kein Laktat gebildet. Die Phase ist also anaerob alaktazid.
2. In den nächsten drei bis vier Minuten erfolgt die anaerobe Glykolyse, sie ist also anaerob laktazid.
3. Danach erfolgt die Umstellung auf aerobe Energiegewinnung (aerobe Glykolyse).

Der Skelettmuskel kann für die Energiegewinnung als Substrat auch freie Fettsäuren verstoffwechseln. Sie können nur unter Sauerstoffverbrauch abgebaut werden. Ihr Anteil an der Energiegewinnung steigt vor allem dann, wenn sich die Kohlenhydratreserven erschöpfen, also bei längerdauernder Arbeit.

Es gibt im Organismus zwei Typen von Skelettmuskelfasern, deren Energiegewinnung sich deutlich unterscheidet: sogenannte schnelle und langsame Zuckungsfasern. Die schnellen Fasern sind reich an glykolytischen Enzymen und können daher gut anaerob stoffwechseln. Der Sauerstoffbinder Myoglobin ist dagegen nur wenig vorhanden, wodurch diese Fasern weiß erscheinen. Typisch für diese Fasern ist die hohe Kontraktionsgeschwindigkeit bei geringem Sauerstoffverbrauch und die schnelle Ermüdbarkeit. Die langsamen Zuckungsfasern enthalten dagegen viel Myoglobin, wodurch sie rot sind. Sie sind stark von Kapillaren umsponnen, enthalten viele Mitochondrien, und die Enzyme des oxidativen Stoffwechsels liegen in hohen Konzentrationen vor. Sie ermüden langsam und sind daher vor allem gut geeignet für Haltearbeit. Da sie weniger Myofibrillen enthalten als schnelle Fasern, können sie weniger Spannung entwickeln als diese (s. Tab. 3.1).

> ### Merke !
>
> Schnelle Zuckungsfasern sind weiß. Sie können schnell und kraftvoll kontrahieren. Sie stoffwechseln vorwiegend anaerob und ermüden schnell. Langsame Zuckungsfasern sind rot und arbeiten vorwiegend aerob. Sie kontrahieren langsamer und weniger kräftig, sind aber sehr ausdauernd.

Innerhalb einer motorischen Einheit gibt es nur gleichartige Fasern. In einem Muskel kommen aber schnelle und langsame motorische Einheiten in unterschiedlichem Verhältnis vor. Bei der Geburt fehlt diese Differenzierung noch. Sie entwickelt sich erst in den ersten Lebenswochen durch unterschiedliche Innervierungsfrequenzen, die wiederum bedingt sind durch unterschiedliche Eigenschaften der Motoneurone im Rückenmark. Unter hohen Aktionspotentialfrequenzen entwickeln sich schnelle Fasern, unter geringen langsame. Man kann sogar experimentell den Fasertyp verändern, wenn man bei einem frisch denervierten Muskel die Fasern mit 100 Hz oder 10 Hz reizt oder wenn man ein schnelles Motoneuron mit einer langsamen Zuckungsfaser verbindet. Durch Training läßt sich der Fasertyp jedoch nicht verändern. Man kann nur den einen oder anderen Typ durch Training phasischer oder tonischer Abläufe gezielt fördern.

Erregungsübertragung vom Nerv auf den Muskel

Die Erregung wird synaptisch vom Endast der Nervenfaser auf die Muskelfaser übertragen. Diese neuromuskuläre Synapse wird auch als **motorische Endplatte** bezeichnet. Sie funktioniert prinzipiell wie eine neuro-neuronale Synapse, zeigt aber einige Besonderheiten. Vor allem ist das Übertragungsverhältnis von 1:1 zu nennen, d.h., jedes ankommende Aktions-

Tab. 3.1: Charakteristika von Zuckungsfasern der Skelettmuskulatur

Merkmal	schnelle Zuckungsfaser	langsame Zuckungsfaser
Farbe	weiß	rot
Myoglobingehalt	gering	hoch
Kapillardichte	gering	hoch
Konzentration oxidativer Enzyme	gering	hoch
Konzentration glykolytischer Enzyme	hoch	gering
Kontraktionszeit (Einzelzuckung)	kurz	lang
maximale Kraft (Tetanus)	groß	klein
versorgendes α-Motoneuron	groß	klein
maximale Entladungsfrequenz	höher	geringer
Leitungsgeschwindigkeit Motoaxon	ca. 100 m/s	ca. 70 m/s

potential löst auf der Muskelfaser wieder ein Aktionspotential aus.

Das wird durch mehrere strukturelle Besonderheiten erreicht. Erstens ist das Ende der Nervenfaser viel stärker aufgetrieben als bei anderen Synapsen. Aus dem Endknopf wurde dadurch die Endplatte. In dieser großen Präsynapse befinden sich entsprechend viele Vesikel. Dadurch können beim Einlaufen eines Aktionspotentials sehr viele Vesikel in die Membran integriert werden und ihren Transmitter in den Synapsenspalt ausschütten. Der Transmitter der motorischen Endplatte ist Azetylcholin.

Zweitens bedingt die große Präsynapse eine entsprechend große Subsynapse. Die subsynaptische Membran ist aber durch Einfaltungen zusätzlich vergrößert. Auf dieser großen Oberfläche sind sehr viele nikotinische Azetylcholinrezeptoren plaziert, die von dem Transmitter besetzt werden können und eine entsprechend starke Änderung der Kationenleitfähigkeit bewirken. Das führt zu einer Depolarisation von etwa 40 mV. Sie wird hier nicht als EPSP, sondern als Endplattenpotential (EPP) bezeichnet. Dieser Betrag ist sicher überschwellig und kann in benachbarten Bereichen der Muskelfasermembran ein Aktionspotential auslösen. Eine Summation (s. Kap. 1.5) ist nicht erforderlich. Da jede Muskelfaser nur Kontakt zu einer Nervenfaser hat, wäre zumindest eine räumliche Summation auch nicht möglich.

Azetylcholin wird durch Cholinesterase, die sich im Synapsenspalt befindet, sehr schnell gespalten. Die Bruchstücke werden wieder in die Präsynapse aufgenommen und resynthetisiert. Mittels **Kurare**, einem Pfeilgift der südamerikanischen Indianer, können die Rezeptoren besetzt und dadurch die Erregungsübertragung blockiert werden. Bei ausreichender Konzentration könnte das Azetylcholin nun wiederum das Kurare verdrängen. Intensive Aktivierung der Nervenfaser erhöht zwar seine Ausschüttung, da es aber sehr schnell abgebaut wird, kann auf diese Weise keine ausreichend hohe Konzentration erreicht werden. Dies gelingt nur, wenn man den Abbau des Azetylcholins dadurch verhindert, daß man die Cholinesterase blockiert.

Man kann die Übertragung auch durch Dauerdepolarisation verhindern. Da in dieser Situation die Natriumkanäle nicht in den Zustand gebracht werden, in dem sie geöffnet werden können, kann nach einer ersten Erregung kein weiteres Aktionspotential auftreten. Dauerdepolarisation wird durch Succinylcholin und manche Schädlingsbekämpfungsmittel (E 605) hervorgerufen. Die Ursache der Dauerdepolarisation liegt beim Succinylcholin in seiner im Vergleich zu Azetylcholin langsameren Spaltung durch die Cholinesterase. Die Schädlingsbekämpfungsmittel dagegen hemmen die Cholinesterase. Stoffe mit sehr langfristiger Hemmung der Cholinesterase wurden als chemische Kampfstoffe entwickelt. Sowohl Kurare als auch Succinylcholin werden in der Klinik, z. B. bei Operationen, zur Lähmung der Muskulatur verwendet. Man kann dadurch mit wesentlich weniger tiefer Narkose auskommen. Die verwendeten Pharmaka nennt man **Muskelrelaxanzien**.

Eine weitere Besonderheit der motorischen Endplatte ist die fehlende Hemmung. Es gibt weder eine prä- noch eine postsynaptische Hemmung. Zweifellos notwendige Hemmungsmechanismen müssen also weiter vorn im Informationsfluß eingebaut sein.

Muskelermüdung

Unter Ermüdung versteht man eine im Verlauf der Muskelarbeit auftretende eingeschränkte Leistungsfähigkeit des Muskels, die sich nach dem Ende der Arbeit wieder zurückbildet (Erholung). Man kann zwischen peripherer Ermüdung, die den Muskel selbst betrifft, und zentraler Ermüdung, die das Nervensystem betrifft, unterscheiden.

Merke !

Die Ermüdung des Muskels zeigt sich in einer verringerten Verkürzung, einer Abnahme der Kontraktionsgeschwindigkeit und einer unvollständigen Erschlaffung (Kontraktionsrückstand).

Die Ursache liegt in einer ungenügenden Energiebereitstellung. Der sinkende ATP-Spiegel verringert die Zahl der aktiven Querbrücken und damit Kraft und Geschwindigkeit der Kon-

3

traktion. Gleichzeitig ist er auch verantwortlich für eine verminderte Weichmacherwirkung und die daraus resultierende unvollständige Erschlaffung.

Die Länge der Zeit bis zum Eintritt der Ermüdung hängt einerseits von der erbrachten Leistung, andererseits aber auch von der jeweiligen Blutversorgung des Muskels ab, da nur dadurch der ausreichende Nachschub von Sauerstoff und Substraten gesichert werden kann. Das ist die Ursache dafür, daß Haltearbeit (statische Arbeit) viel schneller zur Ermüdung führt als dynamische Arbeit. Bei der Kontraktion werden die zwischen den Muskelfasern verlaufenden Blutkapillaren je nach Kontraktionskraft komprimiert. Bei bis zu 30% der Maximalkraft wird die Muskeldurchblutung noch nicht beeinträchtigt, ab 50% der Maximalkraft aber schon vollständig unterbrochen. In diesem Fall kann der Muskel seine Energie nur anaerob und nur aus den in ihm selbst vorhandenen Substratreserven gewinnen. Diese Reserven sind sehr schnell erschöpft. Bei dynamischer Arbeit kann der Muskel in den Kontraktionspausen ungehindert durchblutet werden und Sauerstoff und Substrate aus dem Blut entnehmen.

Als weitere Ursache für die Muskelermüdung wird eine Quellung im Bereich der Z-Scheiben diskutiert, die durch die auftretenden Stoffwechselprodukte bedingt ist. Dadurch wird die elektromechanische Ankopplung gestört.

Bei längerer Arbeit mit gleichbleibender Leistungsanforderung kann der Muskel eine auftretende Ermüdung zeitweilig dadurch kompensieren, daß er zusätzliche motorische Einheiten rekrutiert.

Muskelkater sind Muskelschmerzen, die erst einen Tag nach der Arbeit in Erscheinung treten. Man hat sie früher dem Auftreten des Laktats im Muskel zugeschrieben. Dies ist aber zu diesem Zeitpunkt längst abtransportiert und verstoffwechselt. Heute glaubt man, daß Mikrorisse im Bereich der Z-Scheiben bei ihrer Heilung eine Substanz freisetzen, die den Schmerz verursacht. Die Überwindung des Muskelkaters kann durch leichte dynamische Arbeit, die die Muskeldurchblutung fördert, beschleunigt werden.

Physiologische und pathophysiologische Veränderungen am Muskel

Durch Training können Länge und Dicke der Muskelfasern vergrößert werden (**Hypertrophie**). Überschreitet die Muskelmasse ein bestimmtes Maß, so soll auch die Zahl der Muskelfasern zunehmen können (**Hyperplasie**, auch numerische Hypertrophie). Schon drei bis fünf isometrische Kontraktionen mit mehr als 60% der Maximalkraft täglich können die Kraft des Muskels deutlich verbessern. Durch die Verdickung der Muskelfasern verschlechtert sich aber zunehmend die Sauerstoffdiffusion, wodurch der Muskel immer schneller ermüdet. Es ist daher auch wichtig, durch auxotone Kontraktionen und längere dynamische Arbeit (Wechsel von Kontraktion und Erschlaffung) im Training die Kapillarisierung der Muskeln zu verbessern.

Männliche Sexualhormone fördern das Muskelwachstum (anabole Wirkung), weshalb die Muskelmasse bei Männern größer ist als bei Frauen. Im Sport wurde und wird immer wieder versucht, diesen Zusammenhang zum eigenen Vorteil auszunutzen (**Doping**). Besonders unkontrolliert werden Anabolika im Bodybuilding eingesetzt. Ihre Verwendung birgt erhebliche gesundheitliche Risiken.

Bei Durchtrennung des zu einem Muskel führenden motorischen Nerven oder bei Zerstörung der Ursprungszellen des Nerven im Rückenmark (bei **Poliomyelitis**) kann dieser Muskel nicht aktiv bewegt werden, und er hat auch keine Grundspannung (**Tonus**). Der Zustand wird als **schlaffe Lähmung** bezeichnet. Bei direkter Reizung kann sich der Muskel aber kontrahieren. Die fehlende Transmitterwirkung auf die Muskelfaser führt zunächst zur verstärkten Bildung von Azetylcholinrezeptoren auf der ganzen Muskelfaser. Dies ist als Kompensationsversuch zu deuten. Schon kleine Transmittermengen könnten effektiv wirksam sein. Bleibt die Denervierung länger bestehen, so tritt eine neurogene **Atrophie** auf. Dabei wird das Muskelgewebe bindegewebig umgebaut. Der Muskel ist dann nicht mehr zur Kontraktion befähigt. Eine geringergradige Atrophie findet statt, wenn Muskeln länger nicht benutzt werden können, da beispielsweise eine Gliedmaße eingegipst ist (**Inaktivitätsatrophie**). Da vom Rückenmark regelmäßig Impulse den Muskel erreichen, kommt es nicht zum bindegewebigen Umbau, aber die Muskelfasern werden dünner und kürzer.

Der Atrophie kann durch isometrische Anspannung der Muskeln oder/und durch elektrische Auslösung von Kontraktionen entgegengewirkt werden. Letzteres ist besonders wichtig, wenn nach Denervierung durch Anwendung neurochirurgischer Methoden eine Reinnervation des Muskels erhofft werden kann.

Die kongenitale **Myotonie** ist eine Erkrankung, bei der die Natriumkanäle der Muskelfasermembran so verändert sind, daß sie sich sehr leicht öffnen. Dadurch ist der Muskel stark überempfindlich. Schon leichte mechanische Reizung führt zu einer Serie von Aktionspotentialen und den entsprechenden lang anhaltenden Kontraktionen. Willkürinnervation verursacht Serien von Nachpotentialen.

Eine weitere Muskelerkrankung ist die **Myasthenia gravis**. Es handelt sich um eine Autoimmunkrankheit, bei der die Azetylcholinrezeptoren zerstört werden. Dadurch kann die normale Transmittermenge nur an zu wenigen Rezeptoren wirken und erzeugt damit ein zu kleines Endplattenpotential. Es werden nur schwache Kontraktionen ausgelöst. Durch teilweise Hemmung der Cholinesterase läßt sich die Transmittermenge im Synapsenspalt erhöhen und dadurch die Situation verbessern. Diese Behandlung ist symptomatisch und ändert nichts an der Krankheitsursache, die bisher noch nicht heilbar ist.

Zur Beurteilung der Muskelarbeit kann neben Messungen von Ausmaß, Kraft und Geschwindigkeit der Kontraktion und der Ermüdbarkeit des Muskels die Registrierung seiner elektrischen Aktivität dienen. Mit großflächigen Oberflächenelektroden, die man auf die Haut klebt, oder mit in den Muskel eingestochenen Nadelelektroden läßt sich das **Elektromyogramm** (EMG) aufzeichnen (Abb. 3.10). Es besteht aus Spannungsschwankungen unregelmäßiger Frequenz und Amplitude. Sie werden durch die Aktionspotentiale der Muskelfasern verursacht. Gleichzeitig auftretende Aktionspotentiale (beispielsweise von allen Fasern einer motorischen Einheit) summieren

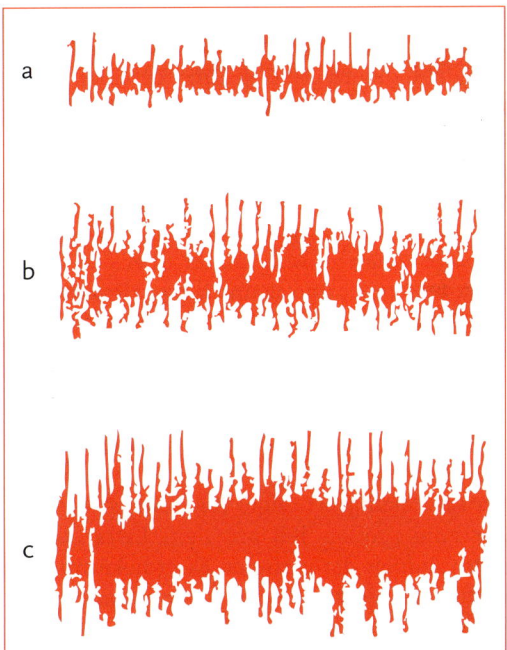

Abb. 3.10: Elektromyogramm eines Skelettmuskels bei Haltearbeit mit kleiner **a)**, mittlerer **b)** und großer Last **c)**

sich zu einer größeren Amplitude, nacheinander auftretende Aktionspotentiale (von verschiedenen motorischen Einheiten) erhöhen dagegen die Frequenz der Spannungsschwankungen. Werden sehr viele motorische Einheiten hochfrequent aktiviert, so werden ein Teil der Einheiten auch synchron aktiviert sein, und im EMG steigen Frequenz und Amplitude an.

Merke !

Das Elektromyogramm erlaubt eine Einschätzung der Zahl der aktivierten motorischen Einheiten und ihrer Aktivierungsfrequenz.

3.1.2
Der Herzmuskel

Der Herzmuskel ist wie der Skelettmuskel quergestreift, da er den gleichen molekularen Aufbau aufweist. Die Muskelfasern sind jedoch wesentlich dünner als beim Skelettmuskel und gehen ineinander über, so daß ein Netzwerk der Muskelfasern entsteht, ein sogenanntes **Synzytium**. Die Übergangsstellen von einer Faser zur anderen sind in Form der Glanzstreifen noch erkennbar. Diese Glanzstreifen bilden jedoch keinen nennenswerten elektrischen Widerstand, wodurch die Erregung über sie hinweglaufen kann. Das hat zur Folge, daß eine Erregung, die an irgendeiner Stelle des Herzmuskels entsteht, sich immer über das ganze Herz ausbreitet und dadurch das Herz jeweils als Ganzes kontrahiert. Dies ist eine wesentliche Voraussetzung für seine Pumpfunktion.

In den Herzmuskelzellen ist das sarkoplasmatische Retikulum relativ gering entwickelt. Damit ist dieser intrazelluläre Kalziumspeicher verhältnismäßig klein. Das für die Kontraktionsauslösung benötigte Kalzium kommt daher zum großen Teil aus dem Extrazellulärraum. Infolge der geringen Faserdicke sind die Diffusionswege ausreichend kurz, um die Ankopplung zu gewährleisten.

Der Kalziumeinstrom wird außerdem bei jedem Aktionspotential durch eine lang anhaltende Erhöhung der Kalziumleitfähigkeit des Sarkolemms vergrößert. Dies verlängert gleichzeitig das Aktionspotential auf Werte um 300 bis 400 ms (s. Kap. 6.1.7). Damit ist die Refraktärzeit am Herzen etwa ebenso lang wie die Kontraktion. Ein neues Aktionspotential kann jeweils erst entstehen, wenn die Kontraktion beendet ist.

> **Merke !**
>
> Durch die etwa gleich lange Refraktär- und Kontraktionszeit ist das Herz nicht tetanisierbar.

Dies ist eine zweite unabdingbare Voraussetzung für die geordnete Funktion des Herzens.

Die Ruhedehnungskurve des Herzmuskels weist einen flacheren Anstieg auf als die des Skelettmuskels, und die Kurve der isometrischen Maxima liegt höher. Dies hat Bedeutung für die Arbeit des Herzens und seine Anpassung an größere Förderleistung (s. Kap. 6.1.6).

Der Herzmuskel wird nicht durch somatomotorische, sondern durch vegetative Nerven versorgt. Er ist aber auch ohne Nervenversorgung funktionsfähig, da er selbst Erregungen bilden kann (**Automatie**). Die Nerven haben nur eine modulierende Funktion auf das Herz (s. Kap. 6.1.7).

3.1.3
Der glatte Muskel

Feinbau glatter Muskeln

Beim glatten Muskel sind die Zellen nicht zu Fasern verschmolzen, so daß jede der spindelförmigen Myozyten nur einen Kern enthält. Die kontraktile Struktur besteht wie beim Skelettmuskel aus Aktin und Myosin. Es fehlen aber die Z-Scheiben, die die strenge Lageordnung garantieren und damit die Querstreifung bewirken. Es gibt somit keine Sarkomere. Das Aktin ist netzartig angeordnet und am Zytoskelett sowie im Zellinneren an kleinen Körperchen, den **dense bodies** verankert (Abb. 3.11). Die Myosinfilamente sind länger als beim Skelettmuskel und können durch die fehlende Begrenzung durch die Z-Scheiben weiter am Aktin entlanggleiten. Das Zahlenverhältnis der Aktin- zu den Myosinfilamenten ist wesentlich größer als beim Skelettmuskel.

Kontraktionsaktivierung

Die elektromechanische Ankopplung wird auch beim glatten Muskel über Kalzium vermittelt. Es kommt aber nur teilweise aus dem oft spärlich entwickelten sarkoplasmatischen Retikulum, sondern dringt von außen durch Kalziumkanäle in die Zelle ein. Da die Struktur klein ist, sind die Diffusionswege ausreichend kurz. Das Troponin als Kalziumbinder fehlt im glatten Muskel. Dafür gibt es im Zytosol gelöst

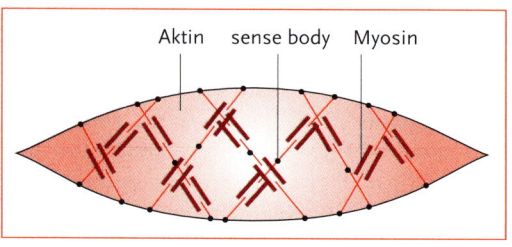

Abb. 3.11: Schematische Darstellung des kontraktilen Apparates der glatten Muskelzelle

Kalmodulin. Dieses bildet mit Kalzium einen Komplex, der mit verschiedenen anderen Strukturen in Wechselwirkung treten kann.

Die Auslösung des Brückenzyklus geschieht nun dadurch, daß die **Myosin-leichte-Kette** (myosin light chain – MLC), die den Myosinkopf bildet, aktiviert wird. Dazu muß sie phosphoryliert werden. Das dafür notwendige Enzym, die **Myosin-leichte-Kette-Kinase** (MLCK) ist in Ruhe inaktiv und wird durch Kalzium-Kalmodulin aktiviert. Es wird also im Gegensatz zum Skelettmuskel das Myosin aktiviert und damit die Bindung des Myosinkopfes an das Aktin ausgelöst (Abb. 3.12).

Bei hohem Kalziumspiegel läuft der Brückenzyklus im glatten Muskel unter ATP-Verbrauch ab wie im Skelettmuskel. Bei weniger erhöhtem Kalziumspiegel bindet der Myosinkopf über einen noch unbekannten Mechanismus relativ fest am Aktin und kann sich nun nur sehr schwer wieder lösen, d.h., er ist nicht zyklusfähig. Das bedeutet, daß der einmal eingestellte Kontraktionszustand nahezu ohne Energieverbrauch aufrechterhalten werden kann. Man bezeichnet diesen Zustand als **Sperrtonus**.

> **Merke !**
>
> Der glatte Muskel kann durch diesen Mechanismus nach anfänglicher Verkürzung mit hohem Energieverbrauch in einen Dauertonus mit geringem Energieverbrauch übergehen.

Die Kontraktion kann aktiv beendet werden durch eine Myosinphosphatase, die das Phosphat wieder vom Myosinkopf löst und damit seine Bindungsfähigkeit zum Aktin aufhebt. Eine relaxierende Wirkung kann auch dadurch erreicht werden, daß die Myosin-leichte-Kette-Kinase durch Phosphorylierung inaktiviert wird. Sie kann dann den Myosinkopf nicht aktivieren. Dies wird durch alle Stoffe erreicht, die den zweiten Boten **zyklisches Adenosinmonophosphat** (cAMP) in den Muskelzellen erhöhen. Dieses aktiviert dann eine Proteinkinase, die die Phosphorylierung der MLCK bewirkt.

Insgesamt ist ersichtlich, daß die Kontraktion beim glatten Muskel komplizierter organisiert ist und wesentlich vielfältiger beeinflußt werden kann als beim Skelettmuskel. Dies gilt auch für die Auslösung der Kalziumerhöhung im Zytosol. Sie kann einerseits wie beim Skelettmuskel über Aktionspotentiale erfolgen, die aber zumindest bei einem Teil der glatten Muskeln von der Muskelzelle selbst gebildet werden können (Automatie). Daneben gibt es eine **pharmakomechanische Kopplung**. Körpereigene (Hormone, Transmitter) oder von extern zugeführte Stoffe können ligandengesteuerte Kalziumkanäle öffnen und damit einen Kalziumeinstrom in die Zelle auslösen, ohne das Membranpotential zu beeinflussen. Manche, vor allem tonisch kontrahierende glatte Muskeln ändern die Kalziumleitfähigkeit ihrer Membran mit dem Membranpotential. Dies kann durch die Einwirkung einer Reihe von Stoffen, vermittelt über verschiedene zweite Boten, ausgelöst werden.

Innervation glatter Muskulatur

Die glatte Muskulatur wird vom vegetativen Nervensystem versorgt. Es bildet keine motorischen Endplatten, sondern das Faserende zeigt eine Kette von Auftreibungen, die **Varikositä-**

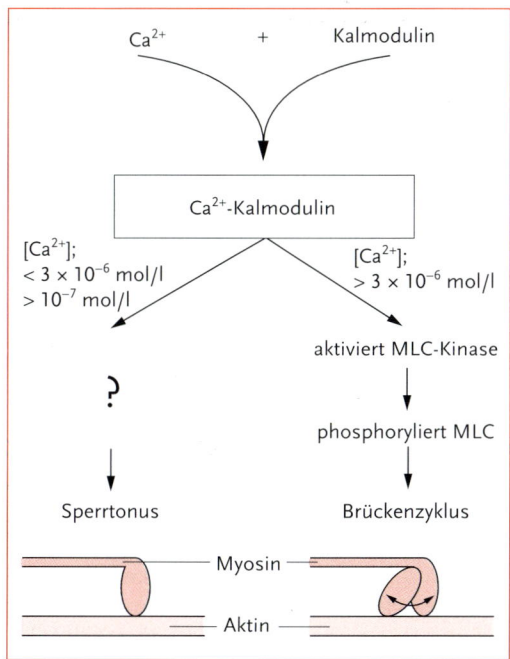

Abb. 3.12: Schema der Aktivierung des glatten Muskels

ten, die sich dicht an die Muskelzellen anlagern und in denen sich der Transmitter befindet. Es gibt auch keine typische Subsynapse, sondern die Rezeptoren sind über die ganze Zelloberfläche verteilt.

Hinsichtlich ihrer Abhängigkeit von den versorgenden Nerven kann man zwei Typen glatter Muskulatur unterscheiden. Beim **single unit Typ** sind die einzelnen Zellen sehr stark über elektrische Synapsen verbunden, wodurch eine an irgendeiner Zelle ausgelöste Erregung den ganzen Muskel erfassen kann – er reagiert als Einheit. An solchen Muskeln erfolgt die Nervenversorgung nur an einigen Zellen. Sie haben eine ausgeprägte Automatie und entwickeln einen myogenen Tonus. Nach Denervierung atrophieren sie daher nicht, sondern sind ohne Nervenversorgung arbeitsfähig. Ein typisches Beispiel für diesen Typ ist die Darmmuskulatur. Außerdem gehören der Uterus und die Uretermuskulatur dazu.

Beim **multi unit Typ** ist dagegen die elektrische Kopplung zwischen den Zellen ebenso wie die Fähigkeit zur Automatie nur gering ausgebildet. Ein myogener Tonus fehlt fast völlig. Die Aktivierung erfolgt über die vegetativen Nerven, die nahezu jede Zelle kontaktieren. Denervierung führt daher zur Lähmung. Ein typisches Beispiel für diese Art glatter Muskeln sind die inneren Augenmuskeln, aber auch die Muskeln des Samenleiters und die Haarbalgmuskeln gehören dazu. Andere glatte Muskeln zeigen eine Mischform, z. B. die Muskulatur der meisten Gefäße.

Mechanik glatter Muskeln

Das Dehnungsverhalten glatter Muskeln zeigt zwei entgegengesetzte Reaktionen. Bei manchen Muskeln erfolgt auf Dehnung eine Senkung des Tonus, so daß die Spannung nicht steigt. Diesen Reaktionstyp findet man bei den Gefäßen in der Lunge (Gefäße vom Lungentyp) und bei Eingeweiden in den Wänden der Speicherorgane (adaptive Relaxation). Umgekehrt kann bei anderen glatten Muskeln Dehnung zu einer Kontraktion führen (beispielsweise bei Gefäßen vom Nierentyp oder bei der Darmperistaltik).

Die Kontraktion glatter Muskeln ist träge. Die Kontraktionszeit kann Sekunden betragen.

Sie sind daher nur für Funktionen geeignet, die keine großen Geschwindigkeiten erfordern. Das Ausmaß der Verkürzung ist aber größer als beim Skelettmuskel (75% gegenüber 50% der Ausgangslänge). Auch die entwickelte Kraft ist, bezogen auf den gleichen Querschnitt, beim glatten Muskel doppelt so groß wie beim Skelettmuskel, wobei der Energieverbrauch wesentlich geringer ist. Damit sind glatte Muskeln sehr gut geeignet für Haltearbeit. Die Kraft der Kontraktion wird wie beim Skelettmuskel über die Frequenz der Aktionspotentiale, die Rekrutierung und die Vordehnung reguliert, kann aber zusätzlich über das Membranpotential und die Wirkung von Pharmaka beeinflußt werden.

Merke !

Glatte Muskeln sind den Skelettmuskeln hinsichtlich des Ausmaßes der Verkürzung, der entwickelten Kraft und des Energieverbrauchs überlegen, kontrahieren aber nur sehr langsam.

3.2
Spinale Motorik

Da die Skelettmuskeln aus sich selbst heraus keine Kontraktionen initiieren können, muß die Motorik durch das Nervensystem ausgelöst und gesteuert werden. Sie sollte dabei aus der Verarbeitung der eingehenden Informationen resultieren. Man kann in der Kontrolle der Motorik zwei Ebenen unterscheiden, das Rückenmark und das Gehirn. Da ein sehr großer Teil der Afferenzen über das Rückenmark verläuft, müßte vermutet werden, daß schon hier wesentliche motorische Funktionen organisiert sind. Man kann bei einem Frosch nachweisen, daß er ohne Gehirn eine natürliche Körperhaltung aufweist, sich aus der Rückenlage umdrehen und völlig normal springen kann. Bei einem Menschen sind die motorischen Funktionen, die das Rückenmark aus eigener Kraft realisieren kann, wesentlich begrenzter. Zwar ist die Organisation im Rückenmark ebenso vorhanden, aber das viel stärker entwickelte Gehirn übernimmt normalerweise so ausgeprägt die Führung, daß das Rückenmark bei Wegfall dieser Führung nur sehr eingeschränkt in der Lage ist, seine Funktionen auch eigenständig zu aktivieren.

Die gesamte Motorik kann zwei unterschiedlichen Zielen zugeordnet werden. Einerseits sollen zielgerichtete Bewegungen Handlungen ermöglichen, über die sich der Organismus mit der Umwelt auseinandersetzt (**Zielmotorik**). Andererseits erfordert jede gezielte Bewegung gleichzeitig eine Stabilisierung des Körpers gegen die Schwerkraft und Muskelaktivität zur Aufrechterhaltung einer für die Bewegung geeigneten Körperhaltung (**Stützmotorik**). Die im Rückenmark selbst organisierte Motorik ist der Stützmotorik zuzurechnen. Sie drückt sich in Reflexen, dem Muskeltonus und der Lokomotion (Fortbewegung) aus.

Das Rückenmark besteht außen aus den Nervenbahnen, die die weiße Substanz bilden, und innen aus den Zellkörpern, die die graue Substanz bilden. Die Zellen lassen sich in Gliazellen und Nervenzellen und diese wiederum in Projektionsneurone mit langen Axonen und Interneurone mit kurzen Axonen unterteilen. Die Projektionsneurone können weiter unterteilt werden in afferente Neurone, deren Axon zum Gehirn aufsteigt und die in der Hintersäule liegen, und in efferente Neurone, deren Axone zur Skelettmuskulatur ziehen und die in der Vordersäule liegen. Die hemmenden und erregenden Interneurone liegen in der Intermediärzone des Rückenmarks und bilden über alle Segmente ein Netzwerk, das als die strukturelle Matrix für die funktionellen Organisationsmöglichkeiten des Rückenmarks anzusehen ist. Sie bilden die Hauptmenge seiner Neurone und werden häufig als Eigenapparat des Rückenmarks bezeichnet. Somit ergibt sich eine funktionelle Gliederung mit dem sensorischen Bereich in der Hintersäule, dem motorischen Bereich in der Vordersäule, und dazwischen liegt das Interneuronennetzwerk, das die horizontalen und vertikalen Verbindungen herstellt.

3.2.1
Eigen- und Fremdreflexe

Eine sehr wichtige Funktion des Rückenmarks ist die Vermittlung von Reflexen.

Merke !

Ein **Reflex** ist eine standardisierte Antwort auf einen Reiz, die unter Vermittlung des Zentralnervensystems (ZNS) zustande kommt.

Reflexe, die im Kopfbereich ablaufen, werden nicht über das Rückenmark, sondern im Hirnstamm geschlossen. Da sie gleichen Gesetzmäßigkeiten unterliegen wie die Rückenmarksreflexe, sind sie in die folgende Besprechung integriert.

Jeder Reflex benötigt eine Reihe von Strukturelementen für seine Realisierung. Dazu gehört ein Rezeptor, der den Reiz aufnimmt, eine afferente Leitung zum ZNS, eine zentrale Verarbeitung im ZNS, eine efferente Leitung zum Effektor und der Effektor selbst, der die Reaktion ausführt. Man bezeichnet diese Elemente zusammen als **Reflexbogen**, den man modern zu einem Kreis schließt, in dem die Antwort wieder Rezeptoren aktiviert und damit die Möglichkeit für den Organismus gegeben ist, den Reflexerfolg zu beurteilen.

Merke !

Der Reflexbogen besteht aus dem Rezeptor, der afferenten Leitung, der zentralen Umschaltung, der efferenten Leitung und dem Effektor.

Man kann zwischen angeborenen und erworbenen Reflexen unterscheiden. Die über das Rückenmark vermittelten Reflexe sind angeboren. Erworbene Reflexe werden erlernt. Dieser Vorgang findet im Gehirn statt (s. Kap. klassische Konditionierung, S. 84). Unter den Rückenmarksreflexen gibt es Eigen- und Fremdreflexe. Diese Bezeichnungen gründen sich darauf, daß Rezeptor und Effektor im gleichen Organ (Eigenreflexe) oder in unterschiedlichen Organen (Fremdreflexe) liegen können.

Eigenreflexe

Die Struktur des Eigenreflexes

Rezeptoren der Eigenreflexe sind immer die Muskelspindeln. Sie aktivieren als Effektor den gleichen Muskel, in dem sie selbst liegen. Als typisches Beispiel eines Eigenreflexes ist der Reflexweg des Patellarsehnenreflexes (Quadrizepsreflex) in Abb. 3.13 dargestellt. Durch einen kleinen Schlag auf die Sehne des M. quadriceps femoris unterhalb der Kniescheibe wird kurzfristig ein geringer Zug auf den Muskel ausgeübt, der die in ihm liegenden Muskelspindeln dehnt (daher auch die Bezeichnung Dehnungsreflexe oder Sehnenreflexe anstatt Eigenreflex). Diese sind sehr empfindliche Rezeptoren und antworten mit einer Salve von Aktionspotentialen, die über schnelleitende Ia-Fasern (deren Zellkörper im Spinalganglion liegt) zur Hinterwurzel des Rückenmarks geleitet werden. Die Faser durchquert das Rückenmark ohne Unterbrechung bis zum Vorderhorn, in dem die Ursprungszellen der motorischen Nervenfasern liegen. Diese Fasern sind Aα-Fasern, weshalb die Zellen α-Motoneurone genannt werden. Auf sie wird die Erregung synaptisch übertragen. Damit beginnt die efferente Leitung über den motorischen

Nerven zu den motorischen Endplatten, und der Muskel wird zur Kontraktion gebracht. Der Zeitbedarf für diesen Ablauf ist gering, da die Leitung afferent und efferent über schnelle Nervenfasern erfolgt und nur eine Synapse beteiligt ist (**monosynaptischer Reflex**, Zweineuronen-Reflex).

Hemmungsmechanismen des Eigenreflexes

Die Reflexantwort beim Eigenreflex ist eine Einzelzuckung. Alle anderen vom Organismus durchgeführten Bewegungen sind immer tetanische Kontraktionen. Die Einzelzuckung ist in verschiedenen Hemmechanismen begründet, die mit dem Reflex verknüpft sind und kurzzeitig zu einer völligen Hemmung der α-Motoneurone führen, die auch als **Innervationsstille** bezeichnet wird. Dazu gehören
1. die **rekurrente Hemmung**. Das Axon des α-Motoneurons gibt noch im Rückenmark eine Kollaterale ab, die zu einer in der

Abb. 3.13: Reflexbogen des Eigenreflexes mit Darstellung von Hemmungsmechanismen

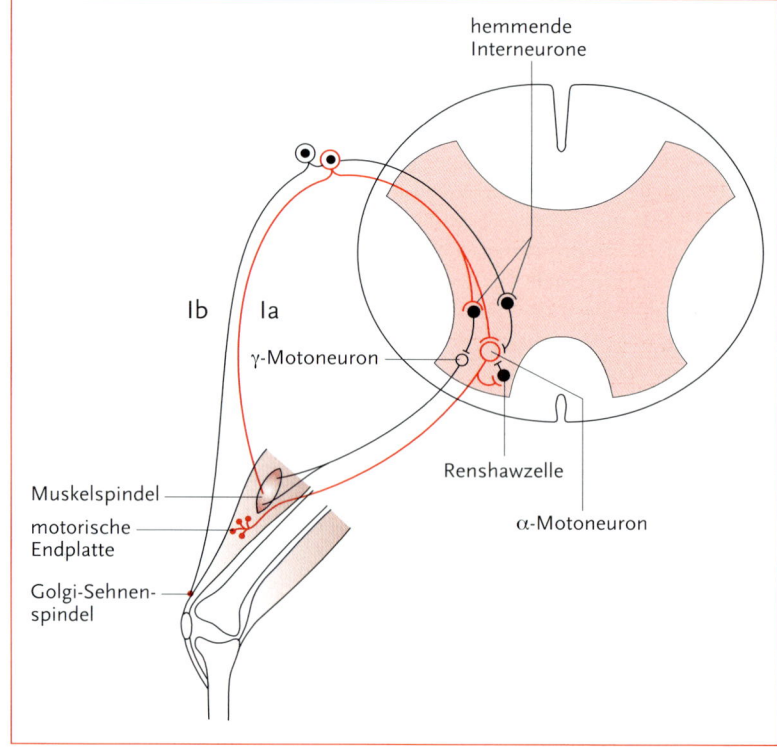

Nachbarschaft gelegenen Hemmzelle, der **Renshaw-Zelle** projiziert und sie erregt. Diese Zelle sendet daraufhin eine Salve von Aktionspotentialen aus, die das gleiche Motoneuron und benachbarte Motoneurone des gleichen Muskels über einen inhibitorischen Transmitter hemmen.

2. gibt die afferente Nervenfaser im Rückenmark ebenfalls eine Kollaterale zu einer anderen Hemmzelle ab, dem inhibitorischen Ia-Interneuron, die zu den kleineren γ-Motoneuronen im Vorderhorn projiziert und sie hemmt. Diese Neurone aktivieren über γ-Fasern die kontraktilen Enden der intrafusalen Muskelfasern und würden dadurch die Spindelafferenz erhöhen (s. Kap 2.2.2). Da sie in unserm Falle gehemmt werden, wird die intrafusale Muskulatur entspannt und die Spindelafferenz unterdrückt. Den gleichen Effekt hat dann auch die Muskelkontraktion selbst, da sie ebenfalls zur Entlastung der Spindel führt. (Außer beim Eigenreflex werden α- und γ-Motoneurone immer parallel aktiviert [α-γ-Koaktivierung], wodurch die Spindel trotz der Entlastung während der Kontraktion wegen der gleichzeitigen Verkürzung der intrafusalen Fasern anzeigefähig bleibt. Dies ist sehr wichtig für die Kontrolle der Bewegungen.)

3. die **autogene Hemmung**. Sie geht von den Sehnenspindeln aus, die ebenfalls durch den Reiz aktiviert werden. Die Aktivität wird über Ib-Fasern geleitet und führt über ein weiteres Interneuron, das inhibitorische Ib-Interneuron, zur Hemmung des α-Motoneurons. Dieses Interneuron hat jedoch eine hohe Schwelle, so daß die geringe Reizung durch den Schlag mit dem Reflexhammer die Hemmung nicht aktivieren kann. Außerdem führt die Elastizitätsverteilung zwischen Muskel und Sehne dazu, daß sich eine Dehnung viel mehr auf den Muskel als auf die Sehne auswirkt. Bei der Kontraktion jedoch wird der Zug voll auf die Sehne übertragen und die Schwelle für das Ib-Interneuron überschritten. Man kann daher die nun auftretende Hemmung als Schutzmechanismus gegen zu starke Spannung, also gegen die Gefahr des Muskelabrisses, verstehen.

Charakteristika des Eigenreflexes

Merke !

Eigenreflexe sind wenig ermüdbar, in dem Ausmaß ihrer Antwort unabhängig von der Reizstärke, und die Reflexzeit kann durch Training nicht verkürzt werden (s. Tab. 3.2).

	Eigenreflex	Fremdreflex
Rezeptor	Muskelspindel	häufig Hautrezeptoren, meist Nozizeptoren
Effektor	gleicher Muskel, meist Strecker	Muskelgruppe, die an einem oder benachbarten Gelenken angreift, Beuger
Anzahl beteiligter Synapsen	monosynaptisch	polysynaptisch
Reflexzeit	kurz	lang
Art der Kontraktion	Einzelzuckung	Tetanus, koordinierte Bewegung
Variabilität (Ermüdung, Trainierbarkeit, Abhängigkeit der Reflexzeit und der Zahl der beteiligten Muskeln von der Reizstärke)	gering	ausgeprägt
biologische Bedeutung	Stabilisierung des Körpers gegen die Schwerkraft	Flucht- und Schutzreflexe

Tab. 3.2 Übersicht über die Charakteristika von Eigen- und Fremdreflexen der Skelettmuskeln

Diese Charakteristika hängen damit zusammen, daß nur eine Synapse in den Reflex einbezogen ist. Synapsen sind aber die einzigen Stellen, an denen physiologische Einflüsse auf das Erregungsgeschehen wirksam werden können.

> **Merke !**
>
> Daher ist der Reflexablauf der Eigenreflexe außerordentlich stabil. Eigenreflexe treten vor allem an Streckmuskeln der Gliedmaßen auf. Sie stabilisieren unseren Körper gegen die Schwerkraft.

In der medizinischen Praxis geprüfte Eigenreflexe sind am Bein der Patellar- und Achillessehnenreflex, am Arm der Bizeps- und Trizepssehnenreflex und manchmal im Kopfbereich der Masseterreflex. Eigenreflexe werden auch als Sehnenreflexe bezeichnet, da sie in der Regel durch Schlag auf die Sehne ausgelöst werden. Die zentrale Schaltstelle jedes Eigenreflexes ist auf bestimmte Rückenmarksegmente begrenzt, so daß durch ihre Prüfung Hinweise auf die Höhe von Störungen im Rückenmark zu ziehen sind. So liegen die Motoneurone des M. quadrizeps femoris (Patellarsehnenreflex) in den Segmenten L2 bis L4, und der Achillessehnenreflex wird in den Segmenten L5 bis S2 geschlossen.

Fremdreflexe

Bei Fremdreflexen befinden sich Rezeptor und Effektor grundsätzlich in verschiedenen Organen.

Arten von Fremdreflexen

Rezeptoren von Fremdreflexen sind sehr häufig Mechano- oder Schmerzrezeptoren der Haut, die die Erregungen über Fasern der Gruppe II oder III zum Rückenmark leiten. Dort verteilt sich die Erregung über mehrere Rückenmarksegmente und endet schließlich an α-Motoneuronen von Beugemuskeln der Extremitäten. Sie werden deshalb auch **Flexorreflexe** genannt. Diese Fremdreflexe sind **Flucht- oder Schutzreflexe**. Sie führen zum Anheben des Fußes, wenn wir auf einen Nagel treten, oder zum Zurückziehen der Hand beim Berühren der heißen Herdplatte. Schutzreflexe können auch von den Schleimhäuten ausgehen, wie beispielsweise der Husten- oder der Niesreflex.

Eine andere Gruppe von Fremdreflexen ist mit der Nahrungsaufnahme verbunden (**Nutritionsreflexe**). Dazu gehören beispielsweise der Saug-, Schluck- oder Brechreflex. Auch der Speichelsekretionsreflex gehört hierher. An diesem Reflex ist ersichtlich, daß auch Drüsen als Effektoren in Fremdreflexe eingebunden sind. Viele Fremdreflexe gehen von Viszerorezeptoren aus und dienen der Regulation verschiedener Organfunktionen. Sie werden bei den entsprechenden Kapiteln besprochen.

Charakteristika von Fremdreflexen

Obwohl die Fremdreflexe recht heterogen sind, zeigen sie doch eine Reihe gemeinsamer Merkmale, die sie von den Eigenreflexen unterscheiden. Die afferente Leitung ist in der Regel langsam und erfolgt meist über Fasern der Gruppe IV. Nur die Fluchtreflexe laufen über Fasern der Gruppe II und III. Im Zuge der Ausbreitung über mehrere Segmente im Rückenmark wird die Erregung vielfach umgeschaltet. Es handelt sich also um **polysynaptische Reflexe**. Diese beiden Merkmale bedingen eine deutlich längere Reflexzeit als bei Eigenreflexen. Durch die vielen Synapsen wird außerdem die Variabilität von Fremdreflexen viel größer. Ihre Reflexzeit verkürzt sich durch Training, da kürzere Reflexwege gefunden werden. Bei sehr häufiger Auslösung ermüden sie, und die Reflexantwort ist von der Reizstärke abhängig. Fluchtreflexe breiten sich bei größerer Reizstärke auf zusätzliche Muskeln aus, die angrenzende Gelenke bewegen. So kann ein geringer Schmerzreiz am Finger zu einer kleinen Zuckung des Fingers, ein starker aber zum Wegziehen des ganzen Armes führen. Die Reflexantwort besteht in einer tetanischen Kontraktion, da die beim Eigenreflex besprochenen Hemmechanismen wenig ausgeprägt sind (s. Tab. 3.2).

> **Merke !**
>
> Fremdreflexe sind polysynaptisch, reizstärkeabhängig, trainierbar und ermüdbar.

In der medizinischen Praxis häufig geprüfte Fremdreflexe sind

- der Bauchdeckenreflex (Bestreichen der Bauchdecke beispielsweise mit dem Stiel des Reflexhammers führt zu ihrer Kontraktion – Schutz der Eingeweide vor stumpfer Gewalt)
- der Fußsohlenreflex (Bestreichen der Fußsohle löst Plantarflexion der Zehen und Heben des Fußes aus)
- der Pupillenreflex (Belichtung eines Auges führt zur Verengung der Pupillen beider Augen).

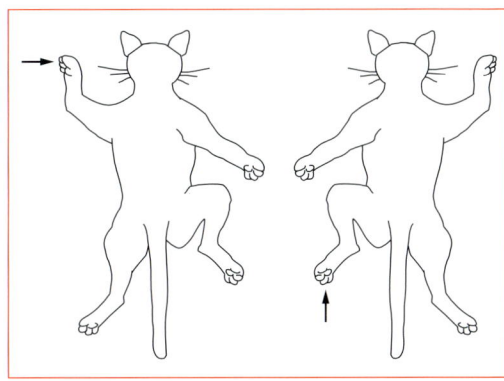

Abb. 3.15: Reflexfiguren am Spinaltier

3.2.2
Reziproke Innervation

Eine Bewegung in einem Gelenk erfordert neben der Kontraktion des Agonisten auch eine Hemmung des Antagonisten. Dafür besteht eine entsprechende Organisation der Verschaltung im Rückenmark. Sie ist schematisch in Abbildung 3.14 dargestellt. Neben der Aktivierung der α-Motoneurone des Agonisten werden über Zwischenschaltung hemmender Interneurone die α-Motoneurone des Antagonisten gehemmt. Diese Verbindung wird beispielsweise beim Eigenreflex über das hemmende Ia-Interneuron hergestellt und vermittelt eine reziproke Hemmung des Antagoni-

sten. Diese **reziproke Innervation** breitet sich aber außerdem auch auf die Gegenseite aus. Die entsprechenden Muskeln der Gegenseite werden im Vergleich zur Ausgangsseite umgekehrt beeinflußt. Daraus resultiert, daß bei Beugung eines Beines (Fluchtreflex) das andere gleichzeitig gestreckt wird (**gekreuzter Streckreflex**), wodurch beispielsweise ein Sturz vermieden werden kann. Auch vom Golgi-Sehnenorgan geht eine umgekehrte Beeinflussung des Agonisten und Antagonisten aus. In diesem Fall wird der Agonist über das inhibitorische Ib-Interneuron gehemmt und der Antagonist über ein erregendes Interneuron aktiviert. Auch die von höheren Zentren absteigenden Informationen weisen solche reziproke Beeinflussung von Agonisten und Antagonisten für eine Bewegung auf.

Es ist zu beobachten, daß ähnliche Mechanismen sogar zwischen Vorder- und Hinterextremitäten wirksam sind. Dabei gilt bei den meisten Wirbeltieren das Prinzip der kreuzweisen Innervation. Streckung der linken Vorderextremität ist verbunden mit Streckung der rechten Hinterextremität. An Spinaltieren (mit funktionslosem Gehirn) lassen sich durch Reizung an einer Extremität entsprechende Haltungen auslösen, die als Reflexfiguren bezeichnet werden (Abb. 3.15). Wenn man sie anschaut, wird deutlich, daß in dieser Organisation ein Laufprogramm vorgegeben ist. Man glaubt heute, daß für jede Extremität ein spinaler Rhythmusgeber vorhanden ist. Er triggert alternierend die Aktivität der Extensoren (Stand-

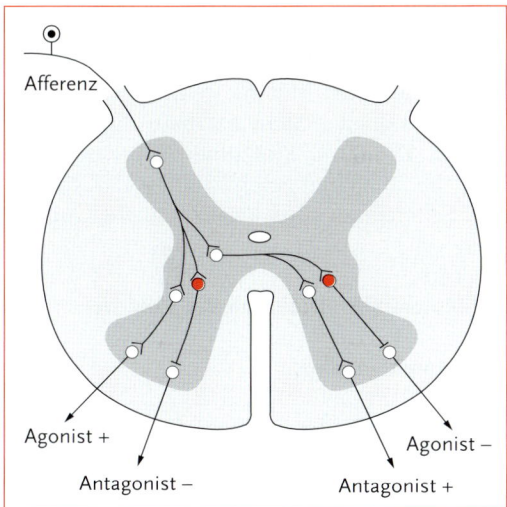

Abb. 3.14: Reziproke Innervation

phase) und der Flexoren (Schwingphase). Die vier Rhythmusgeber werden über ein neuronales Netzwerk verknüpft, welches das Laufen triggert. Allerdings ist es beim Menschen ohne Führung des Gehirns nicht mehr aktivierbar.

3.2.3
Tonus

Unter Tonus versteht man eine längerfristig gleichbleibende Kontraktion eines Muskels. Ein solcher Tonus besteht normalerweise an allen unseren Skelettmuskeln und bewirkt die gewöhnlich leicht gebeugte Stellung unserer Gelenke. Er entsteht durch ständigen Zufluß von Aktionspotentialen über die Nerven, ist also ein **neurogener Tonus**. Dabei werden die einzelnen motorischen Einheiten abwechselnd erregt, so daß trotz Wechsel von Kontraktion und Erschlaffung der einzelnen motorischen Einheiten der Kontraktionszustand des ganzen Muskels stabil bleibt.

Merke !

Der Muskeltonus ist eine Dauerkontraktion des Muskels durch zeitlich stochastische Aktivierung eines Teils der motorischen Einheiten.

Die Regulation des Tonus ist ein kompliziertes Gefüge, in das Rückenmark und Gehirn einbezogen sind. Auf Rückenmarksebene sind die Reflexwege von entscheidender Bedeutung. Da an den meisten Rezeptoren durch ständig vorhandene gleichbleibende Reize eine bestimmte tonische Aktivierung vorhanden ist, müssen auch die Effektoren entsprechend tonisch aktiviert werden. Dabei ist der Einfluß von den Muskelspindeln (Eigenreflexweg) größer als der von anderen Rezeptoren, so daß der Extensorentonus stärker ausgeprägt ist als der Flexorentonus. Diese Differenzen werden vom Gehirn ausgeglichen.

Bei Isolierung des Rückenmarks vom Gehirn (Querschnittlähmung) fallen zunächst alle Rückenmarksfunktionen aus. Unterhalb der Durchtrennung fehlen neben der Sensorik und der Willkürmotorik auch der Tonus und die Reflexe (**spinaler Schock**). Die Ursache für Letzteres wird in einer Hyperpolarisation der Motoneurone durch den Mangel an erregenden Zuflüssen vom Gehirn gesehen. Im Verlauf von Wochen klingt der spinale Schock ab, und Tonus und Reflexe kehren zurück. Man nimmt an, daß dem eine postsynaptische Empfindlichkeitssteigerung zugrunde liegt, vielleicht auch die Herstellung neuer Verbindungen durch Sprossung von Axonen. Nach und nach steigt die Empfindlichkeit der Motoneurone so weit, daß eine Hyperreflexie entsteht und der Tonus überhöht ist. Man erkennt das spinale Überwiegen des Eigenreflexweges an der Streckstellung des Beines und der Beugestellung des Armes. Der Fußsohlenreflex kehrt sich um (**positiver Babinski-Reflex**), d.h., Bestreichen der Fußsohle führt nun zur Dorsalflexion der Großzehe und zum Spreizen der Zehen. Dies ist ein Zeichen der gestörten Pyramidenbahn (Zielmotorik).

3.3
Supraspinale Motorik

Auf allen Ebenen des Gehirns, vom verlängerten Mark bis zur Großhirnrinde, sind Strukturen zu finden, die der Motorik dienen. Nach anatomischen Gesichtspunkten hat man das Pyramidenbahnsystem vom extrapyramidalen System (EPS) unterschieden. Man nahm an, daß die Pyramidenbahn die Struktur der Willkürmotorik darstellt, während das EPS die unwillkürliche Motorik bestimmt. Heute wissen wir, daß die Systeme eng vernetzt sind und beide Anteile der Motorik gemeinsam tragen. Aus funktioneller Sicht hat man eine Einteilung in Ziel- und Stützmotorik versucht. Es muß aber auch hier betont werden, daß sie nur zwei Seiten einer gemeinsamen Sache sind.

3.3.1
Motorische Strukturen des Gehirns

Die Pyramidenbahn

Die Pyramidenbahn entspringt im Gyrus praecentralis aus zum Teil sehr großen Pyramidenzellen. Die Projektion steigt ab ins Rückenmark und endet an den Motoneuronen. Auf ihrem Weg kreuzen 80% der Fasern in der Me-

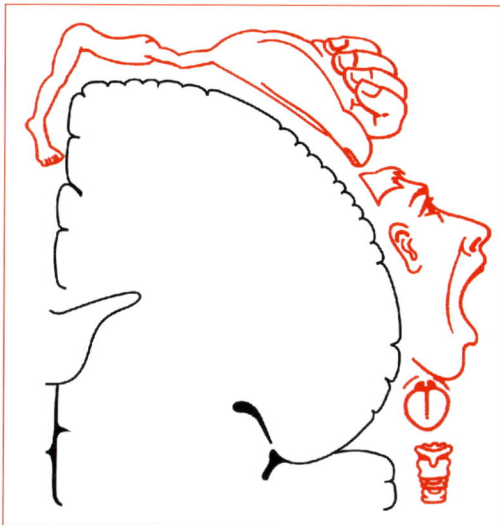

Abb. 3.16: Motorischer Homunkulus

dulla oblongata auf die Gegenseite. Die Kreuzung bildet eine pyramidenartige Struktur, die der Bahn ihren Namen gab. Die übrigen 20% der Fasern kreuzen im Zielsegment auf die Gegenseite. Die für die Sensorik beschriebenen Projektionsprinzipien sind auch hier gültig, so daß auf dem Gyrus praecentralis ein motorischer Homunkulus nachgewiesen werden kann (Abb. 3.16). Seine Proportionen stimmen sehr gut mit denen des sensorischen Homunkulus überein. Darin drückt sich der enge Zusammenhang zwischen Sensorik und Motorik aus.

Merke !

Gebiete mit gutem sensorischen Auflösungsvermögen haben auch diffizile Bewegungsmöglichkeiten, die ein entsprechend großes motorisches Projektionsfeld voraussetzen.

Die von den großen Pyramidenzellen ausgehenden Fasern sind sehr dick und leiten entsprechend schnell. Sie schalten auf ihrem Weg zu den Motoneuronen nicht um, so daß die ganze Projektion von der Hirnrinde bis zum Muskel nur zwei Neurone umfaßt und außerordentlich schnell ist. Dies hat man früher für

die ganze Pyramidenbahn angenommen. Es ist aber inzwischen bekannt, daß der größte Teil der Fasern in ihrem Verlauf ins Rückenmarksegment mehrfach umgeschaltet wird. Allerdings geschieht dies nicht an festen Orten, so daß dadurch keine Kerne entstehen.

Das extrapyramidal-motorische System

Unter diesem Begriff werden alle motorischen Strukturen zusammengefaßt, die nicht über die Pyramidenbahn projizieren (Abb. 3.18). Wichtige Strukturen sind:

- Bereiche der Großhirnrinde. Darunter fallen die vor dem Gyrus praecentralis gelegene praemotrische Rinde (Area 6), das motorische Augenfeld (Area 8) und das motorische Sprachzentrum (Broca).
- die Basalganglien. Dazu zählen das Striatum und das Pallidum. Im weiteren Sinne werden auch der Nucleus subthalamicus und der Nucleus niger dazu gezählt. Die Basalganglien sind Endhirnkerne.
- der motorische Thalamus. Obwohl der Thalamus eine typische Struktur der sensorischen Projektion ist, gibt es auch einige Kerne, die in die Motorik eingebunden sind. Sie projizieren, wie die sensorischen Thalamuskerne, auf die Großhirnrinde.
- das Kleinhirn. Das Kleinhirn zeigt wie das Großhirn in der Tiefe liegende Kerne und eine gefaltete Rinde. Es besteht aus drei entwicklungsgeschichtlich verschieden alten Regionen, die in Abbildung 3.18 bezeichnet sind. Es erhält Kollateralen der gesamten sensorischen Projektion und zeigt einen sensorischen und einen motorischen Homunkulus.
- Hirnstammkerne. Für die Motorik wichtig sind der Nucleus ruber, die Vestibulariskerne (Deiters-Kern), zwei umschriebene Gebiete der Formatio reticularis (FR pontis und FR mesencephali) sowie das Tectum (Colliculi superioris und inferioris).

3

3.3.2
Die Hirnstamm-Motorik

Einflüsse auf den Tonus

Die wesentliche motorische Funktion des Hirnstamms liegt in der Einflußnahme auf Größe und Verteilung des Muskeltonus. Auf diesem Wege kann die Lage des Körpers im Raum, die Stellung seiner Einzelteile zueinander und die Körperhaltung reguliert sowie das Gleichgewicht aufrechterhalten werden. Dies sind wesentliche Bestandteile der Stützmotorik, die ohne unser bewußtes Eingreifen ständig abläuft. Jede bewußte Bewegung bewirkt gleichzeitig eine Verlagerung des Körperschwerpunktes und macht damit Tonusveränderungen notwendig, um nicht die Balance zu verlieren. Daher wird in den höheren Regionen des Gehirns, in denen die Bewegungsplanung abläuft, die Tonusveränderung entsprechend den gerade vorhandenen Gegebenheiten in die Planung mit einbezogen.

Der Vestibulariskern (Deiters) übt einen sehr stark fördernden Einfluß auf die Streckermuskeln der Extremitäten und alle bei normaler Körperhaltung gegen die Schwerkraft arbeitenden Muskeln aus. Bei einer Zerstörung der motorischen Verbindungen oberhalb dieses Kerns (interkollikulär, Abb. 3.18) kommt es daher zu einer Streckerstarre, der sogenannten **Enthirnungsstarre**. Da das Kleinhirn hemmende Einflüsse auf den Vestibulariskern ausübt, wird die Starre durch gleichzeitige Kleinhirnläsion noch verstärkt. Sie wird verursacht durch eine starke Aktivierung der γ-Motoneurone. Diese führt zur Kontraktion der intrafusalen Muskelfasern und damit zur Aktivierung der Spindelafferenz. Über den Eigenreflexweg wird schließlich der Muskel kontrahiert (γ-Schleife). Blockierung der Schleife kann daher die Starre lösen. Man bezeichnet sie deshalb als γ-Starre.

Liegt die Störung höher, so daß auch die Verbindungen des Nucleus ruber zum Rückenmark erhalten sind (suprakollikulär, Abb. 3.18) so kann von diesem Kern eine ausgleichende Förderung der Flexoren und Hemmung der Extensoren wirksam werden. Der Tonus ist daher ausgeglichen, Haltung und Bewegungen erscheinen normal.

Abb. 3.17: Rückenmarksquerschnitt schematisch mit wichtigen auf- und absteigenden Bahnen; Pyramidenbahn dunkelrot, Projektion von Hirnstammkernen hellrot. Schematische Darstellung der funktionellen Trennung der medialen und lateralen Projektion vom Hirnstamm.

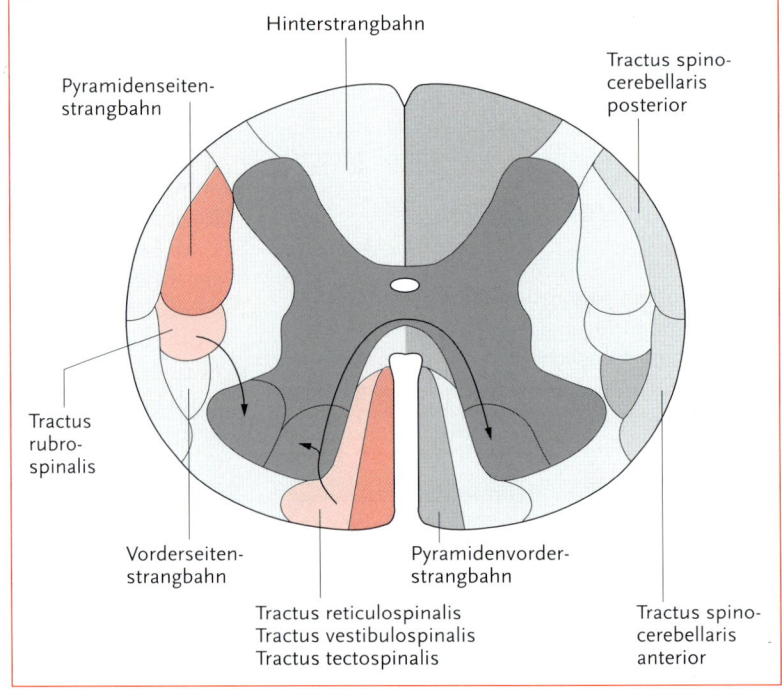

Hinterstrangbahn

Pyramidenseitenstrangbahn

Tractus spinocerebellaris posterior

Tractus rubrospinalis

Vorderseitenstrangbahn

Pyramidenvorderstrangbahn

Tractus reticulospinalis
Tractus vestibulospinalis
Tractus tectospinalis

Tractus spinocerebellaris anterior

Die Verbindungen der motorischen Hirnstammkerne zum Rückenmark laufen vom
Tektum über den Tractus tectospinalis, von den
Vestibulariskernen über den Tractus vestibulospinalis und von den motorischen Regionen
der Formatio reticularis über den Tractus reticulospinalis direkt und über die Schaltneurone
des Rückenmarks zu den α- und γ-Motoneuro-
nen. Diese Bahnen ziehen ventral medial in der
weißen Substanz und erreichen die Motoneurone der Muskulatur des Rumpfes und der proximalen Teile der Gliedmaßen beider Seiten,
die ebenfalls medial in den Vordersäulen angeordnet sind. Vom Nucleus ruber erreicht der
Tractus rubrospinalis, der lateral im Rückenmark verläuft, die Motoneurone der Extremitäten, besonders von Hand und Arm, die mehr
lateral in der Vordersäule liegen (Abb. 3.17).
Diese Verbindung dient besonders der stütz-
motorischen Feinkontrolle bei der Ausführung
von Bewegungen, vor allem der Hand, während die medialen Bahnen für die Aufrechterhaltung des Gleichgewichts und der Körperhaltung wesentlich sind.

Statische und statokinetische Reflexe

Bei Störeinflüssen auf das Gleichgewicht werden die Wirkungen auf den Tonus reflektorisch
ausgelöst. Man unterscheidet zwischen stati-
schen und statokinetischen Reflexen.

> **Merke !**
>
> **Statische Reflexe** dienen der Aufrechterhal-
> tung einer Körperhaltung, **statokinetische
> Reflexe** stellen stabilisierende Ausgleichs-
> bewegungen bei Lageänderungen dar.

Ausgangspunkt dieser Reflexe ist in erster Linie das Labyrinth. Seine Informationen erreichen über den N. vestibularis die Vestibulariskerne im Hirnstamm. Von hier besteht eine
direkte (Tract. vestibulospinalis) und eine indirekte Verbindung über die Formatio reticularis
(Tract. reticulospinalis) zu den Motoneuronen
der Hals- und Extremitätenmuskulatur. Wenn
beispielsweise die Makulaorgane eine Abweichungen des Kopfes von der Normallage im
Raum signalisieren, so kann auf diesem Wege

durch reflektorische Veränderung des Tonus
der Halsmuskeln diese Abweichung ausgeglichen werden (**Labyrinthreflexe**). Der Kopf wird
wieder in die Normallage gebracht. Der daraus
resultierende unterschiedliche Spannungszustand in den Halsmuskeln wird in der Folge
über Dehnungsrezeptoren der Muskelspindeln
zum Vestibulariskern gemeldet und löst von
dort die **tonischen Halsreflexe** aus, die den Tonus der Rumpf- und Extremitätenmuskulatur
so verändern, daß der Rumpf wieder in Normallage zum Kopf gebracht wird. (Dies sind die
einzigen von Muskelspindeln ausgehenden
Fremdreflexe: Rezeptor in Halsmuskeln, Effektoren sind Rumpf- und Extremitätenmuskeln.)
Dieser Ablauf ist sehr gut an einer Katze zu beobachten, die aus zwei bis drei Metern Höhe
mit dem Rücken nach unten fallen gelassen
wird. Sie dreht zuerst den Kopf und danach den
Rumpf und landet sicher auf den Pfoten.

Die gleichen Reflexwege erlauben uns durch
ständige kleine Tonuskorrekturen einen siche-
ren Stand und Gang auf den erstaunlich kleinen Unterstützungsflächen unserer Fußsoh-
len. Eine unterstützende Wirkung für die
Gleichgewichtsregulation kommt durch die reziproke Verbindung der Vestibulariskerne mit
dem Kleinhirn zustande (s. u.).

Statokinetische Reflexe sind bei Liftbewe-
gungen zu beobachten. Abwärtsbeschleuni-
gung führt zur Erhöhung des Streckertonus,
Aufwärtsbeschleunigung zur Erhöhung des
Beugertonus in allen Gliedmaßen. Von den
Bogengängen wird ein statokinetischer Reflex
der Augenmuskeln ausgelöst, der **Nystagmus**.
Er wird über eine direkte Verbindung der Vestibulariskerne mit den Augenmuskelkernen
vermittelt. Bei Drehbewegung um die Körper-
längsachse werden die Augen in die Gegenrichtung bewegt. Dadurch kann zumindest
kurzzeitig der Fixationspunkt festgehalten werden. Die Augen springen dann plötzlich in
Drehrichtung und fixieren einen neuen Punkt.
Dadurch bleibt unsere Umwelt auch während
der Drehbewegung für uns erkennbar.

Lokomotion

Eigen- und Fremdreflexe, die im Kopfbereich
ablaufen, werden über den Hirnstamm ge-

3

schlossen. Die Reflexabläufe entsprechen denen im Rückenmark. Außerdem wurde im Hirnstamm ein Lokomotionszentrum nachgewiesen. Reizung einer umgrenzten Hirnstammregion löst lokomotorische Bewegungen der Extremitäten aus, die über die spinalen Schrittmacher realisiert werden. Dies zeigt ein Prinzip, das im gesamten ZNS immer wieder zu beobachten ist, die **hierarchische Organisation**. In der Hierarchie höher stehende Zentren für die Regulation einer Funktion realisieren ihren Einfluß immer über die tiefer liegenden Zentren. Sie bringen dabei neue Integrationsebenen ein – die Funktion wird in einen höheren Zusammenhang gestellt. Das Lokomotionszentrum im Hirnstamm bestimmt in Abhängigkeit vom gesamten Verhaltensprogramm Start und Stopp sowie die Geschwindigkeit und das Muster der Lokomotion. Dafür ist auch die Mitarbeit anderer Hirnregionen, wie Kleinhirn, Basalganglien und sensomotorischer Kortex notwendig. Deshalb sind Störungen der Funktion der Basalganglien oder des Kleinhirns u.a. auch mit Gangstörungen verbunden. Das Zusammenspiel der einzelnen Muskeln und Gliedmaßen wird jedoch von den spinalen Zentren organisiert.

3.3.3
Kleinhirn und Basalganglien

Von allen kortikalen Regionen, besonders von den nichtmotorischen Arealen, ziehen mächtige Projektionen einerseits zu den Basalganglien und andererseits zum Kleinhirn (Abb. 3.18). In diesen motorischen Strukturen wird die Information verarbeitet und mit anderen aufsteigenden Informationen integriert, um dann über den motorischen Thalamus dem Motorkortex zur Verfügung gestellt zu werden. Dieser kann dann über die Pyramidenbahn die Ausführung der Bewegung veranlassen.

Das Kleinhirn

Funktionell läßt sich das Kleinhirn in drei Bereiche gliedern (Abb. 3.18). In der Mitte liegt das **Vestibulozerebellum**. Es erhielt die Bezeichnung, weil es Zuflüsse vor allem aus dem Vestibularapparat über den Deiters-Kern (einer

der vier Vestibulariskerne) erhält. Neben der Rückprojektion auf diesen Kern läuft die Efferenz des Vestibulozerebellums auch zu den retikulären motorischen Hirnstammkernen. Über diese Wege ist das Kleinhirn in die Gleichgewichts- und Tonusregulation integriert. Das Kleinhirn hat dabei hemmende Wirkungen und vermittelt die Feinregulation. Ein Ausfall der Verbindung führt u.a. zur Gangataxie, die besonders bei fehlendem visuellen Input (geschlossene Augen) deutlich wird.

Dem Vestibulozerebellum benachbart liegt das **Spinozerebellum**. Es erhält seine wesentliche Afferenz über aufsteigende Rückenmarksbahnen. Hierin spielt besonders die Afferenz von den Muskelspindeln und Sehnenspindeln eine sehr große Rolle. Außerdem gibt es eine Projektion des Motorkortex in diese Region. Efferent ist das Spinozerebellum mit dem Nucleus ruber und darüber mit der Hirnstamm-Motorik verbunden. Dieser Teil des Kleinhirns erhält damit Informationen über die vom Kortex angestrebte Motorik und kann sie mit den Rückmeldungen aus der Muskulatur vergleichen und auf diese Weise die Stützmotorik an die Zielmotorik anpassen. Bei langsamen und ungeübten Bewegungen können Kurskorrekturen ausgelöst werden.

Die Kleinhirnhemisphären stellen das **Pontozerebellum** dar. Auch hier leitet sich der Name aus der Struktur her, über die die Afferenz kommt, die Brücke (Pons). Allerdings ist sie nicht der Ursprungsort der Projektion. Der liegt in kortikalen Regionen. Dieser Teil des Kleinhirns bildet den Erregungskreis mit dem Kortex wie oben beschrieben. Das Pontozerebellum wird als Bewegungsprogrammspeicher angesehen. Bei geübten Bewegungen (z.B. Schreiben) ruft die kortikale Information das entsprechende Programm auf, das dem Motorkortex übergeben und von dort ausgeführt wird. Die notwendige Abstimmung mit der Stützmotorik wird über einen zweiten Ausgang des Pontozerebellums über den Nucleus ruber erreicht.

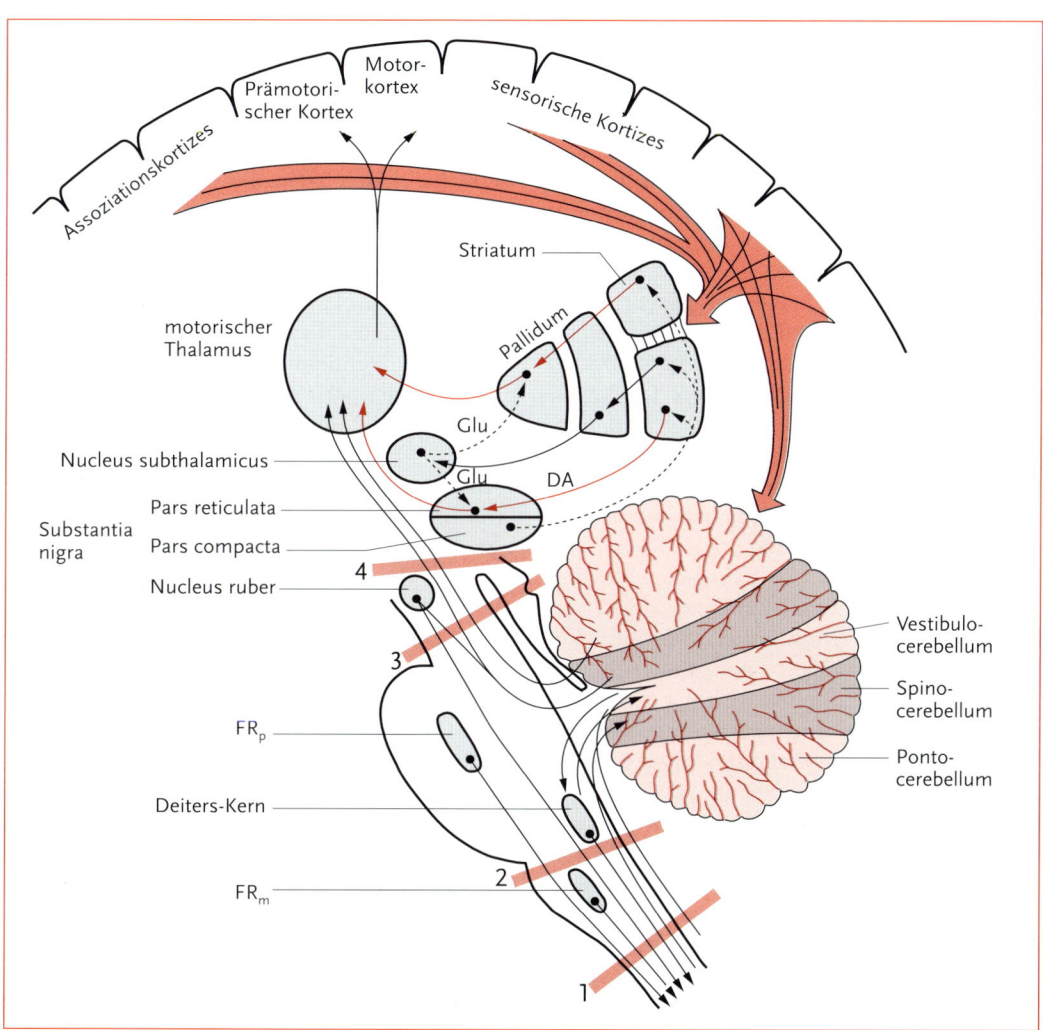

Abb. 3.18: Grobschematische Darstellung der Verbindungen motorisch wichtiger Hirnregionen (ohne Pyramiden-bahn). Innerhalb der Basalganglien sind die direkten Verbindungen rot und die nicht-GABAergen Verbindungen gestrichelt markiert. Zusätzlich sind funktionell unterschiedlich wirkende Läsionshöhen eingetragen: **1** spinal, **2** hochspinal, **3** interkollikulär, **4** suprakollikulär

Merke !

Das Kleinhirn spielt eine wichtige Rolle für Start und Stopp von Bewegungen, für die Bewegungskoordination sowie für die Steuerung von Kraft und Geschwindigkeit der Bewegungen.

Störungen der Kleinhirnfunktion können sich in Störungen des Gleichgewichts (**zerebellare Ataxie**), in Fehlern in der Richtung, Amplitude,

Kraft und Beschleunigung von Bewegungen ausdrücken, und es kommt zur **Adiadochoki-nese** (Unfähigkeit des schnellen Wechsels entgegengesetzter Bewegungen, wie beispielsweise Pro- und Supination der Hand) und zum **Intensionstremor** (zunehmend ausfahrende Bewegungen bei Annäherung an ein Ziel, beispielsweise beim Finger-Nasen-Versuch) als Ausdruck der Koordinationsstörung. Kleinhirnausfälle, die sich langsam entwickeln, können jedoch sehr wenig auffallen, da die Funktionen von anderen Hirnregionen übernommen werden.

Die Basalganglien

Der Input zu den Basalganglien kommt, wie schon dargestellt, aus der Großhirnrinde. Die gesamte Afferenz tritt in das Striatum ein. Die Ausgangsstruktur aus dem Kernkomplex bildet einerseits das innere Pallidumsegment, andererseits der retikuläre Teil der Substantia nigra. Beide projizieren hemmend mittels GABA als Transmitter auf den motorischen Thalamus. Die Verbindung zwischen Eingang und Ausgang erfolgt über einen direkten und einen indirekten Weg. Im direkten Weg projizieren die GABAergen Zellen des Eingangs hemmend auf die beiden Ausgangsregionen. Bei Aktivierung dieses Weges würde daher der Ausgang gehemmt und damit die Hemmung des Thalamus vermindert (**Disinhibition**). Der indirekte Weg führt über zwei Zwischenstationen zu den Ausgängen. Die Projektion erfolgt vom Eingang GABAerg auf das externe Segment des Pallidums, von dort ebenfalls GABAerg weiter auf den Nucleus subthalamicus, der dann erregend mittels Glutamat auf beide Ausgangsstrukturen projiziert.

Zu beachten ist für die Wirkung solcher Neuronenketten, daß Hemmneurone den Effekt jeweils umkehren: Werden sie aktiviert, so vermitteln sie Hemmung. Erregende Neurone wirken dagegen vorzeichenerhaltend: Werden sie erregt, so vermitteln sie auch wieder Erregung. Wird in einer Neuronenkette ein zusätzliches Hemmneuron eingefügt, wie das beim indirekten Weg in den Basalganglien der Fall ist, so kehrt sich daher der Effekt am Ausgang um (Abb. 3.19). Damit hängt die Wirkung, die über die Basalganglien erzielt werden kann, stark von dem Gleichgewicht zwischen direktem und indirektem Weg ab. Dieses könnte durch die Kolokalisation von GABA mit verschiedenen Peptiden (Substanz P und Enkephalin) in den striatalen Zellpopulationen des direkten und indirekten Weges beeinflußbar sein.

Außerdem ist ein tonischer Einfluß auf das Striatum über eine dopaminerge Projektion von der Substantia nigra pars compacta vorhanden, der anscheinend im Gleichgewicht mit cholinergen Erregungsmechanismen steht. Diese Einflüsse sind ebenfalls unterschiedlich auf beide Projektionswege.

Die Basalganglien spielen eine wichtige Rolle für die Regulation des Muskeltonus und die Körperhaltung. Sie sind von besonderer Bedeutung für selbstinitiierte Bewegungen und die geordnete Durchführung einer Bewegungsfolge. Sie haben auch Einfluß auf das Erlernen von Bewegungsabläufen. Ihre Bedeutung zeigt sich am besten in den bei ihrer Erkrankung auftretenden Störungen. Erkrankungen im Bereich der Basalganglien sind meist degenerati-

Abb. 3.19: Wirkungsweise von Neuronenketten: ○— erregendes Neuron, ●— hemmendes Neuron, ↑ Anstieg der Entladungsfrequenz, ↓ Abfall der Entladungsfrequenz

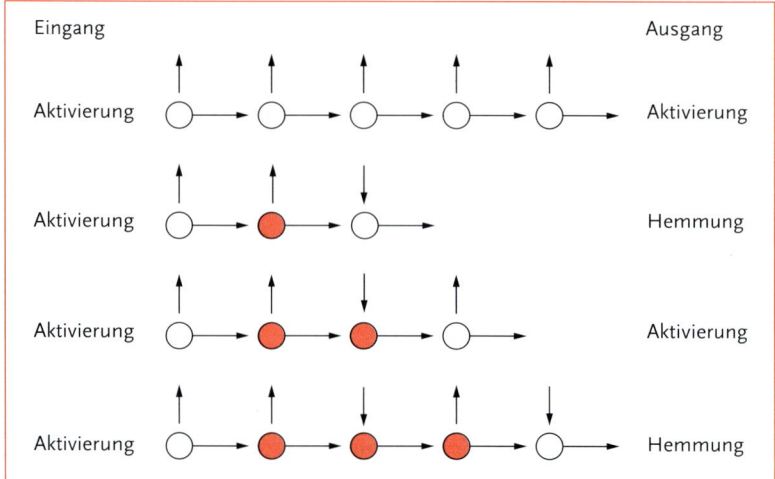

ver Art. Man unterscheidet nach den auftretenden Symptomen hypertonisch-hypokinetische von hypotonisch-hyperkinetischen Störungen.

Der **Morbus Parkinson** ist durch eine Degeneration der nigrostriatalen dopaminergen Projektion verursacht. Dadurch wird das Gleichgewicht zwischen direktem und indirektem Projektionsweg so verändert, daß der Ausgang zu aktiv ist und damit der Thalamus zu stark gehemmt wird. Die Weitergabe von Informationen an den Motorkortex ist damit stark erschwert. Die Erkrankung zeigt hypertonisch-hypokinetischen Charakter. Man beobachtet eine Bewegungsarmut. Mimik, Gestik und Mitbewegungen fehlen weitgehend (Schwingen der Arme beim Gehen beispielsweise). Es fällt schwer, eine Bewegung zu starten oder eine Abfolge von Bewegungen durchzuführen. Die Bewegungen sind außerdem verlangsamt und verkleinert (kleinschrittiger Gang). Andererseits ist der Tonus aller Muskeln erhöht, es zeigt sich ein Widerstand gegen passive Bewegung (**Rigor**) und ein **Ruhetremor** (typische Geldzählbewegung der Finger).

Hypotonisch-hyperkinetische Störungen treten bei der **Chorea Huntington** und beim **Ballismus** auf. Im ersten Fall sind die striatalen Neurone des indirekten Weges degeneriert, im zweiten die Neurone des Nucleus subthalamicus. In beiden Fällen sind die Ausgänge zu wenig aktiviert und damit der Thalamus disinhibiert. Der Tonus ist herabgesetzt, und es kommt zu ungewollten und überschießenden Bewegungen, die häufig unnatürlich aussehen. Besonders beim Ballismus treten durch den geringen Tonus große Schleuderbewegungen auf, die der Patient nicht unterdrücken kann.

3.3.4
Zielmotorik

Das Handeln des Menschen basiert zum Teil auf reaktiven Bewegungen aufgrund äußerer Reize, zum großen Teil aber auf selbstinitiierten Bewegungen. Dazu ist zunächst ein Handlungsantrieb und ein Handlungsziel nötig. Diese resultieren aus einer Motivation (Kap. 4.2), die sich in neuronalen Prozessen des Hypothalamus und limbischen Systems widerspiegeln. Einen ausreichenden Vigilanzzustand (unspe-

zifische Aktivierung, Kap. 2.3.2) vorausgesetzt, kann auf dieser Basis ein Handlungsentwurf entwickelt werden, der dann mit den äußeren (Handlungsraum) und inneren Gegebenheiten (vorhandene Körperhaltung und -position) abgestimmt wird. Diese Prozesse spielen sich in verschiedenen Gebieten der Hirnrinde und in den Verarbeitungsschleifen über die Basalganglien und das Kleinhirn ab. Sie drücken sich in einer langsamen Negativierung im EEG (**Bereitschaftspotential**) aus, das der Handlung um etwa eine Sekunde vorausgeht. Unmittelbar vor Beginn der Bewegung entsteht das Motorpotential als Ausdruck der Aktivität des Motorkortex zur direkten Auslösung der Motorik. Schon die wiederholte Herstellung der Bereitschaft ohne eigentliche Motorik kann den Bewegungsablauf verbessern (mentales Training).

Innerhalb der Zielmotorik spielen beim Menschen Bewegungen des Armes sowie der Hand und Finger eine überragende Rolle. Das zielgenaue Ergreifen von (eventuell bewegten) Objekten mit angemessenem Krafteinsatz (Fangen einer Fliege, Auffangen eines Glases oder eines Balls) erfordert nicht nur den abgestimmten Einsatz vieler Muskeln, sondern auch eine sehr diffizile Sensorik der Hand sowie eine komplexe Informationsverarbeitung.

Man unterscheidet zwei grundsätzlich unterschiedliche Griffarten, den Kraftgriff und den Präzisionsgriff, bei dem Daumen und Zeigefinger gegenübergestellt werden. Diese Erscheinung ist eine phylogenetisch junge Entwicklung und verbunden mit der Herausbildung der direkten Projektion von Pyramidenzellen des primären motorischen Kortex auf die Motoneurone im Rückenmark. Diese ununterbrochene Projektion wird nur von einem Teil der Pyramidenbahnneurone realisiert, die vor allem zu den Motoneuronen der Handregion ziehen. Sie ist beim neugeborenen Menschen noch nicht ausgereift. Dementsprechend ist auch der Präzisionsgriff noch nicht entwickelt.

Beim Greifen wird in der Regel zuerst das Objekt durch Augen-, Kopf- und Körperbewegungen in der Fovea centralis abgebildet und fixiert. Auf dieser Grundlage wird der Bewegungsplan erarbeitet (s. o.). Der Motorkortex gibt dann die Zielvorgabe in die Peripherie. Die

3

einzelnen Neurone zeigen jeweils für eine bestimmte Bewegungsrichtung die stärkste Aktivität. Die Bewegungsspezifität ist allerdings relativ grob. Daß die Bewegungsrichtung dennoch sehr genau vorgegeben werden kann, wird damit erklärt, daß für die geplante Bewegung ein größerer Pool von Neuronen aktiviert ist, deren gemeinsamer Hauptvektor (Populationsvektor) die Bewegungsrichtung exakt widerspiegelt. Außer der Bewegungsrichtung gibt der Motorkortex auch die Kraft und Geschwindigkeit der Bewegung vor. Dabei sind Informationen über den gegenwärtigen Spannungszustand der Muskulatur und die Stellung der Gelenke sowie Gedächtnisinhalte zu entsprechenden Bewegungen durch die Einbeziehung der Verarbeitungsschleifen über Basalganglien und Kleinhirn schon in die Vorgaben integriert (proaktive Regulation der Bewegung).

Vergleicht man die Bewegungsführung der Hand im Greifraum (Trajektoren) bei wiederholter Bewegung zum gleichen Ziel, so zeigt sich, daß die Zielgenauigkeit deutlich größer ist als die Übereinstimmungsgenauigkeit der Trajektoren. Das wird damit erklärt, daß die konkrete Bewegungsführung reflektorisch an jede geringe Änderung der Bedingungen angepaßt wird (reaktive Regulation der Bewegung). Grundlage dafür ist die hohe Sensibilität des Armes, der Hand und ganz besonders der Finger.

Die Hand wird vom Menschen als Sinnesorgan genutzt, wie unsere Sprache deutlich macht (etwas begreifen, Fingerspitzengefühl). Die wichtigsten Afferenzen kommen dabei von den Mechanorezeptoren der Haut und den Muskelspindeln, die in den kleinen Fingermuskeln besonders reichlich vorhanden sind. Dadurch kann beispielsweise schon ein minimales Wegrutschen des erfaßten Objektes zur reflektorischen Erhöhung der Kraft des Griffes führen.

Bei Schädigungen verschiedener kortikaler Bereiche wurden unterschiedliche motorische Störungen beobachtet. So können Patienten mit Schädigungen im präfrontalen Kortex alltägliche Willkürhandlungen zwar richtig durchführen, aber nicht in den richtigen Kontext stellen (sinnloses Händewaschen). Schädigungen im mediofrontalen (supplementärmo-torischen) Kortex vermindern den Bewegungsantrieb, solche im parietalen Assoziationskortex führen zu **Apraxien**. Darunter versteht man die Unfähigkeit, komplexe Bewegungen auszuführen, obwohl die einzelnen beteiligten Muskeln dazu in der Lage wären. Es fehlt ein Bewegungsplan. Bei Läsionen des limbischen Assoziationskortex fehlt die Verbindung der Motivation zur Motorik. Selektive Ausfälle der Pyramidenbahn sind beim Menschen äußerst selten. Die dabei auftretenden allgemeinen motorischen Störungen sind gering. Es kommt aber zu erheblichen Beeinträchtigungen der Handmotorik, und der Präzisionsgriff geht verloren.

3.3.5
Sprache

Eine besonders diffizile motorische Leistung stellt die Sprache dar. Sie erfordert ein so hohes Maß an Integration und Koordination, daß sich dafür ein eigenes motorisches Zentrum, das **motorische Sprachzentrum** nach Broca, herausgebildet hat. Es liegt im Frontallappen vor den motorischen Repräsentationen des Kehlkopfes im Gyrus praecentralis (Abb. 4.1). Bei seiner Schädigung kann die Bildung von Sprache gestört sein, obwohl die notwendigen Muskeln alle intakt und ihre Versorgung vom motorischen Homunkulus ungestört ist (Sprachapraxie). Wie auch bei anderen hochkomplexen motorischen Leistungen (beispielsweise der Fingermotorik) setzt die Motorik eine ebenso differenzierte Sensorik voraus. Es ist deshalb folgerichtig, daß auch ein **sensorisches Sprachzentrum** (Wernecke) vorhanden ist. Es liegt im parieto-temporo-okzipitalen Assoziationskortex und schließt sich damit nach hinten an die Hörrinde und den sensorischen Homunkulus an (Abb. 4.1). Diese Region ist entscheidend für das Sprachverständnis. Störungen in diesem Bereich führen zur **Sprachagnosie**, bei der die Laute zwar gehört werden, aber ihr Inhalt nicht erfaßt werden kann.

Beide Zentren sind durch eine direkte Projektion verbunden und arbeiten sehr eng zusammen. Sie entwickeln sich erst allmählich mit dem Erlernen der Sprache und erfahren bis zum 10. Lebensjahr ihre volle Ausprägung. Sie sind nur einseitig, bei den meisten Menschen in der linken Hemisphäre, angelegt. Frühzeitiger Ausfall kann zu ihrer ersatzweisen Ausbildung auf der rechten Seite führen, wodurch die Sprache neu erlernt werden kann. Nach der vollen Ausreifung des Gehirns ist das aber kaum noch möglich.

Phonation

Sprache wird in der Regel auf der Grundlage der Stimme gebildet. Die Stimmbildung (**Phonation**) ist die Abstrahlung eines Klanges vom Kehlkopf. Der Kehlkopf besteht aus mehreren Knorpeln, die wie ein Tubus dem Eingang in die Luftröhre aufsitzen. In dem Ring spannt sich eine Membran aus, die in der Mitte geteilt ist, die beiden Stimmbänder. Die inneren Ränder der Stimmbänder werden als Stimmlippen und der Spalt zwischen diesen als Stimmritze bezeichnet. Wenn die Stimmlippen aneinander liegen, ist der Atemweg verschlossen. Für die Atmung wird die Stimmritze weit geöffnet. Zur Erzeugung der Stimme wird aber nur eine relativ schmale Öffnung eingestellt, so daß die Atemluft hindurchgepreßt werden muß. Dabei geraten die Stimmlippen in Schwingungen. Die Höhe des erzeugten Tones hängt dabei von der Stärke des Luftstromes sowie von der Länge und Spannung der Stimmbänder ab. Neben dem Grundton werden auch Obertöne erzeugt. Bei seinem Weg durch den Rachen und Mundraum (Ansatzräume) werden manche Frequenzen durch Resonanz verstärkt, andere gehen eher verloren, so daß der Stimmschall je nach Formung dieser Räume variiert werden kann.

Artikulation

Durch geeignete Gestaltung der Ansatzräume können wir den Stimmschall so abwandeln, daß unterschiedliche Laute entstehen, deren Aneinanderreihung nach bestimmten Regeln die Sprache ergibt. Die Bildung der Sprache wird als Artikulation bezeichnet. Jeder Laut enthält ein bis drei umgrenzte Frequenzbänder, die man Formanten nennt. Vokale sind durch eine kontinuierliche Abstrahlung des Stimmschalls charakterisiert. Sie haben Klangcharakter. Bei Konsonanten wird dagegen durch Hindernisse im Ansatzraum der Schallfluß diskontinuierlich, und es entstehen an den Engen sekundäre Schallquellen. Man kann die Konsonanten nach ihrer Bildungsart in Verschlußlaute, Reibelaute und Nasenlaute und nach ihrem Bildungsort in labiale, dentale, linguale und gutturale Laute klassifizieren. Außerdem lassen sich stimmhafte und stimmlose Laute unterscheiden.

Die Sprache erfordert ein genaues Zusammenspiel sehr vieler Muskeln und eine enorm feine Einstellung ihrer Länge und Spannung. Sie benötigt daher neben dem schon besprochenen Integrationszentrum im ZNS eine ständige Rückkopplung über das Ergebnis durch das Gehör. Kein anderer Sinn kann die feinen Nuancen ausreichend gut erfassen, so daß es nicht verwundern kann, daß Gehörlose Sprache nur mit enormem, auch technischem Aufwand, und auch dann nur unvollkommen erlernen können. Desto wichtiger ist die Aktivierung jeden kleinen Hörrestes insbesondere bei kleinen Kindern. Man muß bedenken, daß die Sprache nicht nur das Hauptkommunikationsmittel ist, sondern daß auch das ganze Wissen in verbalisierter Form gespeichert wird und daß wir in Sprache denken. Ohne Sprache wird daher die gesamte geistige Entwicklung wesentlich behindert.

Fragen

1. Wie geht die Verkürzung des Sarkomers vor sich?
2. Wie erfolgt die elektromechanische Kopplung?
3. Wodurch kann es zur Kontraktur kommen?
4. Erläutern Sie die verschiedenen Kontraktionsformen!
5. Wie hängen Kraft und Geschwindigkeit einer Kontraktion zusammen?
6. Wie kann man die Kraft der Kontraktion regulieren?
7. Welche Energiequellen kann der Muskel nutzen? Was ist Wirkungsgrad?
8. Wie unterscheiden sich langsame und schnelle Zuckungsfasern?

Fragen Fortsetzung

9. Welche Besonderheiten weist die motorische Endplatte auf?

10. Worin besteht die Muskelermüdung?

11. Was erfaßt das EMG?

12. Worin unterscheidet sich der Herzmuskel vom Skelettmuskel?

13. Wie erfolgt die Kontraktionsaktivierung beim glatten Muskel? Was ist der Sperrtonus?

14. Wie unterscheiden sich multi- und single-unit-Typ der glatten Muskulatur?

15. Was sind die Charakteristika von Eigen- und Fremdreflexen?

16. Welche biologische Bedeutung haben Eigen- und Fremdreflexe?

17. Welche Rolle spielt die γ-Schleife?

18. Was versteht man unter Tonus? Wie wird er reguliert?

19. Wie wird das Gleichgewicht reguliert? Was sind statische und statokinetische Reflexe?

20. Wie ist das Kleinhirn in die Motorik integriert?

21. Welche Rolle spielen die Basalganglien in der Motorik?

22. Welche Vorgänge im Gehirn sind Voraussetzung für eine Willkürmotorik?

23. Erläutern Sie Sprache als komplexe motorische Funktion!

KAPITEL 4

Integrative Funktionen des ZNS

Ebenso wie eine geordnete Motorik nur durch zusammenfassende Verarbeitung vieler verschiedener afferenter Signale möglich ist, ist eine Integration vielfacher Informationen und ihrer Verarbeitungsergebnisse Voraussetzung für sogenannte höhere Funktionen des ZNS. Sie sind insbesondere beim Menschen sehr differenziert ausgebildet. Grundlage dafür ist die phylogenetische Entwicklung des Gehirns.

Vergleicht man das Gehirn des Menschen mit dem eines etwa gleich schweren Reptils, so ist vor allem die Zunahme der Hirnmasse um mehr als zwei Zehnerpotenzen auffällig (Enzephalisation). Dabei wächst das Großhirn besonders stark und innerhalb des Großhirns die Großhirnrinde. Sie nimmt so stark zu, daß der Platz nicht reicht und sie sich vielfach faltet. Die Neuronendichte nimmt jedoch ab, da zwischen den Zellen immer mehr Faserverbindungen entstehen. Diese schaffen ein Netzwerk, das Grundlage der integrativen Funktionsweise ist.

Die gewachsene Großhirnmasse spiegelt die Neuentwicklung thalamo-kortikaler Projektionssysteme wider. Dabei ist bei den höheren Säugern und beim Menschen eine zunehmende Parallelverarbeitung zu beobachten, die ihren Ausdruck in einer wachsenden Zahl kortikaler Projektionsfelder für die gleiche Sinnesmodalität findet. So kann man heute schon 20 Rindenfelder abgrenzen, die jeweils andere spezifische Teilinformationen eines visuellen Reizes verarbeiten, z. B. Farbe, Bewegung, Oberflächenstruktur u. a. Lokal begrenzte Störungen können dadurch zu ganz spezifischen Ausfallserscheinungen führen, beispielsweise zur Unfähigkeit, Gesichter zu erkennen. Schließlich zeigt sich bei manchen Funktionen eine Lateralisierung, so daß nur noch eine Hirnhälfte mit einer bestimmten Funktion befaßt ist. Bekanntestes Beispiel dafür ist die Sprache, die bei den meisten Menschen in der linken Hemisphäre lokalisiert ist.

4.1 Funktionelle Organisation der Großhirnrinde

Der Kortex läßt sich grob nach der Funktionszugehörigkeit in motorische, sensorische und assoziative Bereiche untergliedern. Als assoziativ werden solche Bereiche eingestuft, die nicht vorwiegend motorische oder sensorische Aufgaben erfüllen. Im Kortex finden sich drei solche Bereiche:

- das parietal-temporal-okzipitale Assoziationsfeld, das für sensorische Sprachleistungen wichtig ist
- das präfrontale Assoziationsfeld, das für höhere motorische Leistungen eine Rolle spielt
- der limbische Assoziationskortex in der orbitofrontalen Rinde und am vorderen Pol des Temporallappens, der für das Gedächtnis und emotional-affektives Verhalten von Bedeutung ist (Abb. 4.1)

Merke !

Assoziationsfelder sind besonders ausgeprägt mit integrativen Aufgaben befaßt, wofür sie Informationen aus den angrenzenden spezifischen Rindenfeldern zusammenfassen.

Nach histologischen Gesichtspunkten hat Brodmann schon vor hundert Jahren 52 Rindenfelder abgegrenzt und fortlaufend numeriert. Sie stimmen z. T. sehr gut mit funktionell definierten Feldern überein, weshalb diese Zahlen auch heute noch vielfach benutzt werden (beispielsweise Gyrus praecentralis = Area 4).

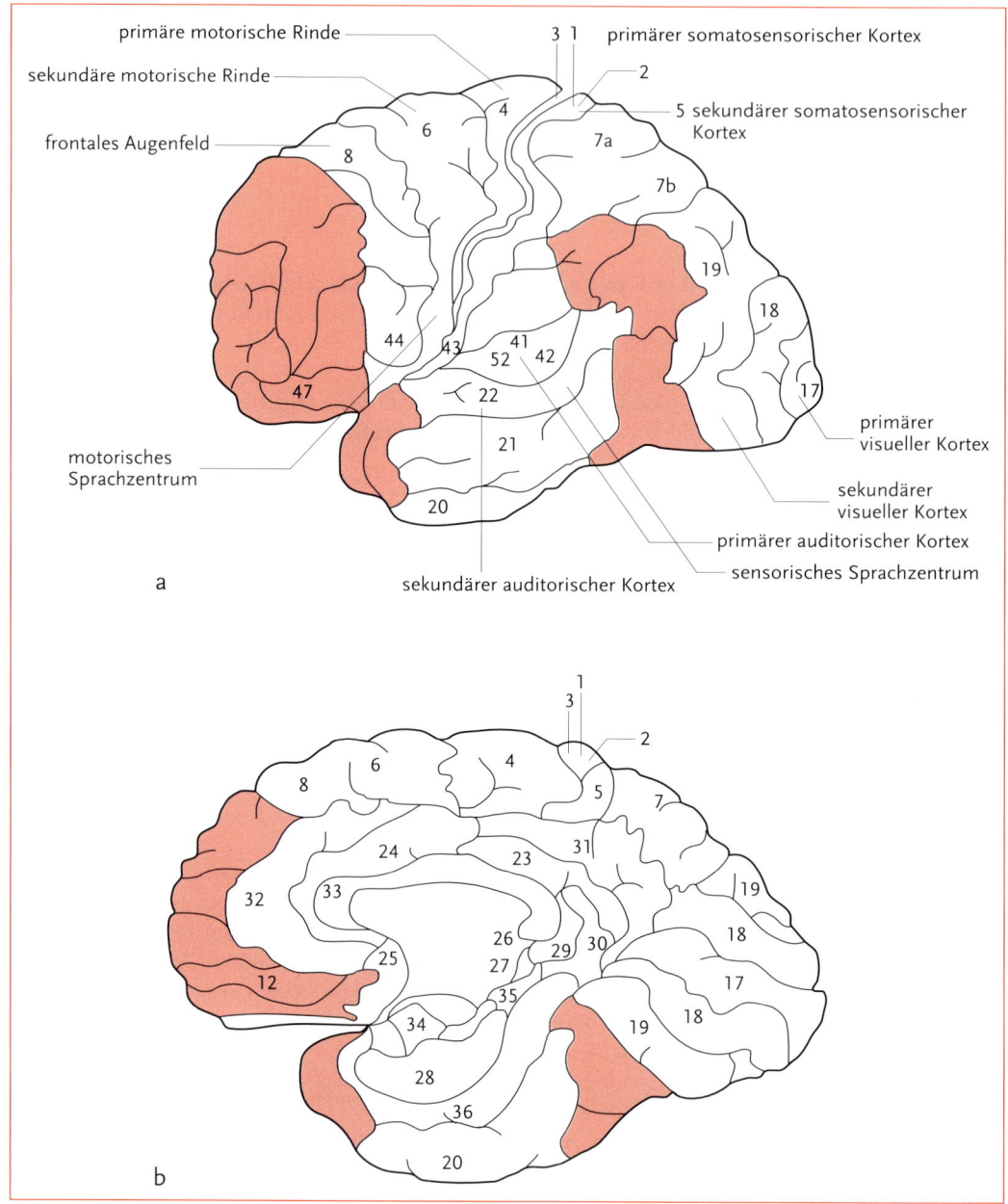

Abb. 4.1: Zytoarchitektonische Gliederung der Großhirnrinde (Brodmann-Felder) und Zuordnung funktioneller Regionen; **a:** laterale, **b:** sagittale Oberfläche, rot: Assoziationskortizes

Die Verbindungen des Kortex sind überwiegend intrakortikal. Projektionen zwischen verschiedenen Kortexarealen der gleichen Hemisphäre werden als **Assoziationsfasern** bezeichnet, solche zwischen beiden Hemisphä-ren als **Kommissurenfasern**. Letztere verlaufen ganz überwiegend durch den Balken. Seine Durchtrennung isoliert daher beide Hirnhälf-ten weitgehend (**split brain**). Extrakortikale Zu-flüsse erhält die Rinde aus dem Thalamus.

Außerdem ist die diffuse unspezifische Afferenz aus einigen Hirnstammkernen zu nennen, die für die Vigilanz wesentlich ist (s. Kap. 2.3.2). Die Efferenz besteht zu 90% aus Assoziations- und Kommissurenfasern. Der Rest zieht zurück zum Thalamus oder projiziert zu anderen subkortikalen, vor allem motorischen Bereichen.

4.2
Schlaf-Wach-Rhythmus

4.2.1
Biologische Rhythmen

Der Mensch zeigt einen rhythmischen Wechsel von Wachen und Schlafen, wobei der Erwachsene nur je eine Aktivitäts- und eine Ruhephase täglich aufweist. Da dieser Wechsel auch dann zu beobachten ist, wenn die Personen ohne **äußere Zeitgeber** leben (ohne Uhr, bei gleichbleibender Helligkeit und Temperatur, ohne jeden Kontakt zur Umwelt – Höhlenexperimente), muß man davon ausgehen, daß dieser Rhythmus dem ZNS immanent ist (**innere Uhr**). Allerdings ist die Periodendauer bei sogenanntem freilaufenden Rhythmus etwas länger als 24 Stunden, weshalb man von **zirkadianem** (dies = der Tag) **Rhythmus** spricht. Er wird durch die äußeren Zeitgeber auf die genaue Tageslänge justiert. Als wichtigster Zeitgeber fungiert dabei die Umfeldhelligkeit. Die geringe „Ungenauigkeit" der inneren Uhr ermöglicht die Anpassung des Rhythmus bei Reisen über Zeitzonengrenzen hinweg.

Neben dem Schlaf-Wach-Verhalten unterliegen viele andere Funktionen einem zirkadianen Rhythmus, beispielsweise die Körpertemperatur oder die Konzentration verschiedener Hormone im Blut. Daneben gibt es Rhythmen mit anderen Phasenlängen, wie beispielsweise den Menstruationszyklus (ein Monat), den Atem- oder Herzrhythmus (Sekundenbereich) u.a. Man nimmt heute an, daß im ZNS verschiedene Oszillatoren vorhanden sind, die diese Rhythmen initiieren.

Merke !

Für zirkadiane Rhythmen ist ein Oszillator im Nucleus suprachiasmaticus des Hypothalamus lokalisiert.

4.2.2
Das Elektroenzephalogramm

Die Schlaftiefe korreliert sehr gut mit dem Hirnstrombild, das man von der Oberfläche des Schädels abgreifen kann. Man erfaßt dabei die summierten postsynaptischen Potentiale der kortikalen Nervenzellen eines begrenzten Bereiches zwischen den Ableitelektroden. Aktionspotentiale oder die Aktivität tiefer gelegener Strukturen gehen in die Summation nicht ein.

Die aufgezeichneten Spannungsschwankungen sind kleiner als 100 µV und werden als **Elektroenzephalogramm** (**EEG**) bezeichnet. Man kann die Schwankungen nach Frequenz und Amplitude klassifizieren. Allgemein gilt, daß Schwingungen großer Frequenz eine kleine Amplitude haben und umgekehrt. Dies resultiert aus der Summation eher asynchron oder synchron ablaufender Potentiale. Synchrone Potentiale addieren sich zu großen Amplituden geringer Frequenz, asynchrone Potentiale heben sich dagegen z.T. gegenseitig auf, wodurch die Amplitude sinkt und zusätzliche Nulldurchgänge entstehen. Man spricht entsprechend von einem synchronisierten oder desynchronisierten EEG. Synchronisierung wird durch die Aktivität eines thalamischen Rhythmusgebers erreicht, **Desynchronisierung** durch seine Hemmung über die Aktivierung des ARAS (s. Kap. 2.3.2).

Merke !

Die EEG-Frequenzen korrelieren mit dem Wachheitsgrad (Vigilanz).

Die höchste Frequenz haben γ-Wellen (>30 Hz). Sie treten bei konzentrierter geistiger Arbeit auf. β-Wellen haben Frequenzen zwischen 14 und 30 Hz. Sie charakterisieren das Wach-EEG. Dies geht bei körperlicher und geistiger Entspannung und geschlossenen Augen in α-Aktivität über (7–14 Hz). Diese stellt den Übergang zum Schlaf dar. Theta(ϑ)-Wellen (4–7 Hz) und Delta(δ)-Wellen (0,5–3,5 Hz) treten im Schlaf auf. Die verschiedenen Wellen kommen im EEG nebeneinander vor, und man ermittelt den Anteil der verschiedenen Frequenzbänder in einem längeren Zeitintervall. Die vorherrschende Frequenz charakterisiert den Vigilanzzustand.

Das EEG kann in der Klinik zur Diagnostik genutzt werden, beispielsweise zur Lokalisation des Herdes (Ausgangspunktes) von epileptischen Krampfanfällen oder zur Feststellung des klinischen Todes (Null-Linien-EEG). Außerdem kann man im EEG die Antworten auf sensorische Reizung erkennen. Man nennt sie **evozierte Potentiale** (EP). Ein einzelnes EP hebt sich aus den unregelmäßigen Schwankungen des EEG nicht deutlich heraus. Man mittelt daher die Antworten auf vielfache Reizwiederholung (averaging). Die stochastischen EEG-Schwankungen mitteln sich dabei heraus (Abb. 4.2), während das relativ stabile EP besser sichtbar wird. Es besteht aus mehreren positiven und negativen Wellen. Seine Form und Größe ist aber viel weniger stabil als beispielsweise die eines EKGs (s. Kap. 6.1.5). Neben den Ableitbedingungen und den konkreten Reizparametern haben auch alle anderen gerade im Gehirn ablaufenden Aktivitäten Einfluß auf das EP. Als Beispiel zeigt Abbildung 4.2 ein visuell evoziertes Potential.

4.2.3
Schlafphasen

Die durchschnittliche Schlafdauer des Erwachsenen beträgt acht Stunden. Man kann vor allem anhand des EEGs, aber auch durch Beurteilung von Augenbewegungen und Muskeltonus verschiedene Schlafstadien unterscheiden, die man als Phasen 1–4 bezeichnet hat. Sie werden nacheinander durchlaufen, wobei das EEG zunehmend langsamer wird, und die Weckschwelle steigt. Nach 20–30 Minuten ist ein **Delta-Schlaf** erreicht (vorwiegend δ-Wellen) aus dem der Proband nur mit starken Reizen geweckt werden kann. Diese Phase hält aber nur 10–15 Minuten an. Danach wird der Schlaf wieder flacher und geht schließlich in eine Phase über, in der das EEG dem Wach-EEG sehr ähnlich ist, der Proband aber ebenso tief schläft wie im Delta-Schlaf. Diese Phase wird daher als **paradoxer Schlaf** bezeichnet. In ihr treten schnelle Augenbewegungen auf, die unter den geschlossenen Lidern gut erkennbar sind (rapid eye movements = REM) und der Phase den Namen **REM-Schlaf** gegeben haben. Auch andere phasische Bewegungen können in dieser Phase auftreten, während der Muskeltonus vollständig erloschen ist. Im Delta-Schlaf dagegen ist der Muskeltonus zwar herabgesetzt, aber vorhanden, während schnelle Augenbewegungen fehlen. Alle Schlafphasen

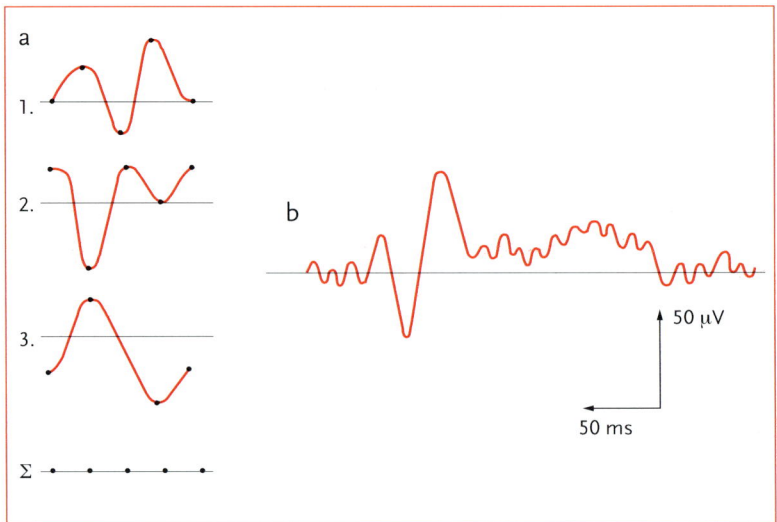

Abb. 4.2 a: Prinzip des Averaging, **b:** schematische Darstellung eines evozierten Potentials

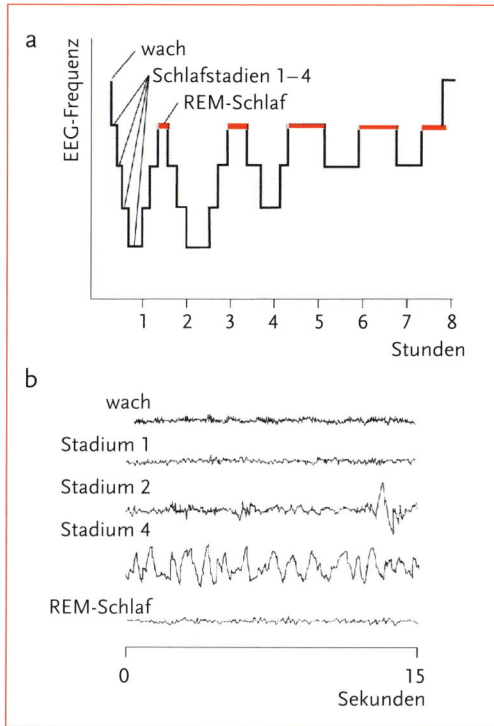

Abb. 4.3 a: Wechsel der Schlafstadien im Verlaufe einer Nacht, **b:** typische EEG-Aktivität während einzelner Schlafstadien

außerhalb des REM-Schlafs werden auch als non-REM-Schlaf zusammengefaßt.

Nach etwa 10 Minuten sinkt die EEG-Frequenz wieder ab, und der Zyklus beginnt von neuem. Während einer Nacht treten 4–5 solcher Zyklen auf, wobei die non-REM-Phasen zunehmend kürzer werden und die erreichte Schlaftiefe geringer wird, während die REM-Phasen auf 30 Minuten anwachsen (Abb. 4.3). Träume werden vorwiegend den REM-Phasen zugeordnet. Man kann sich nur an sie erinnern, wenn man anschließend aus der REM-Phase erwacht.

4.2.4
Regulation des Schlafes

Während Neugeborene 16–20 Stunden täglich schlafen (mit einem etwa 4-Stunden-Rhythmus), nimmt die Gesamtschlafzeit mit dem Alter zunächst schnell und dann langsam auf

etwa 6 Stunden ab. Dabei sinkt der Anteil des REM-Schlafes von anfangs 50% bis zur Schulreife auf dann gleichbleibende 20% ab. Man nimmt an, daß der REM-Schlaf von wesentlicher Bedeutung für die Hirnreifung ist. Im Alter sinkt auch die Schlaftiefe, so daß der Delta-Schlaf nur selten und kurz erreicht wird.

Welche Mechanismen zur Entstehung des Schlafes führen, ist bisher nicht vollständig geklärt. Wichtig erscheint die Aktivierung des thalamischen Rhythmusgebers, wodurch die Weiterleitung von Informationen über den Thalamus zur Hirnrinde gedrosselt wird. In diesem Zusammenhang wird der Aktivität der Formatio reticularis besondere Bedeutung zugemessen. Innerhalb dieser Region scheinen mehrere kleine Strukturen, die mit Serotonin oder Noradrenalin weitgehend auf die ganze Hirnrinde projizieren, eine wichtige Rolle zu spielen. Serotonin soll dabei den Schlaf einleiten, Noradrenalin den REM-Schlaf initiieren. Eine Reizung bestimmter Hirnregionen, beispielsweise bestimmter Kerne des Hypothalamus, kann Schlaf auslösen. Sie sollten also an der Schlafgenerierung ebenfalls beteiligt sein. Auch die Ansammlung von Schlafstoffen während der aktiven Phase wird diskutiert.

4

Merke !

Schlaf ist kein Ruhezustand des Gehirns, sondern eine anders organisierte Tätigkeit. Dies ist leicht daran zu erkennen, daß der Sauerstoffverbrauch des Gehirns im Schlaf- und Wachzustand nicht wesentlich unterschiedlich ist.

Es wird heute angenommen, daß im Laufe des Tages angesammelte Informationen im Schlaf weiterverarbeitet und gespeichert werden. Absoluter Schlafentzug führt zum Tode. Zwei bis drei Schlafzyklen täglich reichen aber auch auf Dauer aus und werden daher als Kernschlaf bezeichnet.

4.3
Motivation, Emotion, Verhalten

4.3.1
Motivation

Merke!

Unter Motivation versteht man die Gesamtheit der inneren Faktoren, die das Verhalten aktivieren und ihm eine bestimmte Richtung geben.

Motivationen stellen also den inneren Antrieb dar, sich in einer bestimmten Weise zu verhalten. Es gibt **biologische Grundmotivationen**, die bei Tieren und Menschen in ähnlicher Weise vorkommen. Dazu gehören die sogenannten **homoiostatischen Triebe**, die der Aufrechterhaltung des inneren Milieus dienen (Hunger und Durst), und **die nicht homoiostatischen Triebe** (Kampf und Flucht), die für die körperliche Integrität wesentlich sind. Sie alle dienen der Selbsterhaltung. Daneben gibt es Motivationen, die die Arterhaltung garantieren. Dies sind der Sexualtrieb und der Brutpflegetrieb.

Beim Menschen werden diese Grundmotivationen sehr stark überdeckt von sozialen Motivationen; Erfolg, Anerkennung, Besitzstand, soziale Dominanz u. a. spielen eine sehr große verhaltensbestimmende Rolle. Es können gleichzeitig verschiedene Motivationen nebeneinander vorhanden sein. Das Verhalten kann aber jeweils nur von einer Motivation bestimmt werden, die man als **dominierende Motivation** bezeichnet. Bei Veränderung der äußeren Bedingungen kann die Dominanz auf eine andere Motivation übergehen. So kann man trotz Hunger in der Vorlesung sitzen (Motivation Lernen dominant), aber wenn die Pause kommt, übernimmt der Hunger die Führung.

Merke!

Eine wichtige Struktur für die Entstehung der biologischen Grundmotivationen ist der Hypothalamus.

In ihm gibt es Strukturen, bei deren Reizung ein typisches Verhalten ausgelöst wird, und an-dere Kerne, bei deren Reizung es unterdrückt wird. So konnte beispielsweise gezeigt werden, daß bei satten Tieren durch Reizung des lateralen Hypothalamus Fressen ausgelöst werden kann, und daß umgekehrt hungrige Tiere unter Reizung des ventro-medialen Hypothalamus nicht fressen. Beispielhaft sollen Hunger und Durst etwas näher erläutert werden.

Hunger Beim normalen Verhalten werden die hypothalamischen Strukturen durch interne Erregungszuflüsse aktiviert. So wird Hunger u. a. durch absinkenden Glukosespiegel im Blut signalisiert. Glukorezeptoren finden sich im Hypothalamus, im Hirnstamm und in der Leber. Aber auch der Plasmaspiegel an freien Fettsäuren, die Ausschüttung gastrointestinaler Hormone, (wie beispielsweise Cholezystokinin und Insulin), Magendehnung und viele andere Parameter werden im Hypothalamus zur jeweiligen Stärke des Hungergefühls integriert.

Sättigung wird durch die Resorption der Nahrungsbestandteile ausgelöst **(resorptive Sättigung)**. In der Regel wird eine Mahlzeit aber schon beendet, bevor diese Resorption wesentliche Ausmaße erreicht **(präresorptive Sättigung)**. Verantwortlich dafür sind Signale von Mechano- und Chemorezeptoren der Mundhöhle und des Magens, über die die Menge und Art der aufgenommenen Nahrung zum Hypothalamus vermittelt wird (Stopp-Signal). Die präresorptive Sättigung ist wichtig für die Größe der einzelnen Mahlzeit (kurzzeitige Regulation). Die resorptive Sättigung bestimmt die Pausendauer zwischen den einzelnen Mahlzeiten und modifiziert die Effizienz des Stopp-Signals. Sie ist damit entscheidend für die langfristige Regulation des Körpergewichtes.

Der Mensch reguliert seine Nahrungsaufnahme allerdings nur noch sehr begrenzt über das Hungergefühl. Soziale und kulturelle Stimuli initiieren die Nahrungsaufnahme (essen, weil „Essenszeit" ist oder in geselliger Runde), und der Appetit regelt die aufgenommene Menge. Dies führt bei ausreichendem Nahrungsangebot zur Überernährung großer Teile der Bevölkerung mit vielen gesundheitlichen Konsequenzen.

Durst Wassermangel des Körpers wird als Durst empfunden. Der Wassermangel kann sich intrazellulär **(osmotischer Durst)** oder extrazellulär **(hypovolämischer Durst)** manifestieren und wird jeweils über andere Rezeptoren (Osmorezeptoren im Hypothalamus und der Pfortader bzw. Volumenrezeptoren im Herzen) signalisiert. In beiden Fällen sinkt die Speichelproduktion, wodurch die Mundschleimhaut trocken wird. Diese Veränderung wird von Schleimhautrezeptoren erfaßt und trägt zur Durstentstehung bei. Die Beendigung des Durstgefühls wird wie bei der Nahrungsaufnahme resorptiv und präresorptiv ausgelöst.

Das durch Durst ausgelöste Trinken wird als primäres Trinken bezeichnet. Es ist beim Menschen viel seltener als das sekundäre Trinken aufgrund sozio-kultureller Bedingungen und zur Erzeugung positiver Emotionen. Die dabei zu viel aufgenommene Wassermenge wird über die Nieren sehr schnell wieder ausgeschieden. Der Wasserbestand des Körpers wird mit einer Genauigkeit von 0,5% konstant gehalten.

4.3.2
Emotion

Die Befriedigung von Bedürfnissen durch das durch Motivationen ausgelöste konsumatorische Verhalten bewirkt positive Emotionen, während die Unmöglichkeit, Bedürfnisse zu befriedigen, negative Emotionen auslöst.

> **Merke !**
>
> Emotionen sind mit der Aktivität limbischer Strukturen verbunden.

Das limbische System

Das limbische System wurde zunächst als Saum (Limbus) an der Grenze zwischen Endhirn und Zwischenhirn beschrieben. Ihm werden entwicklungsgeschichtlich alte Kortexgebiete (Archikortex) wie der Hippokampus, Gyrus parahippocampalis, Gyrus cinguli und Teile des Riechhirns, sowie subkortikale Gebiete, wie die Mammillarkörper, das Septum und ein bestimmter Teil des Thalamus zuge-

rechnet. Diese Gebiete sind kreisförmig miteinander verschaltet. Erregungen in diesem **Papez-Kreis** sind wesentlich für die Entstehung von Emotionen. Heute werden auch orbitofrontaler, insulärer und Teile des temporalen Kortex sowie der Hypothalamus und die Mandelkerne als limbische Strukturen betrachtet. Das System erhält Informationen aus allen Sinnessystemen. Über den Hypothalamus werden Beziehungen zum Endokrinium (Hypophyse) und über die Mammillarkörper zum Hirnstamm hergestellt. Der frontale Kortex realisiert eine übergeordnete neokortikale Kontrolle über das limbische System. Das limbische System ist wesentlich für die **Bekräftigung** von Verhaltensweisen.

Reward und Punishment

Man kann zwischen positiver und negativer Bekräftigung unterscheiden. Ein Verhalten, das für den Organismus nützliche Ergebnisse erbracht hat, aktiviert bestimmte Strukturen, die als Belohnungssystem **(Reward-System)** bezeichnet werden (positive Bekräftigung), und löst eine positive Emotion aus. Der Organismus sucht entsprechende Verhaltensweisen immer wieder zu reproduzieren. Auf diese Weise kann zum Beispiel der Kummerspeck zustande kommen. Nahrungsaufnahme wirkt als positive Bekräftigung und wird vermehrt eingesetzt, um negative Erfahrungen zu kompensieren.

Ein Verhalten, das schädliche Ergebnisse für den Organismus hervorbringt, wird umgekehrt in der Zukunft gemieden, da es ein Bestrafungssystem **(Punishment-System)** aktiviert und zu negativen Emotionen führt (negative Bekräftigung).

> **Merke !**
>
> Das limbische System trägt entscheidend zur Anpassungsfähigkeit des Organismus an die sich fortlaufend verändernden Umweltbedingungen bei. Es ermöglicht die Wiederholung biologisch nützlicher und die Vermeidung schädlicher Verhaltensweisen.

4

Komponenten der Emotion

Emotionen werden als komplexe angeborene Reaktionsmuster angesehen, die sich aus verschiedenen Komponenten zusammensetzen. Diese Komponenten sind affektiv, motorisch, vegetativ und hormonell. Im allgemeinen Sprachgebrauch wird unter Emotion vor allem die affektive Komponente verstanden, die wir als Gefühle und Stimmungen bezeichnen. Dabei sind Gefühle kurzzeitige Erscheinungen, während Stimmungen längerfristige Reaktionstendenzen beschreiben. Man hat versucht, Emotionen zu klassifizieren, und in allen Kulturen sechs Basisemotionen gefunden: Angst (unbestimmt), Furcht (gerichtet), Traurigkeit, Abscheu, Freude und Überraschung.

Aus physiologischer Sicht spielen die anderen Komponenten der Emotion eine ebenso große Rolle. Über die motorische Komponente (Haltung, Mimik, Gestik) wird die Emotion auch der Umwelt mitgeteilt, und sie erfüllt damit kommunikative Funktionen. Auch die vegetative Komponente (Veränderung von Atmung, Blutdruck, Hautdurchblutung, Schweißproduktion u.a.) ist für einen aufmerksamen Beobachter sichtbar und kann ebenso, wie veränderte Hormonspiegel, objektiviert werden. Bis auf die affektive Komponente, die nur vom Menschen subjektiv beschrieben werden kann, ist Emotion also durchaus objektiv meßbar und kann damit auch am Tier untersucht werden. Es gibt bisher keinen Beweis dafür, daß die Emotion auch beim Tier eine subjektive Seite besitzt, obwohl genaue Beobachtungen dies durchaus nahelegen.

4.3.3
Verhalten

Alles, was der Mensch oder ein Tier tut, ist sein Verhalten. Ein umgrenzter kurzer Abschnitt davon kann als Verhaltensakt bezeichnet werden. Man kann eine Unzahl solcher Verhaltensakte ausführen, so daß es nicht vorstellbar ist, daß der Organismus ein Repertoire solcher Verhaltensakte besitzt, die je nach Bedarf abgerufen werden können. Vielmehr ist anzunehmen, daß jeder Verhaltensakt entsprechend den jeweiligen Bedingungen neu entwickelt wird. Für diesen Vorgang wurden verschiedene Modelle entworfen, von denen viele in wesentlichen Punkten übereinstimmen. Diese Punkte sollen hier kurz dargelegt werden.

Vorbedingung für ein Verhalten ist ein waches Tier. Die Richtung des Verhaltens wird durch die dominierende Motivation bestimmt. Über die Gesamtheit seiner Rezeptoren empfängt das Tier eine Information über das Umfeld (Situationsafferenz). Diese Afferenz kann mit Hilfe des Gedächtnisses daraufhin untersucht werden, ob sie nützliche Informationen hinsichtlich des gegebenen Handlungszieles enthält. Ist dies der Fall, so triggert dieser spezielle Reiz das Verhalten. Wenn beispielsweise ein hungriges Tier einen Geruch als Nahrung erkennt, bewegt es sich auf die Reizquelle zu. Aus den neuronalen Repräsentationen von Motivation, Gedächtnis, Situations- und Triggerafferenz wird das Aktionsprogramm entwickelt und den Effektoren zur Ausführung zugeleitet. Eine Kopie des Programms und des erwarteten Aktionsziels wird gespeichert und mit dem Erfolg verglichen. Bei Übereinstimmung ist der Verhaltensakt abgeschlossen. Bei Nichtübereinstimmung (ein Zaun verhindert das Erreichen der Nahrung) wird eine **Orientierungsreaktion** ausgelöst. Darunter versteht man die Untersuchung des unerwarteten Reizes mit allen Sinnen. Daraus resultieren neue Afferenzen, die in einem neuen Verhaltensakt verarbeitet werden können. Beispielsweise könnte ein Loch im Zaun gesehen werden. Sofern das Tier die Erfahrung (Gedächtnis) hat, daß das Loch ein Passieren des Hindernisses erlaubt, kann dieser Reiz einen neuen Verhaltensakt triggern. Auf diese Weise kann das Verhalten Schritt für Schritt optimiert, an die momentanen Gegebenheiten angepaßt und zum Ziel geführt werden. Erfolge und Mißerfolge werden im Gedächtnis gespeichert und erweitern die Entscheidungsfähigkeit des Organismus.

Der Mensch hat dazu noch die Fähigkeit, Handlungen nur in Gedanken, abstrakt, durchzuführen und die Wahrscheinlichkeit der Ergebnisse durch logische Verknüpfungen vorauszuberechnen. Dies erspart zumindest zum Teil den Umweg über Versuch und Irrtum und minimiert das Risiko fehlerhafter Handlungen.

Die Fähigkeit zur Vorausschau ist aber nicht angeboren, sondern muß erlernt werden. Kinder handeln daher desto eher spontan, je jünger sie sind.

4.4
Lernen und Gedächtnis

Unter Gedächtnis verstehen wir einen Informationsspeicher, der allerdings nur nützlich ist, wenn auch ein Zugriff auf den Speicher möglich ist (Erinnerung). Lernen ist die Aufnahme neuer Informationen in einen solchen Speicher. Man kann verschiedene Arten des Gedächtnisses unterscheiden. Das **genetische Gedächtnis** wird evolutionär erworben und ist ein Artgedächtnis. Dem Individuum ist es angeboren. Das **immunologische Gedächtnis** ist nur zum geringen Teil angeboren und wird größtenteils individuell erworben. Es läuft auf molekularer Ebene ab. Das **neuronale Gedächtnis** ist rein individuell erworben und ist eine Leistung des ZNS. Im allgemeinen Sprachgebrauch verbindet man nur diese letzte Form mit dem Begriff Gedächtnis. Auf sie beziehen sich auch die weiteren Ausführungen.

4.4.1
Informationsselektion

Gedächtnis ist lebensnotwendig. Es ermöglicht dem Organismus trotz variabler Bedingungen ein jeweils zweckmäßiges Verhalten. Das Informationsangebot über die Vielzahl unserer Rezeptoren ist jedoch so groß, daß der Organismus nicht in der Lage ist, alle Informationen zu speichern. Ähnlich, wie wir je nach Interesse und verfügbarer Zeit aus einer Tageszeitung nur einige Artikel lesen, die wir beispielsweise nach dem Inhalt der Überschrift, dem Autor, der Rubrik, unter der sie stehen (Sport, Politik u. a.) oder anderen Kriterien auswählen, muß der Organismus eine Informationsselektion durchführen. Man kann dabei mehrere Stufen der Selektion finden.

Die erste Stufe erfolgt rein passiv dadurch, daß der Organismus nicht für alle Parameter der Umwelt Rezeptoren besitzt. So hat der Mensch beispielsweise keinen Magnetsinn. Aber auch Reizarten, für die wir Rezeptoren ha-

ben, sind nicht in der ganzen Bandbreite erfaßbar. So sprechen unsere Photorezeptoren auf elektromagnetische Wellen an, aber nur in einem eng begrenzten Wellenlängenbereich, während andere elektromagnetische Wellen, wie beispielsweise Radiowellen, nicht reizwirksam sind.

Die zweite Stufe der Selektion erfolgt aktiv. Als Selektionsparameter dienen der Neuigkeitswert und die biologische Bedeutung einer Information. Jede noch unbekannte Information wird gespeichert. Außerdem wird bei jeder einlaufenden Information ein Bezug zu gleichzeitigen anderen Informationen hergestellt. Auf diese Weise ist erkennbar, ob der Reiz selbst biologisch relevant ist oder mit biologisch relevanten Reizen im Zusammenhang steht. Solche Zusammenhänge werden ebenfalls gespeichert. Reize ohne Bedeutung werden dagegen ausgesondert. Wachheitsgrad und Aufmerksamkeit sowie Motivation und Emotion spielen eine wesentliche Rolle für die erfolgreiche Selektion.

Es muß angemerkt werden, daß durchaus nicht alle Informationen, die gespeichert werden, auch ins Bewußtsein dringen. Sogar der größere Teil bleibt unbewußt. Er kann auch unterbewußte Verhaltensweisen auslösen.

4.4.2
Formen des Lernens

Nichtassoziatives Lernen

Die einfachste Form des Lernens ist das nichtassoziative Lernen. Es kommt als Habituation und als Sensitivierung vor. Unbekannte Reize ziehen immer die Aufmerksamkeit auf sich und führen zur Orientierungsreaktion. Im EEG bewirken sie relativ große evozierte Potentiale. Ist der Reiz ohne biologische Relevanz, so erlischt bei mehrfacher Reizwiederholung die Orientierungsreaktion allmählich, und das EP wird klein. Diese nach und nach eintretende Nichtbeachtung des Reizes wird als **Habituation** bezeichnet. Sie ist ein aktiver neuronaler Prozeß und nicht als Ermüdungserscheinung aufzufassen. Der umgekehrte Vorgang wird als **Sensitivierung** bezeichnet. Wird ein zuvor bedeutungsloser Reiz einmal mit einer Schädigung verbunden, so ruft er bei seiner Wiederholung noch längere Zeit sehr große Antworten hervor (one trial learning).

Assoziatives Lernen

Eine kompliziertere Art des Lernens ist das assoziative Lernen. Dabei werden zwei Reize miteinander verbunden (assoziiert). Man kennt zwei verschiedene Paradigmen, mit denen diese Lernform untersucht wird.

Die klassische Konditionierung

Diese Methode wurde von dem russischen Gelehrten Pawlow entwickelt. Er bezeichnete sie selbst als Methode der **bedingten Reflexe**. Grundlage eines bedingten Reflexes ist immer ein unbedingter (angeborener) Reflex, beispielsweise die Speichelsekretion auf Futtergabe. Setzt man dem unbedingten Reiz (Futter) immer wieder einen bedingten Reiz voran (beispielsweise einen Ton), so stellt der Organismus eine Verbindung zwischen diesen beiden Reizen her, er assoziiert sie. Der Ton signalisiert das Futter, oder allgemeiner ausgedrückt, der bedingte Reiz signalisiert den unbedingten Reiz. Nach häufiger Wiederholung erfolgt die Antwort (Speichelsekretion) schon auf den bedingten Reiz (Ton) allein. Diese Reflexantwort bezeichnet man als bedingten Reflex. Er ist also eine reflektorische Antwort auf einen eigentlich biologisch indifferenten Reiz, der aber Signalcharakter für einen biologisch relevanten Reiz bekommen hat und daher die auf diesen Reiz folgende Antwort selbständig auslöst. Soll der bedingte Reflex erhalten bleiben, muß er immer wieder bekräftigt werden, d.h., auf den Ton muß Futter folgen.

Läßt man die Bekräftigung immer weg, so wird der Reflex zunächst aktiv gehemmt und erlischt dann, d.h., die Verbindung zwischen den beiden Reizen wird wieder aufgelöst. Man bezeichnet die Assoziation daher auch als zeitweilige Verbindung. Die Auflösung solcher Verbindungen bei nicht mehr vorhandenem Zusammenhang hat biologische Bedeutung, da sie unser Gehirn von unnützen Gedächtnisinhalten befreit. Allerdings bleiben offensichtlich Reste erhalten, denn bei neuer Kopplung der

gleichen Reize wird die Verbindung deutlich schneller hergestellt als beim ersten Mal.

Bei der Ausarbeitung bedingter Reflexe sind einige Bedingungen einzuhalten. Das Tier muß wach und ausreichend motiviert sein (in unserem Beispiel hungrig). Es kann aber jede Art der Motivation genutzt werden. Auch Abwehrreflexe können konditioniert werden (Ton + Schmerzreiz → Flucht). Der bedingte Reiz soll dem unbedingten kurz vorangehen (unter einer Sekunde), und er muß wahrnehmbar sein. Es kann aber jede Art Reiz verwendet werden. Störende Reize müssen vermieden werden, da sie Orientierungsreaktionen hervorrufen, die den Reflex unterdrücken.

Bedingte Reflexe spielen im normalen Leben an vielen Stellen eine Rolle. Sie können beim Menschen auch durch verbale Reize ausgelöst werden. Daher führt das Sprechen über Zitronen zum Speichelfluß. In der Physiologie bietet diese Methode eine hervorragende Möglichkeit, die Sinnesleistungen von Tieren zu untersuchen. Man kann beispielsweise die Reizstärke des bedingten Reizes immer mehr verkleinern, bis der Reflex nicht mehr auslösbar ist. Daraus kann man die Intensität erkennen, bis zu welcher das Tier den Reiz wahrnimmt. Auch die Unterscheidungsfähigkeit zwischen zwei ähnlichen Reizen läßt sich testen (Farben, Formen, Tonhöhen u.a.). Man verwendet dann beide Reize in stochastischer Folge und bekräftigt nur den einen. Kann das Tier die Reize unterscheiden, wird nach einer Lernphase auch nur der bekräftigte Reiz beantwortet. Auf den nicht bekräftigten Reiz wird die Antwort aktiv unterdrückt (Differenzierungshemmung).

Die instrumentelle Konditionierung

Diese Methode wurde von dem amerikanischen Psychologen Skinner entwickelt. Sie wird auch als **operantes Verhalten** bezeichnet. Dabei wird nicht ein angeborener Reflex, sondern ein bestimmtes Verhalten bekräftigt. Zur Bekräftigung können alle belohnenden oder bestrafenden Reize verwendet werden, auch die direkte elektrische Reizung von Strukturen des Reward- oder Punishment-Systems im Gehirn. Man kann beispielsweise das Drücken eines Hebels bei einem hungrigen Tier mit Futter belohnen oder durch Hebeldruck des Tieres die Verabreichung eines Schmerzreizes für eine definierte Zeit aussetzen. Tiere arbeiten dann, um die positive Bekräftigung zu erzielen oder die negative Bekräftigung zu vermeiden.

Kognitives Lernen

Diese Form des Lernens wird auch als Lernen durch Einsicht beschrieben. Sie stellt ein abstraktes Lernen durch logische Verknüpfungen dar. Kognitives Lernen führt zum Wissensgedächtnis und stellt die Form dar, die im allgemeinen Sprachgebrauch am ehesten unter Lernen verstanden wird (Schulbildung).

4.4.3 Gedächtnisbildung

Formen des Gedächtnisses

Man kann mehrere Formen von Gedächtnis unterscheiden:
- das implizite oder **deklarative Gedächtnis**
- das explizite oder **prozedurale Gedächtnis**

Das erstere stellt das in Worte gefaßte Wissen dar und wird über kognitives Lernen erworben. Es existiert bei höheren Vertebraten, vor allem dem Menschen. Der Abruf von Gedächtnisinhalten ist immer bewußt. Das prozedurale Gedächtnis speichert Bewegungsmuster und Handlungsabläufe. Es wird durch assoziatives und nichtassoziatives Lernen erworben. Weder der Erwerb noch der Abruf müssen bewußt sein. Es existiert auch bei Invertebraten und ist beim Menschen von Geburt an aktiv, während das deklarative Gedächtnis sich erst in der Kindheit herausbildet.

Lokalisation des Gedächtnisses

Der Sitz des Gedächtnisses kann bisher nicht eindeutig festgelegt werden. Mit Sicherheit spielen die kortikalen Assoziationsfelder eine wichtige Rolle. Man hat jedoch festgestellt, daß der Gedächtnisinhalt, der bei Reizung einer bestimmten Stelle aufrufbar war, nach ihrer Läsion nicht verlorenging. Man hat heute die Vor-

stellung, daß beim Lernen kleinere Zellgruppen, die auch entfernt voneinander lokalisiert sein können, durch Aktivierung ihrer Verbindungen zu funktionellen Einheiten zusammengefaßt werden (Zell-Ensembles). Die Aktivierung eines Teils führt dann immer zur Aktivierung des ganzen Ensembles, in dem ein bestimmter Gedächtnisinhalt erfaßt ist. Die Ausschaltung eines Teils löscht daher nicht den Inhalt, sondern vermindert nur seine Schärfe.

Die Strukturen, die an der Gedächtnisbildung beteiligt sind, unterscheiden sich bei beiden Gedächtnisformen. Für das deklarative Gedächtnis spielen der Temporallappen und der Hippokampus eine entscheidende Rolle, während sie für das prozedurale Gedächtnis nicht nötig sind. Dieses ist dagegen auf sensorisch-motorische Assoziationswege angewiesen, und Basalganglien und Kleinhirn sind wichtige Strukturen.

Merke !

Das prozedurale Gedächtnis wird über nichtassoziatives und assoziatives Lernen vielfach unbewußt gefüllt. Das deklarative Gedächtnis wird über kognitives Lernen gefüllt. Es ist sprachlich kodiert und erfordert Bewußtsein.

Engrammbildung

Die Herausbildung des Gedächtnisse ist ein graduierter Vorgang und scheint bei beiden Gedächtnisformen gleich abzulaufen. Die Dauer des Gedächtnisses hängt ab von der Anzahl der Reizwiederholungen im Training. Man unterscheidet mindestens zwischen einem Kurz- und einem Langzeitgedächtnis.

Das **Kurzzeitgedächtnis** wird auch als primäres oder funktionelles Gedächtnis bezeichnet. Es bleibt Minuten bis Stunden erhalten und soll mit einer nachhaltigen Aktivierung von Erregungskreisen beispielsweise im Hippokampus verbunden sein. Manche Autoren grenzen zu Beginn noch ein operatives Gedächtnis ab, das durch die Abklingzeit der Erregung in den afferenten Leitungsbahnen gegeben ist und das beispielsweise das fortlaufende Lesen erlaubt (man interpretiert noch das gerade Gesehene

4

und erfaßt mit den Augen schon das nächste).
Die Charakterisierung als funktionelles Gedächtnis folgt aus der Erfahrung, daß nach
Funktionsunterbrechung des Kortex (Schädel-
Hirn-Trauma, Krampfanfall) die entsprechenden Gedächtnisinhalte nicht mehr abrufbar
sind (**retrograde Amnesie**).

Das **Langzeitgedächtnis** bleibt über Tage bis
Jahre, z. T. lebenslang erhalten. Es wird auch als
sekundäres oder strukturelles Gedächtnis bezeichnet. Es kann durch Funktionsunterbrechung nicht gelöscht werden, da es in Struktur-
veränderungen wie erhöhter Synapsenzahl mit
vermehrten Vesikeln, verengten Synapsenspal-
ten u. a. besteht. Diese Veränderungen setzen
eine erhöhte Proteinsynthese voraus, die im
Genom der Zelle ausgelöst werden muß. Die
Übergangsphase vom Kurz- zum Langzeitgedächtnis wird als **Konsolidierung** oder En-
grammbildung bezeichnet. Diese Phase hängt
für das deklarative Gedächtnis vom Hippokampus ab. Seine beidseitige Schädigung (z. B. bei
Korsakoff-Syndrom oder chronischem Alkoho-
lismus) führt zur Unfähigkeit, neue Informationen in das Langzeitgedächtnis zu überführen (**anterograde Amnesie**).

Merke !

Das Kurzzeitgedächtnis ist ein funktionelles
Gedächtnis, das Langzeitgedächtnis ist
strukturell.

Als tertiäres Gedächtnis werden von manchen
Forschern solche Gedächtnisinhalte abge-
grenzt, die man durch sehr häufige Wiederho-
lung (eigener Name) lebenslang nicht vergißt.
Spektakuläre Fälle von Verlusten auch dieses
Teils des Gedächtnisses sind eher auf aktive
Blockaden des Zugriffs zum Gedächtnis als auf
einen tatsächlichen Ausfall zurückzuführen.

Fragen

1. Welche Rolle spielen die Assoziationsfelder der Großhirnrinde?
2. Was mißt man mit dem EEG? Welche
   Aussagen ermöglicht es?
3. Wie sind die verschiedenen Schlafphasen
   charakterisiert?
4. Welches sind die biologischen Grundmotivationen? Welche Rolle spielen
   Motivationen?
5. Mit welchen Hirnstrukturen sind
   Emotionen verbunden? Kann man
   Emotionen objektivieren?
6. Welche Lernformen gibt es?
7. Was bedeuten die Begriffe deklaratives
   und prozedurales sowie Kurz- und
   Langzeitgedächtnis?

KAPITEL 5

Das vegetative Nervensystem

Das vegetative Nervensystem (VNS) versorgt alle inneren Organe des Körpers. Es reguliert ihre Funktionen im Sinne der jeweiligen Anforderungen des Gesamtorganismus. Es schafft dadurch erst die Möglichkeit, daß der Mensch unter den unterschiedlichsten Bedingungen leben und ganz verschiedene physische und psychische Anforderungen erfüllen kann.

Das VNS stellt somit eine Brücke dar zwischen der somatischen Physiologie, die bisher erörtert wurde und der vegetativen Physiologie, der wir uns im Anschluß an dieses Kapitel zuwenden wollen.

Das vegetative Nervensystem ist ein efferentes System. In den vegetativen Nerven ziehen aber auch afferente Nervenfasern von den inneren Organen zum ZNS, ebenso wie in den Spinalnerven neben motorischen auch sensible Fasern enthalten sind.

Merke !

> Zielstrukturen des VNS sind die glatte Muskulatur, das Herz und die Drüsen.

5.1
Das periphere vegetative Nervensystem

Unter diesem Begriff faßt man alle vegetativen Fasern zusammen, die sich außerhalb des ZNS befinden.

5.1.1
Strukturen des peripheren vegetativen Nervensystems

Im Gegensatz zum motorischen System, das nach Verlassen des Rückenmarks ohne Umschaltung die Zielstruktur erreicht, schalten alle vegetativen Fasern auf dem Weg zum Erfolgsorgan noch einmal um. Es sind also immer zwei Neurone hintereinander geschaltet. Die Umschaltungen vieler Fasern liegen dicht beieinander und bilden ein vegetatives Ganglion. Die vom ZNS bis zur Umschaltung ziehende Faser nennt man daher **präganglionär**, die danach **postganglionär**.

Merke !

> Anatomisch und funktionell läßt sich das periphere vegetative Nervensystem in zwei Teile gliedern: den Sympathikus und den Parasympathikus.

Der Sympathikus

Die Ursprungszellen des **Sympathikus** liegen im Seitenhorn des Rückenmarks. Sie entspringen allerdings nicht aus allen Segmenten, sondern nur vom untersten Halssegment (C8) bis zum Lendenbereich (L3), also im wesentlichen aus dem Thorakalmark und Lumbalmark (thorakolumbales System). Die Fasern verlassen das Rückenmark in den Ursprungssegmenten zusammen mit den motorischen Fasern durch die Vorderwurzel (Abb. 5.1). Die präganglionären Fasern zweigen aber aus dem gemischten Nerven gleich wieder ab und ziehen über eine kurze Verbindung (den Ramus communicans albus) zum **Grenzstrang**. Der Grenzstrang ist eine vom Sympathikus gebildete Ganglienkette, die rechts und links neben der Wirbelsäule liegt. Die Ganglien werden daher auch als **paravertebral** charakterisiert (para = neben). Hier schaltet die präganglionäre Faser um auf das zweite Neuron. Die postganglionäre Faser zieht über den Ramus communicans griseus zurück zum gemischten Nerven und mit ihm in die Peripherie.

5

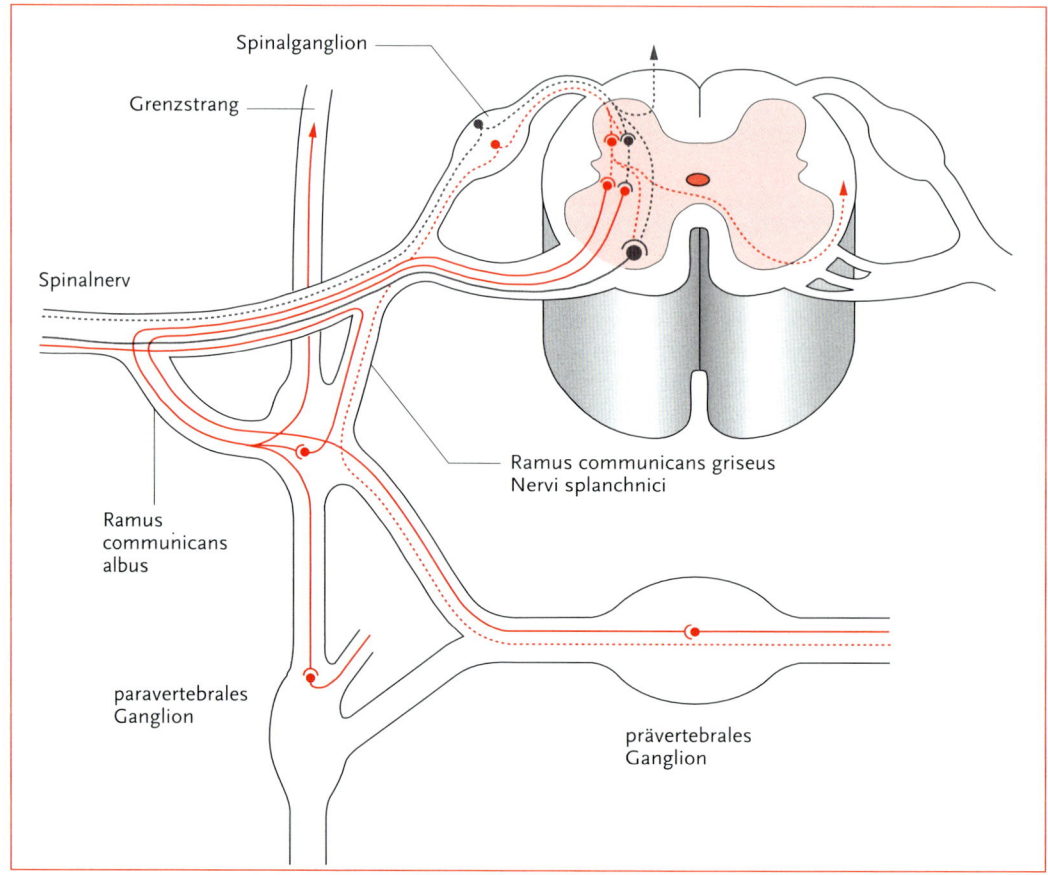

Abb. 5.1: Periphere Organisation des Sympathikus und Wechselbeziehung zum somatischen Nervensystem schematisch; grau durchgezogen: motorische Faser, grau gestrichelt: somatosensorische Faser, rot durchzogen: Sympathikusfaser, rot gestrichelt: viszerale Afferenz

Ein Teil der Fasern durchzieht das Grenzstrangganglion aber auch ohne Umschaltung und bildet eigene kleine Nerven, die ihre Umschaltung in drei Ganglien im Bauchraum finden. Sie sind nicht paarig angelegt und liegen genau in der Mitte vor der Wirbelsäule. Sie werden deshalb als **prävertebrale Ganglien** bezeichnet. Von ihnen ziehen die postganglionären Fasern zum Magen-Darm-Trakt.

Merke !

Der Sympathikus schaltet im Grenzstrang oder in den prävertebralen Ganglien von der präganglionären auf die postganglionäre Faser um.

Auf diesem Weg in umgekehrter Richtung erreichen Afferenzen aus den Eingeweiden das Rückenmark. Sie treten zusammen mit den somatischen Afferenzen durch die Hinterwurzel ins Rückenmark ein und gewinnen Anschluß an die Hinterhornzellen, von denen die lange, zum Gehirn aufsteigende Projektion ihren Ausgang nimmt. Sie bilden aber auch noch verschiedene Kollateralen zu anderen Neuronen in ihrem Rückenmarkssegment. So projizieren die viszeralen Afferenzen auch auf die zur somatischen Afferenz gehörenden Hinterhornzellen (Abb. 5.1). Das ist die Ursache dafür, daß viszeral verursachte Schmerzen in der zum gleichen Rückenmarkssegment gehörenden Hautregion empfunden werden können (Head-Zonen, übertragener Schmerz, s. S. 25).

Die im Grenzstrang umschaltenden Fasern bilden Kollateralen, die einige Segmente auf- oder absteigen können, dort umschalten und in die Peripherie ziehen. Dadurch sind die aus einem Segment stammenden Fasern in der Peripherie auf einige benachbarte Segmente verteilt, und es kommt zu Überlappungen. Ausfälle im Rückenmark sind daher in der Peripherie hinsichtlich der vegetativen Funktionen nicht so scharf begrenzt, wie im somatischen Bereich.

Die Ganglienkette reicht nach oben und unten über die Ursprungssegmente des Sympathikus hinaus. Nach oben wird über drei Ganglien im Halsbereich der Kopf sympathisch versorgt. Aus dem Gehirn selbst entspringen keine sympathischen Fasern. Nach unten gibt es unter den vier bis fünf Lumbalganglien noch vier bis fünf sakrale Ganglien und das manchmal unpaare Ganglion coccygicum. Aus ihnen kommen die postganglionären Fasern für die Organe des kleinen Beckens.

Der Parasympathikus

Das **parasympathische System** hat zwei Ursprungsgebiete, das eine im Gehirn und das andere im Seitenhorn des Sakralmarks. Es wird daher auch als kranio-sakrales System bezeichnet. Die Hauptmenge der parasympathischen Fasern entspringt im Hirnstamm und verläßt mit dem III. (N. oculomotorius), VII. (N. facialis), IX. (N. glossopharyngeus) und X. Hirnnerven (N. vagus) das ZNS. Während die ersten drei Nerven den Kopf parasympathisch versorgen, zieht der N. vagus zum Rumpf und innerviert dort die gesamten Eingeweide bis auf das letzte Stück des Dickdarms und die Organe des kleinen Beckens. Diese werden vom Sakralmark aus versorgt.

Im Kopfbereich erfolgt die Umschaltung von der prä- auf die postganglionäre Faser wie beim Sympathikus in Ganglien. Der Vagus jedoch, der ja das größte Versorgungsgebiet hat, bildet keine Ganglien. Die präganglionären Fasern ziehen bis zum Erfolgsorgan und schalten dort im Organ verteilt auf das zweite Neuron um.

Merke !

Beim Parasympathikus erfolgt die Umschaltung von der präganglionären auf die postganglionäre Faser nur im Kopfbereich in Ganglien. Der Vagus schaltet im Erfolgsorgan selbst um.

Daraus ergibt sich ein deutlicher Unterschied im Aufbau der beiden Teilsysteme des VNS: Der Sympathikus hat kurze präganglionäre und lange postganglionäre Fasern, während der Parasympathikus umgekehrt lange präganglionäre und kurze postganglionäre Fasern aufweist (Abb. 5.2). Im Darmbereich findet sich noch eine besondere Verschaltung. Dort inserieren die Sympathikusfasern teilweise nicht am Erfolgsorgan selbst, sondern an den Umschaltungen des Vagus und hemmen hier. Die Aktivierung des Sympathikus übt in diesem Fall die Wirkung auf das Erfolgsorgan durch Hemmung des parasympathischen Effektes aus. Wie mit dem Sympathikus laufen auch mit dem Parasympathikus afferente Fasern aus inneren Organen, so beispielsweise vom Magen-Darm-Trakt, der Lunge und dem Herzen mit dem Vagus.

5.1.2 Leitungsgeschwindigkeiten vegetativer Fasern

Merke !

Das VNS ist ein sehr langsames System.

Fast alle Fasern sind unmyelinisiert (C-Fasern) mit Leitungsgeschwindigkeiten um 1 m/s. Nur die präganglionären Fasern des Sympathikus sind gering myelinisiert (B-Fasern) und leiten etwas schneller (10 m/s).

Im allgemeinen versorgen beide Teilsysteme jedes Organ und üben eine entgegengesetzte Wirkung aus. Eine sehr wichtige Ausnahme von dieser Regel stellt die glatte Muskulatur der meisten Blutgefäße dar. Sie ist nur durch den Sympathikus innerviert, dessen Aktivität die Gefäße verengt. Eine Regulationsmöglichkeit in beide Richtungen (Verengung und Erweiterung) wird in diesem Fall dadurch erreicht, daß

5

der Sympathikus ständig eine Grundaktivität besitzt, von der aus die Aktivierung der glatten Muskeln verringert oder erhöht werden kann. Eine intensive cholinerge Versorgung von Blutgefäßen gibt es im Bereich der Genitalien. Ihre Aktivität führt zur Gefäßerweiterung.

5.1.3
Überträgerstoffe und Rezeptoren

Merke !

Alle präganglionären Fasern übertragen mit Azetylcholin über nikotinerge Rezeptoren.

Da auch die motorischen Fasern cholinerg sind, kann man die Aussage dahingehend verallgemeinern, daß alle Nervenfasern, die das ZNS verlassen, als Transmitter Azetylcholin verwenden. Auch die Rezeptoren, die an der Umschaltstelle dieser Fasern vorhanden sind, sind überall gleich. Man bezeichnet sie als nikotinische Azetylcholinrezeptoren, weil sie auch durch Nikotin aktiviert werden können (s. Kap. Überträgerstoffe, S. 15).

Der Transmitter der postganglionären Fasern unterscheidet sich bei den Systemen.

Merke !

Die postganglionären Fasern des Parasympathikus übertragen mit Azetylcholin, die des Sympathikus mit Noradrenalin.

Die Azetylcholinrezeptoren am Erfolgsorgan sind muskarinisch. Sie können auch durch das Fliegenpilzgift Muskarin aktiviert werden. Bei den adrenergen Rezeptoren kann man zwischen α- und β-Rezeptoren unterscheiden (Abb. 5.2), die durch die Blockierbarkeit mit unterschiedlichen Pharmaka klassifiziert wurden. Sie sind an den Organen unterschiedlich verteilt, so daß ein differenzierter Eingriff mit Medikamenten möglich wird (z.B. β-Blocker zur Behandlung bestimmter Herzerkrankungen).

5.1.4
Wirkungen des peripheren vegetativen Nervensystems

Der Sympathikus
- fördert die Tätigkeit des Herzens
- erweitert die Bronchien, wodurch die Atmung erleichtert wird
- verengt die Blutgefäße
- hemmt die Motorik und Sekretion des Magen-Darm-Traktes

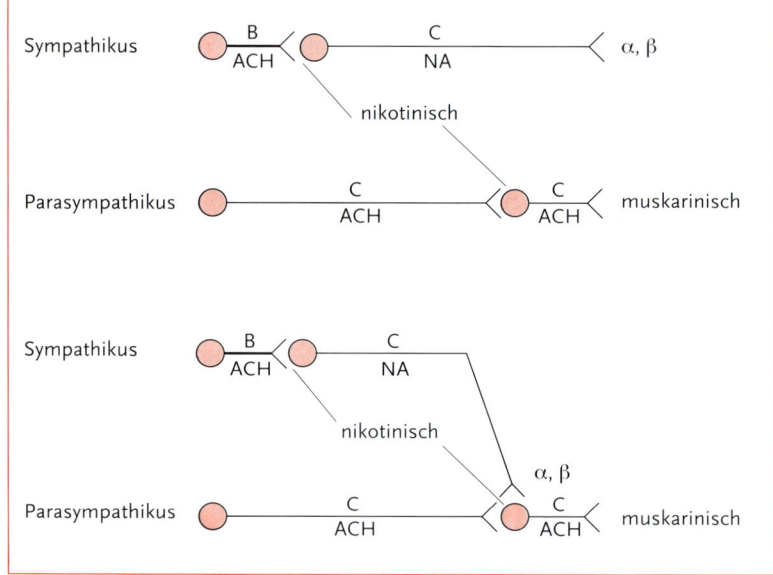

Abb. 5.2: Schema der peripheren vegetativen Transmission; B und C: Nervenfaserklassen, ACH: Azetylcholin, NA: Noradrenalin, α, β, muskarinisch, nikotinisch: Rezeptortypen

Der Parasympathikus dagegen
● verringert die Herztätigkeit
● verengt die Bronchien
● aktiviert den Intestinaltrakt

Betrachtet man diese Effekte gemeinsam in ihrer Auswirkung auf den Gesamtorganismus, so zeigt sich:

> **Merke !**
>
> Der Sympathikus paßt den Organismus an die Leistung von Arbeit an. Der Parasympathikus stellt den Organismus auf Ruhe und Erholung ein.

Diese Wirkungen werden zusammenfassend als ergotrop (ergos = die Kraft) und trophotrop (trophein = ernähren) bezeichnet.

Am Auge vermittelt der Parasympathikus die Pupillenverengung und die Akkommodation. Er löst außerdem Tränen- und Speichelsekretion aus. Der Sympathikus erweitert die Pupille und beeinflußt zwei weitere Muskeln in der Augenhöhle. Beim Ausfall des Sympathikus im Kopfbereich zeigt sich daher neben der engen Pupille (Miosis) ein tiefliegendes Auge (Enophthalmus) und ein herabhängendes Oberlid (Ptosis). Diese Symptomkombination wird als Horner-Trias bezeichnet. Aktivierung des Sympathikus fördert auch eine Speichelsekretion. Es werden dann aber nur sehr geringe Mengen eines zähflüssigen Speichels produziert, wodurch einem die Zunge am Gaumen klebt und das Sprechen schwerfällt – eine Reaktion, die man bei Angst beobachten kann.

Der Sympathikus versorgt schließlich noch die Schweißdrüsen. Hier tritt eine weitere Besonderheit auf: Die postganglionären Fasern sind cholinerg. Es gibt aber keine parasympathische Versorgung der Schweißdrüsen. Anders als bei den Blutgefäßen ist hier kein Ruhetonus des Sympathikus vorhanden. Das wäre auch biologisch nicht sinnvoll, da bei normaler Umgebungstemperatur eine Schweißproduktion nicht erforderlich ist. Die Regelung ist daher nur in einer Richtung (Aktivierung) notwendig.

5.1.5
Das Darmnervensystem

Vom peripheren vegetativen Nervensystem wird seit einiger Zeit das **Darmnervensystem** als eigenständige Einheit abgegrenzt. Es besteht aus zwei Nervengeflechten in der Darmwand, **dem Plexus submucosus** zwischen Schleimhaut und innerer Ringmuskulatur und dem **Plexus myentericus** zwischen der Ring- und der außen liegenden Längsmuskelschicht. Diese Geflechte sind hinsichtlich der Zahl und Vielgestaltigkeit der beteiligten Neuronen, ihrer Verbindungen untereinander und mit verschiedenartigsten Rezeptoren des Magen-Darm-Traktes sowie hinsichtlich der Komplexität der auf die Motorik und Sekretion ausgeübten Einflüsse durchaus mit dem Rückenmark oder Gehirn vergleichbar.

> **Merke !**
>
> Das Darmnervensystem ermöglicht ohne weitere Einflüsse von außen eine geregelte Funktion des Verdauungssystems.

Der Plexus submucosus reguliert vor allem die Sekretion, der Plexus myentericus die Motorik des Intestinaltraktes. Sympathikus und Vagus speisen ihre Aktivität in dieses Neuronennetz ein und modifizieren seine Tätigkeit.

5.2
Das zentrale vegetative Nervensystem

5.2.1
Anatomische Strukturen

Neben den schon dargestellten Ursprungszellen des peripheren Systems im Rückenmark und Hirnstamm können alle Regelzentren vegetativer Funktionen in der Medulla oblongata, z. B. das Atem- und Kreislaufzentrum sowie das gesamte limbischen System (s. S. 81) zu den vegetativen Strukturen gerechnet werden. Sie steuern zwar nicht direkt die Tätigkeit innerer Organe, binden ihre Funktion aber durch die Beeinflussung der Regelzentren im Hirnstamm in zweckmäßiger Weise in höhere Funktionen ein.

5

5.2.2
Funktionsweise zentraler vegetativer Strukturen

Merke !

Die zentralen vegetativen Strukturen haben integrative Funktionen. Sie integrieren vegetative Funktionen untereinander und mit viszeralen, sensorischen, motorischen und hormonellen Funktionen.

Diese Integration ist schon auf der Rückenmarksebene erkennbar und nimmt an Komplexität in den in der Hierarchie höher stehenden Strukturen des Hirnstamms und ganz besonders des limbischen Systems zu. Im Rückenmark sorgen die in Abbildung 5.1 eingezeichneten Verbindungen zwischen den viszeralen und somatischen Afferenzen und von beiden zu den vegetativen und somatischen Ausgangsneuronen für vielfältige Wechselwirkungen. So ermöglichen sie viszero-viszerale Reflexe, wie z. B. die Verstärkung der Kolonperistaltik bei Füllung des Magens (s. Kap. 8.2.2), oder viszero-kutane Reaktionen, wie den übertragenen Schmerz. Auf eine Verbindung der Hautafferenz mit den vegetativen Ursprungsneuronen im Seitenhorn gründet sich die entspannende Wirkung heißer Umschläge auf das zugehörige Hautareal bei Spasmen der glatten Muskulatur innerer Organe (kuti-viszerale Reaktion), und eine Verbindung der viszeralen Afferenz mit der Motorik zeigt sich beispielsweise in der Abwehrspannung bei einer Appendizitis (viszeromotorische Reaktion).

Füllung und Entleerung von Blase und Mastdarm Bei der Blasen- (**Miktion**) und Mastdarmentleerung (**Defäkation**) ist ein komplexeres Zusammenwirken von Sympathikus und Parasympathikus, Sensorik und Motorik nötig, welches durch ein Regelzentrum im Sakralmark (Segmente S3-S5) ermöglicht wird. Zur Füllung der Hohlorgane muß über eine Senkung des Parasympathikotonus die Spannung der Wandmuskulatur herabgesetzt und gleichzeitig über eine Erhöhung des Sympathikotonus die Kontraktion der inneren Schließmuskeln verstärkt werden. Die quergestreiften äußeren Schließmuskeln werden außerdem über das somatische Nervensystem verstärkt kontrahiert. Ist ein bestimmter Füllungszustand erreicht, so signalisiert die viszerale Afferenz einen kritischen Dehnungszustand, der reflektorisch zur Entleerung führt. Die Wandspannung wird erhöht (Aktivierung des Parasympathikus), der innere Sphinkter erschlafft (Hemmung des Sympathikus), und die Kontraktion des äußeren Sphinkters wird gehemmt (Motorik). Gleichzeitig wird über die Somatomotorik die Bauchpresse aktiviert. Der Erwachsene hat gelernt, diese Vorgänge bewußt zu steuern. Das geschieht über ein Miktions- und Defäkationszentrum im Hirnstamm. Ist die Verbindung dieser Zentren zu den sakralen Regelzentren gestört (Querschnittlähmung), so ist es sehr schwierig, die Automatismen wieder zu reaktivieren.

Die vegetativen Strukturen des Gehirns können nicht klar dem sympathischen oder parasympathischen System zugeordnet werden. Sie stehen in der Hierarchie über dieser Teilung und vermitteln Einflüsse auf beide Teilsysteme. Als höchstes Integrationszentrum wird der Hypothalamus zusammen mit dem limbischen System angesehen (s. Kap. 4.3). Er hat enge Verbindungen zur Sensorik und Motorik, zu viszeralen Afferenzen und zum Hormonsystem. Als Regulationszentrum für den Energie-, Wasser- und Wärmehaushalt sowie biologisch grundlegende Verhaltensformen (Kampf, Flucht, Reproduktion, Brutpflege) werden diese Verbindungen für die Realisierung der jeweiligen Funktion eingesetzt. Die Beteiligung der verschiedenen Funktionssysteme ist z. B. bei der Angst sehr deutlich. Über den Sympathikus kommt es zur Erhöhung der Herzfrequenz und des Blutdrucks, über den Parasympathikus kann es zur unwillkürlichen Blasen- und Darmentleerung kommen, der Muskeltonus ist erhöht, und das Hormonsystem ist durch Adrenalinausschüttung an dem Geschehen beteiligt.

Fragen

1. Wie ist das periphere vegetative Nervensystem aufgebaut?
2. Welche Funktionen üben Sympathikus und Parasympathikus aus?
3. Welche Rolle spielt das Darmnervensystem?
4. Welche Strukturen können dem zentralen vegetativen System zugerechnet werden, und welches ist die Funktionsweise dieser Strukturen?
5. Wie werden Füllung und Entleerung von Blase und Mastdarm reguliert?

5

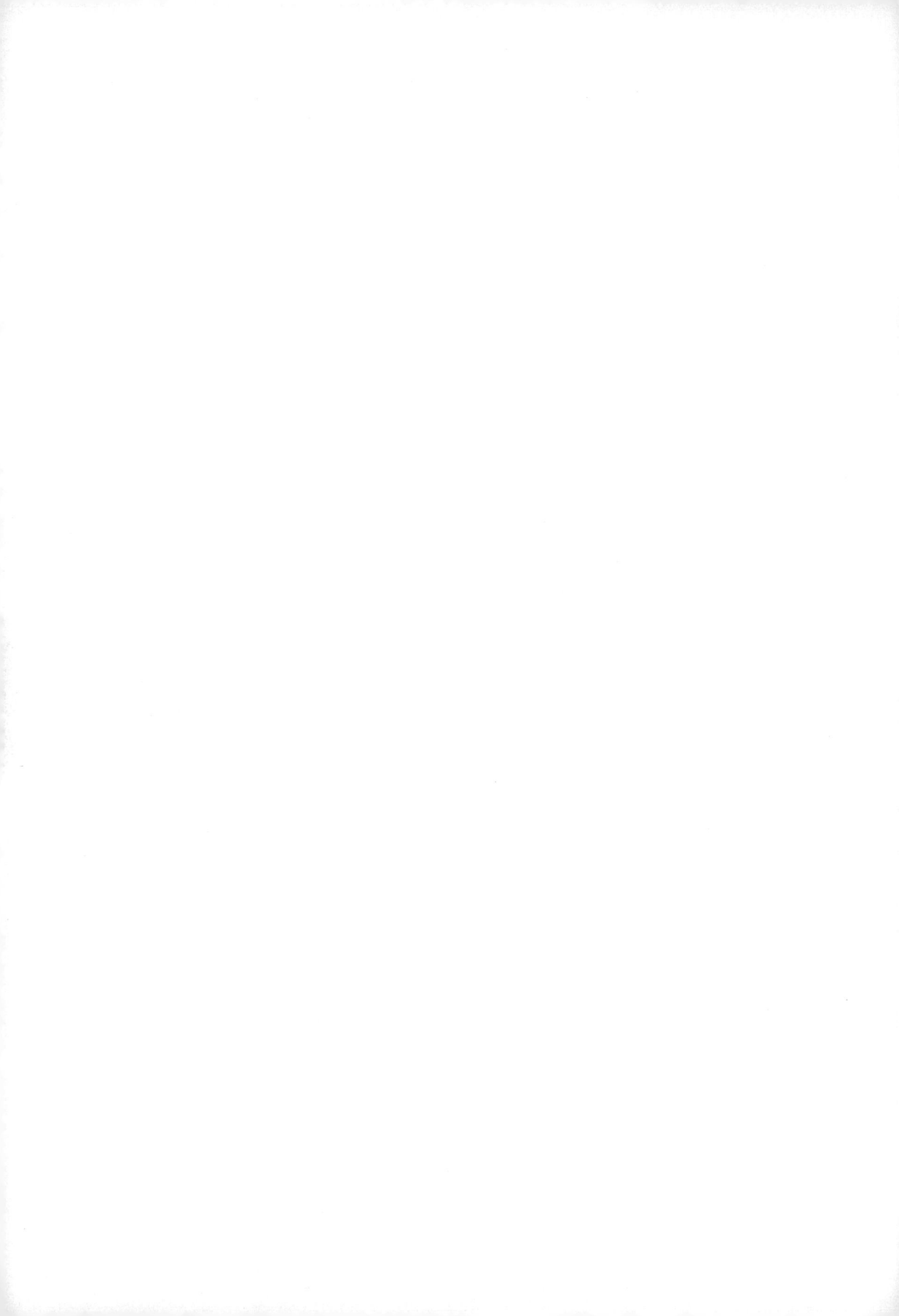

KAPITEL 6

Das Herz-Kreislauf-System

Das blutgefüllte Gefäßsystem bildet im Organismus einen Kreis, in den das Herz als Pumpstation eingebaut ist, die das Blut antreibt. Aus der linken Herzkammer entspringt ein einzelnes, großes Gefäß, die Hauptschlagader (**Aorta**), die sich in kleinere Schlagadern (**Arterien**) zu allen Organen verzweigt. Dort findet der Stoff- und Gasaustausch zwischen Blut und Geweben statt. Nach dem Verlassen der Organe werden die Gefäße als **Venen** bezeichnet. Kleinere Venen vereinigen sich zu fortlaufend größeren, bis das Blut schließlich über zwei große **Hohlvenen** dem rechten Herzen wieder zugeführt wird. Die rechte Herzkammer pumpt das Blut in die Lunge, wo es mit Sauerstoff beladen wird und danach zum linken Herzen zurückkehrt. Bis der volle Umlauf beendet ist, muß das Blut also vom linken Herzen durch den sogenannten **großen Kreislauf** zum rechten Herzen und von dort durch den **kleinen Kreislauf** zurück zum linken Herzen fließen (Abb. 6.1).

6.1
Das Herz

6.1.1
Anatomischer Bau des Herzens

Das Herz ist ein Hohlmuskel (Abb. 6.2). Es ist durch eine längsverlaufende muskuläre Scheidewand (Septum) in das rechte und linke Herz unterteilt. Eine querverlaufende bindegewebige Trennwand teilt außerdem beide Seiten in eine Vorkammer (**Atrium**) und eine Kammer (**Ventrikel**). Vorkammer und Kammer sind jeweils durch eine Öffnung in der Trennwand miteinander verbunden, die mit einer Herzklappe verschlossen wird. Die beiden Klappen zwischen Vorhöfen und Kammern heißen **Atrioventrikularklappe**n oder **Segelklappen**, da sie aus drei-

eckigen segelartigen Gewebslappen aufgebaut sind. Im linken Herzen besteht die Klappe aus zwei Segeln (Bikuspidalklappe oder **Mitralklappe**, – Cuspis = Zipfel), im rechten Herzen aus drei (Trikuspidalklappe). In der gleichen Ebene der Atrioventrikularklappen liegen auch am Anfang der beiden großen Gefäße, die aus den Herzkammern entspringen, Klappen. Sie werden nach ihrer Form **Taschenklappen** genannt und nach dem Gefäß, das sie verschließen **Aortenklappe** und **Pulmonalklappe**.

Merke !

Die Herzklappen funktionieren wie Ventile. Sie können nur in eine Richtung geöffnet werden. Sie gehen auf, wenn der Druck vor der Klappe größer ist als hinter ihr, und sie schließen sich umgekehrt, wenn der Druck hinter der Klappe größer ist als vor ihr.

Diese Ventile legen damit die Flußrichtung des Blutes im Herzen fest. Es kann nur von den Vorkammern in die Kammern und von diesen in die Gefäße fließen, aber niemals zurück. Die Trennwand zwischen Vorkammern und Kammern bezeichnet man auch als **Ventilebene**.

6.1.2
Die Erregung des Herzens

Erregungsbildung

Das Herz braucht, wie der Skelettmuskel, zur Auslösung der Kontraktion eine Erregung. Diese Erregung kann das Herz aber selbständig bilden. Dies geschieht in der Regel im **Sinusknoten**. Das ist eine kleine Struktur im rechten Vorhof in der Nähe der Einmündung der oberen Hohlvene, die aus spezialisierten Herzmuskelfasern besteht (Abb. 6.2).

Abb. 6.1: Schematische
Darstellung des großen
und kleinen Kreislaufs

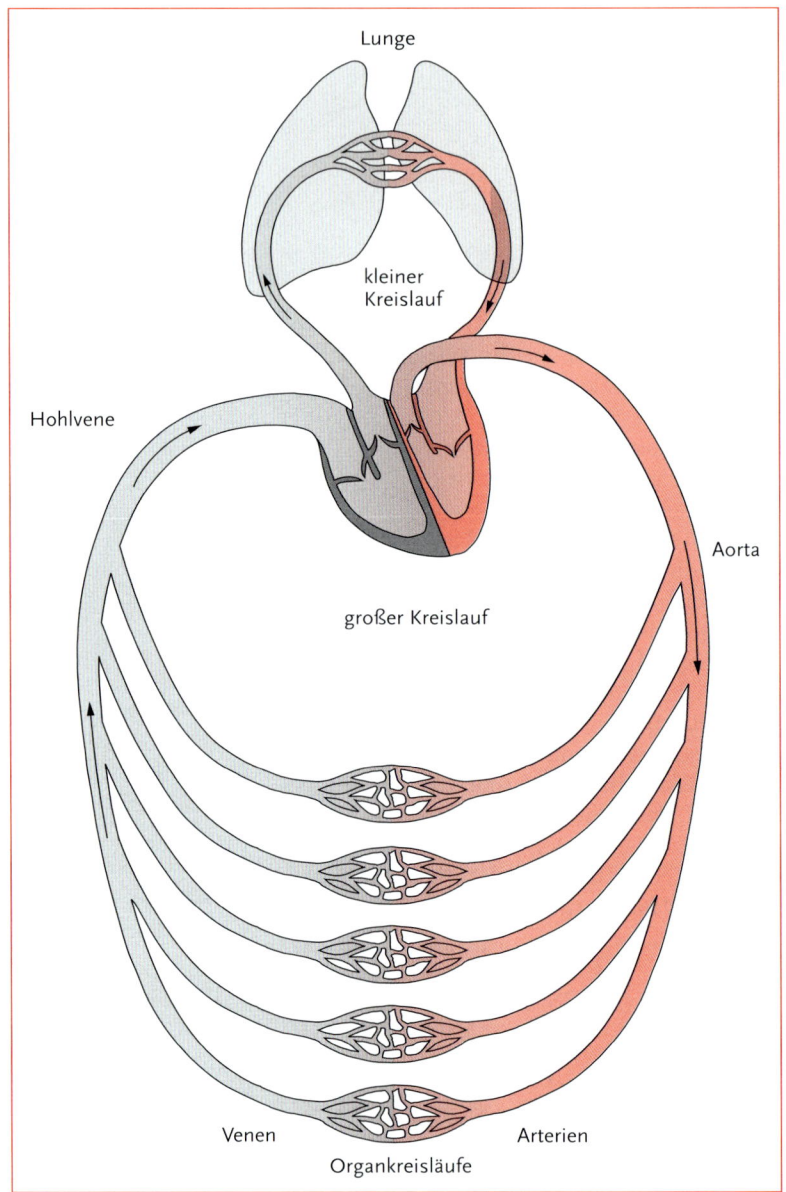

Lunge

kleiner
Kreislauf

Hohlvene

Aorta

großer Kreislauf

Venen   Arterien

Organkreisläufe

Diese Fasern haben kein stabiles Ruhepotential. Nach einer langsam zunehmenden Depolarisation bis zur Schwelle (**Schrittmacherpotential**) wird ein träges Aktionspotential ausgelöst, das durch Öffnung von Kalziumkanälen bedingt ist. Aktivierbare schnelle Natriumkanäle sind nicht vorhanden. Die Repolarisation entsteht durch den Rückgang der Kalziumpermeabiltät und eine Erhöhung der Kaliumpermeabilität. Die langsame Rückkehr der Kaliumpermeabilität auf ihren Ausgangswert führt dann zum erneuten Schrittmacherpotential. Der tiefste Punkt im Potentialablauf (maximales diastolisches Potential) ist erreicht, wenn sich die Kaliumpermeabilität auf ihrem Gipfel befindet (Abb. 6.3).

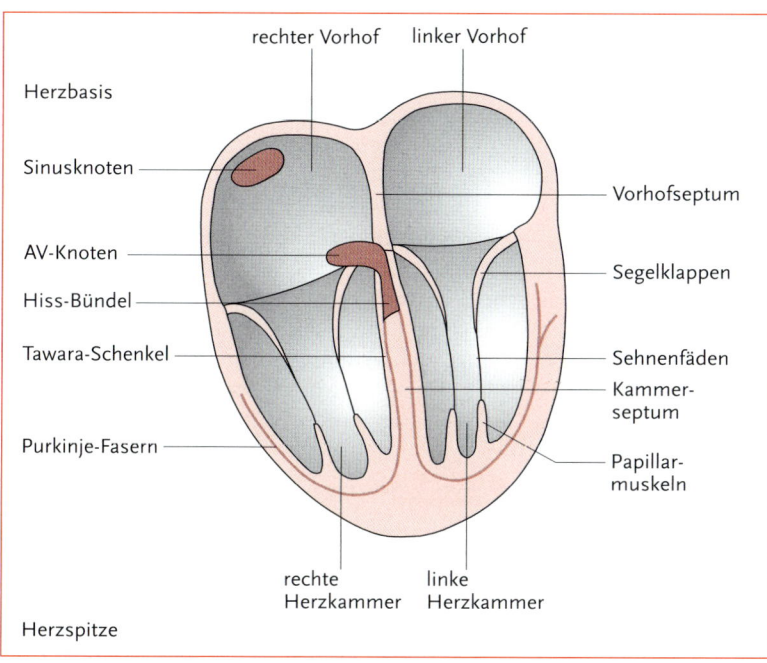

Abb. 6.2: Herzaufbau schematisch; rot: Erregungsbildungs- und -leitungssystem

Herzbasis

rechter Vorhof   linker Vorhof

Sinusknoten

Vorhofseptum

AV-Knoten

Segelklappen

Hiss-Bündel

Tawara-Schenkel

Sehnenfäden

Kammer-
septum

Purkinje-Fasern

Papillar-
muskeln

rechte
Herzkammer   linke
Herzkammer

Herzspitze

Die Frequenz der Sinusknotenpotentiale beträgt etwa 70/Minute (**Sinusrhythmus**).

Das Erregungsleitungssystem des Herzens

Da das Herz ein Synzytium ist (s. Kap 3.1.2), müßte sich die Erregung vom Sinusknoten auf das ganze Herz ausbreiten können. Das stimmt auch, bis auf eine Ausnahme: Die Ven-

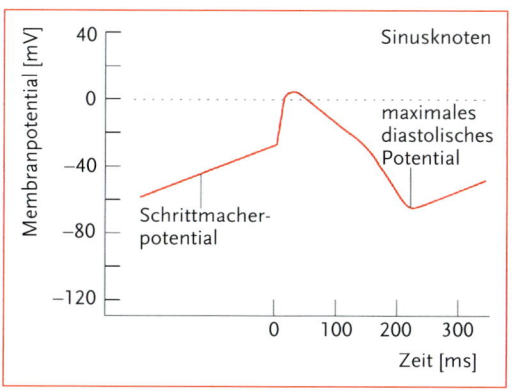

Abb. 6.3: Potentialverlauf im Sinusknoten

tilebene trennt die Muskulatur der Vorkammern von der der Kammern. Zur Übertragung der Erregung von den Vorhöfen auf die Kammern ist daher eine spezielle Struktur vorhanden, der **Atrioventrikular(AV-)knoten**. Er besteht wie der Sinusknoten aus spezialisierten Muskelfasern und ist die einzige leitende Verbindung, über die die Sinusknotenerregung die Kammern erreichen kann. Innerhalb der Kammern gibt es weitere Strukturen aus spezialisiertem Muskelgewebe, die die Erregung etwa doppelt so schnell leiten wie die Herzmuskelfasern und daher für die normale Erregungsausbreitung im Herzen wichtig sind. An den Atrioventrikularknoten schließt sich das **Hiss-Bündel** und die **Tawara-Schenkel (Kammerschenkel)** an, die innerhalb des Kammerseptums zur Herzspitze verlaufen. Sie teilen sich auf in die **Purkinje-Fasern**, die in den Kammerwänden rückwärts in Richtung zur Ventilebene ziehen (Abb. 6.2). Über diese Strukturen wird die Erregung sehr schnell auf die gesamte Kammermuskulatur verteilt, so daß eine einheitliche Kontraktion, der Herzschlag, zustande kommt.

6

Alle Teile des Erregungsleitungssystems sind prinzipiell auch zur Erregungsbildung befähigt. Die Eigenfrequenz beträgt aber beim AV-Knoten nur 40–50/Minute und ist bei den weiteren Strukturen noch geringer.

Das liegt an der deutlich langsameren Depolarisation bis zur Schwelle. Dadurch kommt die vom Sinusknoten ausgelöste Erregung am AV-Knoten an, ehe dieser die Schwelle erreicht. Er antwortet dann auf die zugeleitete Erregung und startet die Depolarisation neu, wird aber niemals fertig. Die Struktur mit der höchsten Frequenz übernimmt die Führung (**Schrittmacher**). Wenn der Sinusknoten ausfällt, geht die Erregung vom AV-Knoten aus (sekundärer Schrittmacher, **Kammerrhythmus**).

Erregung der Myokardfasern

Die Arbeitsmuskulatur des Herzens (Myokard) hat durch eine sehr hohe Kaliumpermeabilität ein großes Ruhepotential von etwa –90 mV. Das Aktionspotential wird durch die Öffnung schneller Natriumkanäle ausgelöst. Es entsteht wie am Nerven der Spike. Kurz nach Beginn der Repolarisation wird aber durch die Öffnung von Kalziumkanälen ein Plateau im umpolarisierten Zustand von etwa 300 ms Dauer verursacht. Erst mit Rückgang der Kalziumpermea-

bilität und durch gleichzeitige Erhöhung der Kaliumpermeabilität kommt es dann tatsächlich zur Repolarisation (Abb. 6.4). Zu elektromechanischer Kopplung, Refraktärzeit und Tetanisierbarkeit s. Kap. 3.1.2.

6.1.3
Regulation der Kontraktionskraft

Beide Mechanismen, über die der Skelettmuskel seine Kraft reguliert, Rekrutierung und Tetanus, stehen dem Herzen nicht zur Verfügung (das Herz antwortet nach dem Alles-oder-nichts-Gesetz und ist nicht tetanisierbar).

Die Verstärkung der Herzkraft wird als **Inotropie** bezeichnet. Eine positiv inotrope Wirkung wird durch einen verstärkten Kalziumeinstrom ausgelöst, der durch die Verlängerung der Aktionspotentiale oder durch Erhöhung ihrer Frequenz (Frequenzinotropie) erreichbar ist.

In beiden Fällen sind die Kalziumkanäle pro Zeiteinheit länger offen. Eine erhöhte Kalziumkonzentration in den Myokardfasern wird auch durch Pharmaka wie Digitalis oder Strophantin, oder durch das Hormon Adrenalin erreicht, die zur Verbesserung der Herzkraft verwendet werden.

6.1.4
Mechanik des Herzens

Arbeitsphasen

Das arbeitende Herz zeigt einen regelmäßigen Wechsel von Kontraktion und Erschlaffung. Die Kontraktionsphase wird **Systole**, die Ruhephase **Diastole** genannt. In der Diastole werden die Kammern mit Blut gefüllt, in der Systole wird das Blut ausgepreßt, wobei die Richtung des Blutstromes durch die Klappen festgelegt ist. Anhand des Klappenspiels können beide Phasen noch einmal unterteilt werden: Zu Beginn der Systole sind alle Klappen geschlossen, es kann daher kein Blut bewegt werden, das Volumen bleibt konstant, aber die Kontrak-

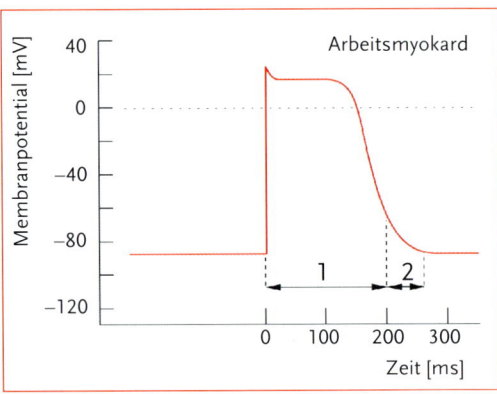

Abb. 6.4: Aktionspotential einer Arbeitsmyokardfaser; **1:** absolute Refraktärzeit, **2:** relative Refraktärzeit

tion führt zur Druckentwicklung in den Kammern. Diese Zeit ist die **isovolumetrische Anspannungszeit**. Der Druck in den Kammern steigt so lange, bis er größer wird als der Druck hinter den Taschenklappen in den großen Gefäßen. Sobald dieser Druck überschritten wird, gehen die Taschenklappen auf und das Blut strömt in die Gefäße – die **Austreibungszeit** beginnt. Sie endet mit Ende der Kontraktion, denn damit fällt der Druck in den Herzkammern, das Blut würde aus den großen Gefäßen zurückfließen, schließt dabei aber die Klappen. Die Erschlaffung des Herzmuskels und der damit verbundene Druckabfall kennzeichnet die **Erschlaffungszeit**. In dieser Zeit sind wieder alle Klappen geschlossen, das Volumen in den Kammern muß also konstant bleiben. Schließlich öffnen sich die AV-Klappen, weil der Druck in den Vorhöfen den in den Kammern übersteigt, und damit strömt das Blut in die Kammern, und die **Füllungszeit** beginnt.

Merke !

Die Herzaktion setzt sich aus der Systole mit Anspannungs- und Austreibungszeit und der Diastole mit Entspannungs- und Füllungszeit zusammen.

Der Druck- und Volumenverlauf im linken Ventrikel sowie die ungefähren Zeitverhältnisse der Phasen können aus Abbildung 6.5 entnommen werden.

Diastolisch beträgt der Druck etwa 0 mm Hg. Er nimmt in der Anspannungszeit auf den dann vorhandenen Aortendruck von 80 mm Hg und in der Austreibungszeit auf etwa 120 mm Hg zu. Im rechten Ventrikel entwickeln sich wesentlich geringere Drücke. Sie betragen nur ein Fünftel der Drücke der linken Seite (systolisch etwa 25 mm Hg). Diese Werte reichen aus, um den kleinen Kreislauf zu durchströmen. Er setzt dem Blutstrom nur wenig Widerstand entgegen. Dadurch ist die Muskelmasse des rechten Ventrikels auch deutlich schwächer entwickelt als die des linken.

Das Volumen beträgt nach der Füllung in jeder Kammer etwa 140 ml (**enddiastolisches Volumen**, EDV). Die Hälfte davon wird ausge-

worfen. Diese Menge ist das **Schlagvolumen**. Die übrigbleibenden 70 ml sind das **Restvolumen**. Die Kammern werden also in der Auswurfphase nicht vollständig entleert!

Anspannungs- und Entspannungszeit beanspruchen nur wenig Zeit (60–70 ms), die Austreibungszeit ist etwa 3–4mal so lang, und die längste Zeit der gesamten Herzaktion entfällt auf die Füllungszeit. Sie ist bei normaler Herzfrequenz etwa doppelt so lang wie die Austreibungszeit.

Koordination von Vorhöfen und Kammern

Die dargestellten Phasen der Herzaktion werden immer auf die Herzkammern bezogen. Beide Herzkammern arbeiten synchron. Die Kontraktion der Vorkammern erfolgt jedoch vor der Kontraktion der Kammern. Das wird dadurch erreicht, daß der AV-Knoten im Gegensatz zu allen anderen Strukturen des Erregungsleitungssystems eine extrem langsame Leitungsgeschwindigkeit besitzt (0,2 m/s). Er verzögert somit den Übergang der Erregung von den Vorhöfen auf die Kammern. Er hat außerdem eine besonders lange Refraktärzeit (Filter für hohe Frequenzen) und kann Erregungen nicht rückwärts leiten (Ventil).

Merke !

Der AV-Knoten erfüllt Überleitungsfunktion, Verzögerungsfunktion, Ventilfunktion, Filterfunktion und gegebenenfalls Schrittmacherfunktion.

Ventilebenenmechanismus

Die Füllung des Herzens erfolgt zu einem großen Teil über einen Vorgang, der **Ventilebenenmechanismus** genannt wird. Die Ventilebene wird während der Kontraktion der Ventrikel herzspitzenwärts verlagert. Das liegt daran, daß das Blut in die großen Gefäße an der Herzbasis ausgetrieben wird. Daraus ergibt sich ein Rückstoß, der die Ventrikel spitzenwärts treibt. Das Herz kann aber nicht als Ganzes verlagert werden, da die Gefäße über Bindegewebe im Körper verankert sind. Damit muß die Herzbasis ortsständig bleiben, und die

Abb. 6.5: Synopsis der Drücke im linken Ventrikel, linken Vorhof und in der Aorta, des Volumens im linken Ventrikel und des EKGs

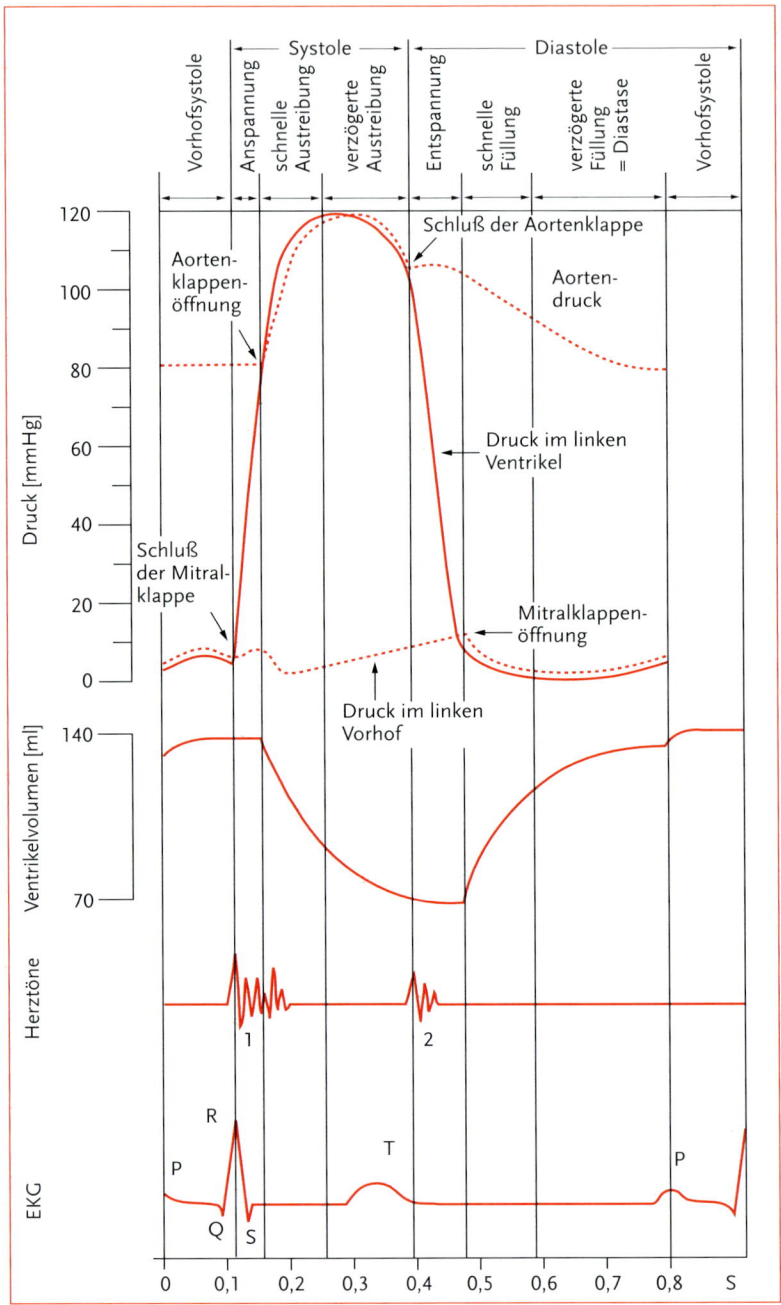

nachgiebigen Vorhöfe werden gedehnt. Diese Dehnung senkt den Druck in den Vorhöfen und führt dadurch zum Einstrom von Blut aus den Hohlvenen bzw. Lungenvenen. Dies ist ein wesentlicher Mechanismus zur Füllung der Vorhöfe.

Bei der Erschlaffung der Ventrikel gleitet die Ventilebene wieder nach oben, wodurch das Blut aus den Vorhöfen in die Kammern kommt, ohne sich im Körper zu verlagern. Die Kammer schiebt sich wie ein Handschuh über das Blutvolumen.

Merke !

Das Herz arbeitet als Druck-Saug-Pumpe. Die Kammerkontraktion drückt Blut aus den Kammern und saugt gleichzeitig Blut in die Vorkammern, das bei der Erschlaffung in die Kammern verlagert wird.

6.1.5
Äußere Signale der Herztätigkeit

Der Herzspitzenstoß

Bei jedem Herzschlag hebt sich die Herzspitze etwas und stößt innen an den Brustkorb an. Der Punkt läßt sich besonders gut beim stehenden Probanden von außen ertasten. Er liegt im 5. Zwischenrippenraum (Interkostalraum = ICR) etwa auf einer von der Mitte des Schlüsselbeins nach unten projizierten Linie (Medioklavikularlinie). Die Registrierung des Spitzenstoßes nennt man **Apexkardiogramm**. Aus ihm können Rückschlüsse auf die Kontraktion der Ventrikel gezogen werden.

Der Herzschall

Legt man das Ohr oder ein Stethoskop an die Brustwand, so lassen sich vom Herzen verursachte Schallerscheinungen hören. Man bezeichnet sie als **Herztöne**, obgleich sie im physikalischen Sinne Geräusche darstellen; unter **Herzgeräuschen** hingegen werden pathologische Schallerscheinungen verstanden.

Man unterscheidet einen ersten und zweiten Herzton (Abb. 6.5). Der erste Herzton wird auch als Muskelton charakterisiert, weil er wesentlich durch die kräftige Muskelkontraktion in der Anspannungszeit hervorgerufen wird. Der gleichzeitige Schluß der AV-Klappen trägt außerdem zu diesem Herzton bei. Er beginnt mit dem Beginn der Anspannungszeit und klingt tiefer und dumpfer als der zweite Herzton. Dieser liegt am Beginn der Entspannungszeit und kommt durch den Schluß der Taschenklappen zustande (Klappenton).

Merke !

Zwischen erstem und zweitem Herzton liegt also die Systole, zwischen zweitem und nächstem ersten Herzton die Diastole.

Die Herztöne können an bestimmten Stellen der Brustwand besonders gut gehört werden. Der Muskelton des rechten Ventrikels ist im 5. ICR rechts neben dem Brustbein, der des linken Ventrikels in der Gegend des Herzspitzenstoßes besonders laut. Die von den Taschenklappen verursachten Töne werden über die Blutgefäße nach oben weitergetragen, und man hört die Aortenklappe rechts und die Pulmonalklappe links neben dem Brustbein im 2. ICR am lautesten.

Pathologische Schallerscheinungen werden nach ihrem Charakter, dem Zeitpunkt ihres Auftretens im Verlauf der Herzaktion und der Stelle, wo sie am besten zu hören sind, beschrieben. Sie kommen dadurch zustande, daß eine Klappe sich nicht vollständig öffnet (**Stenose**) oder schließt (**Insuffizienz**). Bei einer Stenose muß das Blut mit erhöhtem Druck durch die Enge gepreßt werden, wodurch Turbulenzen entstehen, die man hört. Bei einer Insuffizienz fließt Blut in den Zeiten, in denen die Klappe eigentlich geschlossen sein sollte, rückwärts und verursacht wiederum Turbulenzen. Solche Veränderungen entstehen häufig durch Entzündungen an den Herzklappen (Endokarditis). Sie belasten das Herz, da es einen höheren Druck aufbringen oder einen Teil des Blutes doppelt befördern muß.

Das Elektrokardiogramm

Wie beim Skelettmuskel, so können auch beim Herzmuskel die summierten Aktionspotentiale der jeweils beteiligten Fasern von der Körperoberfläche abgegriffen werden. Da die Erregung am Herzen sich aber mit einer ganz bestimmten Geschwindigkeit ausbreitet und die einzelnen Herzmuskelfasern in einer ganz bestimmten Aufeinanderfolge erfaßt werden, so ergibt sich bei jeder Herzaktion auch ein Summenpotential, das einen ganz charakteristischen Zeitverlauf seiner Größe und Richtung aufweist. Dieses Potential erzeugt in der

6

Umgebung des Herzens ein elektrisches Feld, das sich bis an die Körperoberfläche ausbreitet (**kardioelektrisches Feld**) und dort abgegriffen werden kann. Die graphische Darstellung des Zeitverlaufs des Potentials nennt man **Elektrokardiogramm** (EKG, Abb. 6.6).

> **Merke !**
>
> Das EKG spiegelt den Erregungsablauf im Herzen wider. Es macht keine Aussagen über die mechanischen Abläufe.

Man bezeichnet die Auslenkungen des EKGs als Wellen und Zacken und ordnet ihnen die Buchstaben P bis T zu. Die P-Welle charakterisiert die Ausbreitung der Erregung über die Vorhöfe. Am Ende der P-Welle hat die Erregung den AV-Knoten erreicht. Ihre Weiterleitung über den AV-Knoten ist an der Oberfläche nicht erkennbar, weil das Faserbündel zu klein ist, um ein ausreichend großes Potential zu bilden, das sich bis an die Oberfläche ausbreiten kann. Daher ist das EKG in dieser Zeit isoelektrisch. (PQ-Strecke). Die Q-, R- und S-Zacke faßt man als Kammerkomplex zusammen. In dieser Zeit breitet sich die Erregung zuerst quer durch das Septum aus und erfaßt Teile der Herzbasis (Q), dann erfolgt die Erregungsausbreitung vor allem entlang des Septums in Richtung zur Herzspitze, also entlang der **anatomischen Herzachse** (R), und schließlich werden noch Reste der Herzbasis erregt

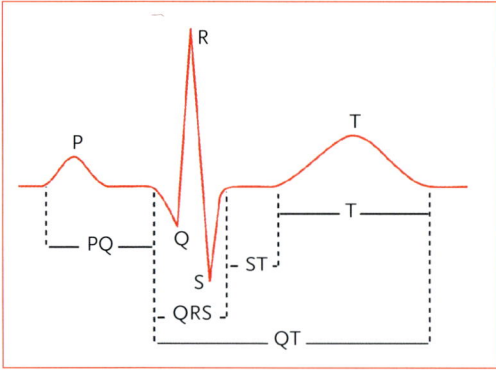

Abb. 6.6: Normales EKG. P, Q, R, S, T bezeichnen die Wellen und Zacken des EKGs; PQ, QRS, ST, und QT sind Strecken, d. h. Zeitabschnitte des EKGs.

(S). Danach ist das ganze Herz erregt und deshalb keine Potentialdifferenz vorhanden (ST-Strecke). Zuletzt ist die T-Welle erkennbar, die der Erregungsrückbildung der Kammern entspricht. Sie erfolgt von der Herzspitze zur Basis, da die Aktionspotentiale an der Herzspitze bedeutend kürzer sind als die der Basis. Dadurch ist, wie während der R-Zacke, die Basis negativer als die Spitze, und daher weisen R und T in die gleiche Richtung. Die Erregungsrückbildung der Vorhöfe ist nicht erkennbar. Sie wird vom Kammerkomplex überlagert.

Die Zeit vom Beginn der P-Welle bis zum Beginn der Q-Zacke entspricht der Ausbreitung der Erregung vom Sinusknoten bis zum Ende des AV-Knotens. Sie wird **Überleitungszeit** genannt und sollte nicht länger als 0,22 Sekunden sein. Längere Zeiten kommen durch Leitungsstörungen im AV-Knoten zustande. Sie sind besonders zu beachten, da es keinen anderen Weg gibt, auf dem die Erregung die Kammern erreichen könnte. Der Kammerkomplex sollte nicht länger sein als 0,1 Sekunde. Längere Zeiten kommen durch abnorme Wege der Erregungsausbreitung in den Kammern vor, beispielsweise nach einem Herzinfarkt.

Da die erfaßbaren Potentiale je nach Sitz der Elektroden variieren, sind definierte Ableitorte festgelegt worden. Dadurch werden zu verschiedenen Zeitpunkten oder von verschiedenen Probanden aufgenommene Kardiogramme vergleichbar. Man unterscheidet Extremitäten- von Brustwandableitungen und unipolare von bipolaren Ableitungen (Abb. 6.7). Bei den **Extremitätenableitungen** werden die Elektroden am rechten und linken Arm und am linken Bein angelegt. Leitet man jeweils zwischen zwei dieser Elektroden ab, so erhält man die bipolaren Ableitungen nach Einthoven (I, II, III). Leitet man dagegen eine Elektrode gegen die zwei gekoppelten übrigen ab, so erhält man die unipolare Ableitung nach Goldberger (aVR, aVL, aVF).

Die unipolaren **Brustwandableitungen** nach Wilson haben die Elektrodenpositionen V_1 bis V_6, und die bipolaren Brustwandableitungen nach Nehb benutzen neben V_4 und V_6 eine Elektrode im 2. ICR rechts neben dem Brustbein. Die Extremitätenableitungen erfassen besonders frontale Spannungsdifferenzen gut, die Brustwandableitungen dagegen horizontale. In der Klinik werden in der Regel die Einthoven- und Wilson-Ableitungen gleichzeitig registriert, um das Erregungsgeschehen im Herzen möglichst vollständig beurteilen zu können.

Bei Registrierung einer Reihe aufeinanderfolgender Herzaktionen kann aus dem EKG auch die Herzfrequenz ermittelt und die Regelmäßigkeit des Herzschlages beurteilt werden. Außerdem sind zusätzlich auftretende Herzschläge (**Extrasystolen**) und der Ort ihrer Entstehung im Herzen erkennbar.

6.1.6
Die Herzarbeit

Die mechanische Arbeit des Herzens gewährleistet die Durchblutung der Organe und damit ihre Sauerstoffversorgung.

> **Merke !**
>
> Die pro Minute geförderte Blutmenge heißt **Herzminutenvolumen** (HMV) und beträgt bei körperlicher Ruhe etwa 5 Liter (70 Herzschläge à 70 ml).

Das HMV muß bei rechtem und linkem Herzen stets gleich groß sein. Würde z. B. das linke Herz mehr Blut fördern als das rechte, so würde nach einiger Zeit der kleine Kreislauf leer werden.

Die bei jedem Herzschlag geleistete Arbeit entspricht im wesentlichen dem entwickelten Druck, um das Schlagvolumen zu fördern, ist also eine Druck-Volumen-Arbeit (p·V). Die Hauptmenge dieser Arbeit leistet der linke Ventrikel, weil er den größten Druck aufbringen muß.

Diesen Teil der Herzarbeit kann man im Druck-Volumen-Diagramm darstellen (Abb. 6.8). Dazu trägt man zunächst die Ruhedehnungskurve sowie die Kurven der isotonischen

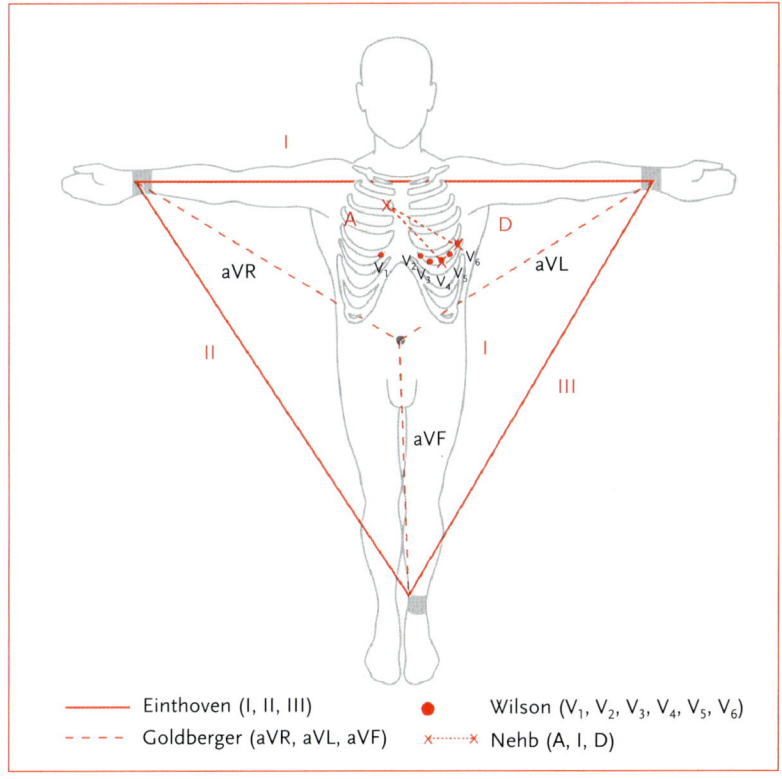

Abb. 6.7: Übersicht über die Elektrodenpositionen bei verschiedenen EKG-Ableitungen

—— Einthoven (I, II, III)   ● Wilson (V₁, V₂, V₃, V₄, V₅, V₆)
- - - Goldberger (aVR, aVL, aVF)   ×·····× Nehb (A, I, D)

und isometrischen Maxima in das Diagramm ein (s. Mechanik des Skelettmuskels, S. 47). Ausgehend von dem Punkt der Ruhedehnungskurve bei dem aktuellen enddiastolischen Volumen (140 ml) verläuft die Anspannung bei gleichbleibendem Volumen bis zum diastolischen Aortendruck (80 mm Hg) senkrecht nach oben. Während der Austreibungszeit steigt der Druck unter Verringerung des Volumens weiter an. Vereinfacht wird der höchste Druck (120 mm Hg) am Ende der Austreibung angenommen. Da die Systole eine Unterstützungszuckung ist, liegt dieser Punkt auf der **Kurve der Unterstützungsmaxima**. Diese Kurve wird durch Verbindung des isotonischen und des isometrischen Maximums, die zu dem aktuellen enddiastolischen Volumen gehören, konstruiert (in unserem Beispiel 140 ml). Vom Endpunkt der Austreibung erfolgt die Entspannung bei gleichbleibendem Volumen senkrecht nach unten bis auf die Ruhedehnungskurve. Die Füllung vollzieht sich entlang der Ruhedehnungskurve bis zum enddiastolischen Volumen. Die umfahrene Fläche ist die Druck-Volumen-Arbeit des linken Ventrikels für diesen einen Herzschlag (dunkelrot in Abb. 6.8).

Wie der Skelettmuskel, so kann sich auch der Herzmuskel bei mäßiger Vordehnung besser kontrahieren. Diese erhöhte Vordehnung wird durch einen vergrößerten venösen Zufluß zum Herzen erreicht. Das Herz kann dann dank der stärkeren Kontraktion diesen erhöhten Zufluß auch wieder auswerfen (vergrößertes Schlagvolumen, hellrot in Abb. 6.8). Andererseits kann es vorkommen, daß das Herz einen höheren Druck aufbringen muß. Dies ist zunächst nur möglich, indem weniger Blut ausgeworfen wird (1 in Abb. 6.8), also das Restvolumen steigt. Der normale Blutzufluß führt dann wieder zu einer erhöhten Vordehnung, und damit kann nun das ursprüngliche Schlagvolumen gegen den höheren Druck befördert werden (2 in Abb. 6.8). Diese Zusammenhänge werden nach den Forschern, die sie zuerst beschrieben haben, als Frank-Starling-Mechanismus bezeichnet.

Merke !

Das Herz kann durch Erhöhung der enddiastolischen Füllung (Vordehnung) eine größere Druck-Volumen-Arbeit leisten, d. h. ein größeres Schlagvolumen bei gleichem Druck oder ein unverändertes Schlagvolumen unter erhöhtem Druck fördern. Es handelt sich um einen herzeigenen Anpassungsmechanismus.

Über diesen Mechanismus erfolgt auch die Abstimmung der Förderleistung zwischen rechtem und linkem Herzen.

6.1.7
Herznerven und ihre Wirkung

Der Herzmuskel wird vom vegetativen Nervensystem versorgt. Die Fasern des Sympathikus entstammen dem unteren Hals- und oberen Brustmark, die des Parasympathikus dem Vagus. Der Sympathikus versorgt alle Teile des Herzens, der Parasympathikus dagegen nur die Vorhöfe. Dabei wird der Sinusknoten vom rechten Vagus und der AV-Knoten vom linken Vagus innerviert.

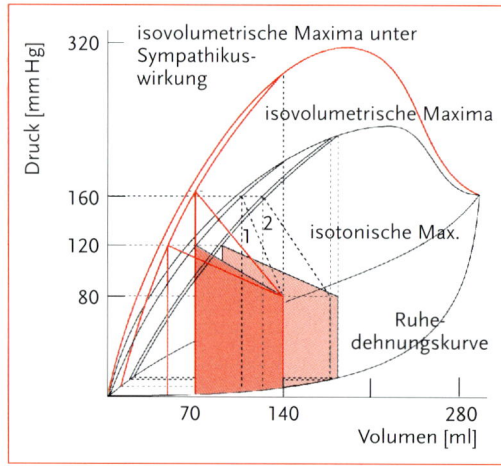

Abb. 6.8: Druck-Volumen-Diagramm der linken Herzkammer; dunkelrot: normales Arbeitsdiagramm, punktiert: 1. und 2. Herzaktion nach Erhöhung des Blutdruckes auf 160/80 mm Hg; hellrot: 1. Herzaktion nach Erhöhung des venösen Rückstroms; rote Linien: Effekt der Erhöhung des Sympathikotonus

Merke !

Das vegetative Nervensystem beeinflußt die Frequenz (chronotrope Wirkung), die Erregungsleitungsgeschwindigkeit (dromotrope Wirkung) und die Kontraktionskraft des Herzens (inotrope Wirkung). Der Sympathikus erhöht die Werte, der Vagus senkt sie.

Man spricht beim Sympathikus von positiven und beim Vagus von negativen Wirkungen. Die negativ **chronotrope Wirkung** des Parasympathikus wird vor allem vom rechten Vagus durch seine Wirkung auf den Sinusknoten hervorgerufen. Der Effekt wird durch eine Verlangsamung der Depolarisation bis zur Schwelle verursacht. Starke Reizung des rechten Vagus kann zum Herzstillstand führen. Der Sympathikus beschleunigt umgekehrt die Depolarisation, wodurch das nächste Aktionspotential des Sinusknotens eher ausgelöst wird, die Frequenz also steigt. Die aktuelle Herzfrequenz wird durch das Wechselspiel beider Nerven am Sinusknoten eingestellt. Ganz ohne Herznerven schlägt das Herz schneller als normal, das heißt, in Ruhe überwiegt am Sinusknoten der Vagotonus.

Die **dromotrope Wirkung** wird vor allem durch den rechten Vagus im Wechselspiel mit dem Sympathikus hervorgerufen. Sie ist in erster Linie im Hinblick auf die Leitungsgeschwindigkeit des AV-Knotens interessant, da dieser sehr langsam leitet. Bei höherer Herzfrequenz erfordert eine gute Koordination von Vorhöfen und Kammern eine nicht zu starke Verzögerung. Die höhere Leitungsgeschwindigkeit drückt sich auch in einer Verkürzung der Systole aus. Die Frequenzerhöhung geht dagegen zu Lasten der Diastole, die dabei stärker verkürzt wird als die Systole, so daß bei sehr hoher Herzfrequenz Austreibungszeit und Füllungszeit etwa gleich lang sein können.

Die **inotrope Wirkung** wird durch eine Beeinflussung der Dauer des Aktionspotentials der Myokardfasern erreicht, der Sympathikus verlängert und der Vagus verkürzt es. Da während des Aktionspotentials das Kalzium in die Zelle kommt, bedeutet ein langes Aktionspotential einen großen Kalziumeinstrom und

damit eine stärkere Kontraktion. Die Kraft der Kontraktion interessiert vor allem bei den Ventrikeln, denn sie müssen das Blut zu den Organen pumpen. Da der Vagus die Ventrikel nicht versorgt, kann er auch keine direkte negativ inotrope Wirkung auf sie ausüben. Er kann allerdings indirekt durch Hemmung des Sympathikus dessen positiv inotrope Wirkung dämpfen.

Die Herznerven haben zusätzlich auch einen Einfluß auf den **Wirkungsgrad des Herzens**. Er wird unter Sympathikuseinfluß erhöht und unter Vaguseinfluß gesenkt. Er kann zwischen 15 und 40% schwanken. Die Änderung des Wirkungsgrades läßt sich über eine von **Laplace** beschriebene Gesetzmäßigkeit verstehen. Danach ist die Wandspannung (also die Kontraktionskraft), die für einen bestimmten Innendruck in einer Herzhöhle aufgebracht werden muß, um so größer, je größer der Radius der kugelförmig gedachten Höhle und je kleiner die Wanddicke ist. Unter der inotropen Wirkung des Sympathikus ist die Kontraktionskraft bei gleicher Dehnung des Muskels erhöht (die Kurve der isometrischen Maxima ist nach oben verschoben, Abb. 6.8). Das Herz könnte daher das gleiche Schlagvolumen mit geringerer Dehnung, d.h. mit geringerem enddiastolischen Volumen und damit geringerem Radius befördern. Das kleinere Herz braucht nun aber nach dem Laplace-Gesetz weniger Wandspannung, um den gleichen Druck zu erzeugen, es arbeitet also ökonomischer, d.h. bei größerem Wirkungsgrad. Die herzeigene Anpassung über die Erhöhung der Vordehnung ist dagegen unökonomisch.

Der Einfluß des Sympathikus ist wesentlich für die Anpassung der Herztätigkeit an körperliche Arbeit. Er ermöglicht dem Herzen, ohne Vergrößerung der Vordehnung einen höheren Druck aufzubringen oder ein größeres Schlagvolumen zu fördern, also eine größere Arbeit zu leisten (s. Abb.6.8). Zusammen mit dem herzeigenen Mechanismus der Anpassung kann ein HMV von 25 Litern (trainierte Sportler bis 35 l) erreicht werden.

6.1.8
Die Versorgung des Herzmuskels

Da das Herz ständig arbeiten muß, bedarf es einer kontinuierlichen Versorgung mit Sauer-

6

stoff und Substraten. Beides wird mit dem Blut zugeführt, kann aber nicht aus den Herzhohlräumen entnommen werden, da die Muskulatur für eine Versorgung durch Diffusion viel zu dick ist. Die Blutzufuhr über die **Herzkranzgefäße** (Koronarien) ist daher unabdingbar. Die rhythmische Kontraktion des Herzens führt allerdings systolisch zu einer weitgehenden Kompression der Koronarien, so daß die Versorgung im wesentlichen in der Diastole erfolgen muß. Es ist daher von besonderer Bedeutung, daß gerade diese Phase bei Erhöhung der Herzfrequenz am stärksten verkürzt wird. Ausgleichend können die Koronarien erweitert werden, wofür Sauerstoffmangel des Herzmuskels ein kräftiger Auslöser ist. Wenn aber durch Verkalkung der Gefäße diese Regulation fehlt, wird die Arbeitsfähigkeit des Herzens drastisch eingeschränkt.

6.2
Der Kreislauf

6.2.1
Physikalische Gesetzmäßigkeiten

Die Strömung im Kreislauf gehorcht ähnlichen Gesetzen wie der Stromfluß in elektrischen Leitern. Die einfachste Beziehung, die auch auf den Kreislauf angewendet wird, ist das **OhmGesetz**: Der Strom entspricht im Kreislauf dem Blutvolumen, das in einer Zeiteinheit durch das System fließt (**Stromzeitvolumen** $\dot{V}$), die Spannung ist die treibende Kraft für den Strom und entspricht dem Blutdruck (p), und der Widerstand ist die Größe, die auch im Kreislauf dem Stromfluß entgegensteht (W). Damit ergibt sich für das Ohm-Gesetz die Formel

F 6.1 $$\dot{V} = \frac{\Delta p}{W}$$

In einem geschlossenen Kreislauf muß das Stromzeitvolumen durch jeden systematischen Querschnitt des Kreislaufs gleich sein (**Kontinuitätsbedingung**). Ein systematischer Querschnitt ist die Addition aller parallelen Gefäße: Die Aorta teilt sich in mehrere große Arterien auf. Die Summe der Querschnitte aller dieser Arterien ist ein systematischer Querschnitt.

Jede große Arterie teilt sich wieder in mehrere kleine Arterien auf, die alle zusammen einen neuen systematischen Querschnitt bilden usw. Jedes Gefäß teilt sich wieder in kleinere bis hin zu den kleinsten Gefäßen, den Kapillaren, von denen es eine riesige Anzahl gibt. Der systematische Querschnitt der Kapillaren ist daher am größten.

Die gleiche Menge Blut, die der linke Ventrikel pro Minute auswirft, muß nun auch pro Minute durch die Aorta oder durch die Kapillaren aller Organe zusammen hindurchfließen, und ebensoviel Blut muß auch in der gleichen Zeit wieder am rechten Herzen ankommen. Da aber das Strombett nicht überall gleich weit ist, muß die **Strömungsgeschwindigkeit des Blutes** variieren. Am einfachsten verständlich ist das, wenn man sich ein einzelnes Rohr vorstellt, bei dem verschieden weite Abschnitte hintereinander geschaltet sind. Bei großem Querschnitt des Rohres (Q) ist die Strömungsgeschwindigkeit ($\bar{v}$) klein und umgekehrt. Das Produkt beider Größen ergibt das Stromzeitvolumen.

F 6.2 $$\dot{V} = Q \cdot \bar{v}$$

Der **Blutdruck** ist der Druck, den das strömende Blut auf die Gefäßwände ausübt. Er wird vom Herzen aufgebracht und entsteht dadurch, daß das Gefäßsystem dem Blutstrom einen Widerstand entgegensetzt. (Man kann mit der Hand keinen Druck auf eine Wand ausüben, wenn die keinen Widerstand bietet und gleich umfällt.) Für die Überwindung des Widerstandes wird der Blutdruck im Verlaufe des Gefäßsystems allmählich aufgebracht, so daß er in den großen Venen vor dem Herzen nur noch sehr gering ist. In der Medizin wird am häufigsten der arterielle Blutdruck gemessen und allgemein nur als Blutdruck bezeichnet, während Angaben über andere Blutdruckwerte immer exakt gekennzeichnet werden (z. B. als Venendruck).

Merke !

Man unterscheidet in den Arterien einen **systolischen** (Normwert etwa 120 mm Hg) von einem **diastolischen Blutdruckwert** (Normwert etwa 80 mm Hg).

Die Werte können ermittelt werden, indem man eine Arterie durch Druck von außen (z. B. durch eine aufblasbare Manschette um den Oberarm) so stark komprimiert, daß kein Blut mehr hindurch fließt. Bei langsamem Absenken des Kompressionsdrucks wird das Gefäß systolisch durchströmt, sobald der Außendruck unter den systolischen Druck sinkt. An dem eingeengten Gefäß entstehen dabei Wirbel, die man mit einem Stethoskop hören kann (Korotkoff-Geräusche). Sie hören auf, wenn der Kompressiondruck den diastolischen Druck unterschreitet und daher keine Einengung des Gefäßes mehr vorhanden ist.

Der **Widerstand** eines Gefäßes ist vor allen Dingen von der Gefäßweite abhängig. Je enger das Gefäß, desto größer der Widerstand, wobei der Radius in der vierten Potenz wirksam wird. Die Länge des Gefäßes (l) und die Viskosität des Blutes (η) spielen dagegen eine untergeordnete Rolle. Die Größen werden im Hagen-Poiseuille-Gesetz zusammengefaßt:

F 6.3 $$W = \frac{l \cdot \eta \cdot 8}{\pi r^4}$$

Dieses Gesetz ist strenggenommen auf den Blutkreislauf nicht anwendbar, da es an einige Bedingungen geknüpft ist, die im Kreislauf nur zum Teil erfüllt sind. Es genügt aber für orientierende Abschätzungen. Eine nicht erfüllte Forderung sind z. B. starre Gefäße. Dagegen ist die Forderung nach **laminarer Strömung** in den meisten Gefäßen erfüllt. Man versteht darunter, daß die Strömung achsenparallele Schichten bildet, wobei zwei benachbarte Schichten nur gering unterschiedliche Strömungsgeschwindigkeit aufweisen (Abb. 6.9). Der Achsialstrom fließt am schnellsten, die Randschichten dagegen sehr langsam. Bei einem solchen Geschwindigkeitsprofil ist die innere Reibung klein und die Effektivität der Strömung groß. An Gefäßverzweigungen und Klappen kommt es zu Wirbelbildungen (**turbulente Strömung**). Aber auch in weiten Gefäßen bei hoher Strömungsgeschwindigkeit können Turbulenzen auftreten. Der Strömungswiderstand ist dann erhöht.

Das Hagen-Poiseuille-Gesetz gilt für ein einzelnes Gefäß mit einem bestimmten Radius.

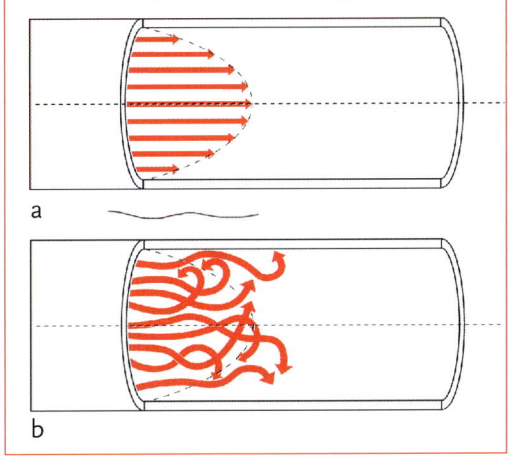

Abb. 6.9: Strömungsprofil bei laminarer (**a**) und turbulenter (**b**) Strömung

Im Organismus sind aber viele Gefäße mit unterschiedlichen Radien hintereinander (in Reihe) und viele etwa gleich starke Gefäße nebeneinander (parallel) geschaltet. Um eine Aussage über den Gesamtwiderstand zu erhalten, muß man die Einzelwiderstände aller Gefäße addieren. Dazu können wieder Gesetze der Elektrizitätslehre verwendet werden. In Reihe geschaltete Widerstände addieren sich zum Gesamtwiderstand (erstes Kirchhoff-Gesetz)

F 6.4 $$W_{gesamt} = W_1 + W_2 + \ldots + W_n$$

Bei Parallelschaltung addieren sich die reziproken Werte der Einzelwiderstände zum reziproken Wert des Gesamtwiderstandes (zweites Kirchhoff-Gesetz)

F 6.5 $$\frac{1}{W_{gesamt}} = \frac{1}{W_1} + \frac{1}{W_2} + \ldots + \frac{1}{W_n}$$

Merke !

Bei Reihenschaltung wird der Gesamtwiderstand durch Hinzufügung von Einzelwiderständen größer, bei Parallelschaltung jedoch kleiner.

Das ist leicht nachzurechnen. Wenn man zwei Widerstände der Größe vier addiert, erhält man im ersten Fall $4 + 4 = 8$, im zweiten Fall den reziproken Wert von $^1/_4 + ^1/_4 = ^1/_2$, also 2. Diese Zusammenhänge sind wesentlich für die Beurteilung der Widerstände unterschiedlicher Kreislaufabschnitte und ihrer Veränderungen.

Von der Aorta über die großen und kleinen Arterien, Terminalarterien bis zu den Arteriolen und Kapillaren verjüngt sich der Gefäßradius immer mehr, womit der Widerstand des Einzelgefäßes ständig wachsen muß. Am stärksten ist die Radiusabnahme beim Übergang von den Terminalarterien zu den Arteriolen. Hier steigt der Widerstand einer Arteriole um den Faktor 810000. Gleichzeitig verzweigen sich die Gefäße aber auch sehr stark, was den Widerstand aller Arteriolen wieder senkt. Die Radiusverjüngung kann aber nicht kompensiert werden, so daß die Arteriolen den höchsten Widerstand des Kreislaufsystems aufweisen. Bei den noch engeren Kapillaren ist der Verzweigungsgrad so hoch, daß die Radiusverjüngung überkompensiert wird und der Widerstand geringer ist als in den Arteriolen. Beide Gefäßgebiete zusammen liefern 75% des Gesamtwiderstandes (Abb. 6.10).

Da der Widerstand der Gefäße dazu führt, daß der vom Herzen aufgebrachte Druck allmählich für die Strömung aufgebraucht wird, ist aus der Größe des Widerstandes der Kreislaufabschnitte auf die Größe des Blutdruckab-

falls in dem jeweiligen Gebiet zu schließen (Ohm-Gesetz: $\Delta p \sim W$).

Merke !

Der Widerstand ist in der Aorta und den großen Arterien relativ gering, wächst deutlich in den Terminalarterien und erreicht seinen größten Wert in den Arteriolen. In den Kapillaren ist er wieder kleiner, aber immer noch relativ groß. In den Venolen und kleinen Venen geht er schnell zurück und ist in den Venen wieder gering. Der Blutdruckabfall ist in den großen Arterien und Venen durch den geringen Widerstand sehr gering (die Blutdruckmessung am Arm entspricht der Aorta), am größten ist er in den Arteriolen (Abb. 6.10).

6.2.2
Gefäßabschnitte

Die unterschiedlichen Gefäße zeigen jeweils einen typischen Wandaufbau, wodurch sich bestimmte Gefäßabschnitte abgrenzen lassen, die jeweils spezifische Aufgaben im Organismus erfüllen. Folgende Gefäßabschnitte lassen sich unterscheiden:

1. **Arterien:** Die Aorta und die herznahen großen Arterien besitzen viele elastische Fasern und wenig Muskulatur (Arterien vom elastischen Typ). Die sich dann anschließenden Arterien sind weniger reich an elastischen Fasern und weisen mehr Muskulatur auf (Arterien vom muskulären Typ). Diese Muskulatur dient aber nicht der Gefäßweiteneinstellung. Der Kontraktionszustand ändert eher die elastischen Eigenschaften der Gefäße.

2. **Terminalarterien und Arteriolen:** Sie enthalten sehr viel glatte Muskulatur, über die eine ausgeprägte Radiusverstellung erfolgt. Ein Teil der Arteriolen weist an ihrem Ende einen kräftigen Ringmuskel auf, der den Zugang zu den nachfolgenden Gefäßen völlig verschließen kann (Sphinktergefäße).

3. **Kapillaren:** Sie sind die kleinsten Gefäße, besitzen eine außerordentlich dünne Wand

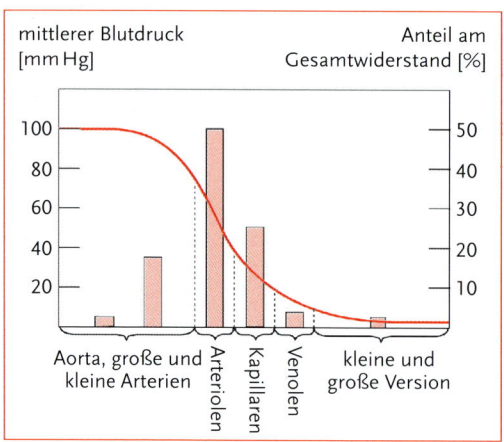

Abb. 6.10: Abfall des hydrostatischen Mitteldruckes im Kreislaufsystem in Beziehung zu den relativen Widerständen (Säulen) der verschiedenen Kreislaufabschnitte

ohne Muskulatur oder nennenswerte Mengen elastischer Fasern.

4. **Venen:** Sie enthalten eine gut ausgebildete Muskulatur. Manche Venen bilden Kurzschlußgefäße (**Anastomosen**) zwischen Arterien- und Venensystem, so daß das Blut ein Kapillargebiet umgehen kann.

Das arterielle System

Das arterielle System des großen Kreislaufs ist das **Hochdrucksystem**. Der linke Ventrikel preßt das Blut mit einem Druck von 120 mm Hg in die Aorta (systolischer Blutdruck). Da in der Diastole kein Blut aus dem Herzen nachkommt, würde bei einem starren Rohrsystem der Druck und die Strömung auf Null absinken. Die elastischen Eigenschaften besonders der herznahen Arterien sorgen aber dafür, daß dieser Abfall stark gedämpft wird (**Windkesselfunktion**). Der hohe Druck während der Systole weitet diese Gefäße, wodurch sie elastisch gespannt werden. In der Diastole entspannen sich die Gefäße und geben dabei das zusätzlich aufgenommene Blutvolumen wieder ab (Abb. 6.11). Der Druck fällt dabei auf etwa 80 mm Hg (diastolischer Blutdruck).

Die mit jedem Herzschlag ausgelöste Druckwelle pflanzt sich als Oberflächenwelle auf den Arterienwänden fort und kann als **Pulswelle** ge-

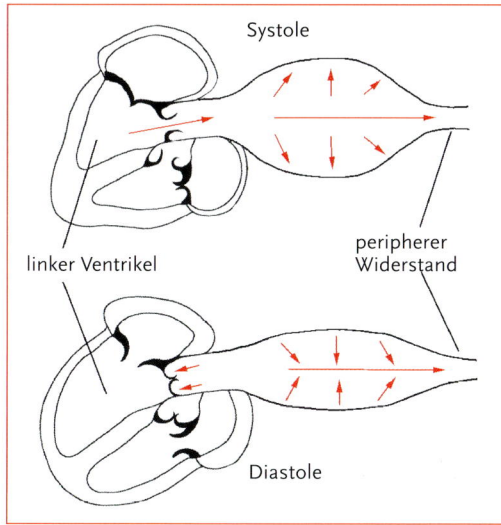

Systole

linker Ventrikel

peripherer Widerstand

Diastole

Abb. 6.11: Darstellung der Windkesselfunktion der Aorta

tastet werden. Ihre Amplitude nimmt in den kleinen Arterien stark ab und verschwindet in den Arteriolen. Die Geschwindigkeit der Pulswelle hängt von der Härte der Gefäßwände ab und nimmt von der Aorta (5 m/s) zur Kreislaufperipherie hin zu (12 m/s). Sie erhöht sich auch bei Kontraktion der Gefäßmuskulatur, also bei Vasokonstriktion.

> **Merke !**
>
> Die Pulswelle ist als Oberflächenwelle unabhängig von der Strömung des Blutes in den Gefäßen.

Die Pulswelle kann mit dem Finger über einer Arterie getastet werden. Dabei ist es mit einiger Übung möglich, verschiedene **Pulsqualitäten** zu unterscheiden. Einfach läßt sich ein schneller von einem langsamen Puls unterscheiden, die die Herzfrequenz widerspiegeln (Pulsus frequens oder rarus). Ebenso einfach ist die Regelmäßigkeit des Pulsus zu beurteilen, die auch der Regelmäßigkeit des Herzschlages entspricht (Pulsus regularis oder irregularis). Schwieriger ist die Beurteilung des Pulses als hart oder weich (Pulsus durus oder mollis), groß oder klein (Pulsus magnus oder parvus) und schnell oder langsam (Pulsus celer oder tardus), die Aussagen über den Blutdruck, die Blutdruckamplitude und die Laufgeschwindigkeit der Pulswelle machen. Im Zeitalter der Technik geht mit der Notwendigkeit auch die Fähigkeit zu solchen Unterscheidungen verloren.

Das Widerstandssystem

Die Arteriolen liefern den größten Anteil zum peripheren Widerstand. Mit ihrer Muskulatur können sie starke Änderungen des Widerstandes auslösen und sind dadurch wesentliches Regulationsgebiet für den arteriellen Blutdruck und die Verteilung des HMV auf die verschiedenen Organe. Da sie nur 3% des gesamten Blutvolumens des Körpers enthalten, kann es dabei zu keinen wesentlichen Volumenverschiebungen kommen. Die Kapillaren kommen für diese Regulationen nicht in Betracht, da sie keine Muskulatur enthalten. Ihre Weite

6

kann nur passiv durch die Druckdifferenz an ihrem Anfang (Arteriolen) und Ende (Venolen) verändert werden.

Blutdruckregulation Ein ausreichender arterieller Blutdruck ist Voraussetzung für die Aufrechterhaltung des Kreislaufs, denn der Gradient bis zum rechten Herzen treibt die Strömung. Der Organismus hat daher Möglichkeiten der Regulation des Blutdrucks. Nach dem Ohm-Gesetz muß sich die Druckdifferenz von der Aorta bis zum rechten Herzen, also der arterielle Mitteldruck (Druck im rechten Vorhof nahe Null) aus dem Produkt aus Stromzeitvolumen und Widerstand ergeben. Das Stromzeitvolumen kann als HMV angegeben werden, der Widerstand des großen Kreislaufes wird als **totaler peripherer Widerstand** (TPR) bezeichnet. Der Druck muß wachsen, wenn das HMV oder/und der TPR steigen. Das HMV kann über Sympathikuswirkung erhöht werden (s. Kap. 6.1.7). Der TPR steigt durch Konstriktion der Arteriolen, was ebenfalls über den Sympathikus vermittelt wird.

Die Aktivierung des Sympathikus erfolgt vom Kreislaufzentrum in der Medulla oblongata, das seinerseits dazu von **Pressorezeptoren** veranlaßt wird, die im **Glomus caroticum** und im **Glomus aorticum** liegen und den Blutdruck messen (Abb. 6.12). Dies sind zwei kleine Strukturen, die der Gefäßwand der Halsschlagader und der Aorta anliegen. Da sich die Gefäße bei höherem Innendruck dehnen, können die in den Glomera liegenden Rezeptoren indirekt über die Dehnung den Blutdruck messen und die Information über den N. glossopharyngeus bzw. den Vagus ins ZNS leiten. Das Kreislaufzentrum veranlaßt außerdem über den Sympathikus eine Tonisierung der Venen, wodurch der Blutrückfluß zum Herzen erhöht wird. Das ist Voraussetzung dafür, daß das HMV vergrößert werden kann (Zufluß = Abfluß).

Verteilung des HMV Von den 5 Litern Blut, die das Herz in jeder Minute fördert, bekommen die verschiedenen Organe (Teilkreisläufe) einen unterschiedlichen Anteil, der aus Abbildung 6.13 entnommen werden kann. Die Aufteilung richtet sich nach dem Widerstand, den die verschiedenen Teilkreisläufe dem Blutstrom entgegensetzen. Das Teilsystem mit dem geringsten Widerstand erhält den größten Anteil.

> **Merke !**
>
> Durch Änderung der Widerstandsverhältnisse kann eine Umverteilung des gerade vorhandenen HMV ausgelöst werden.

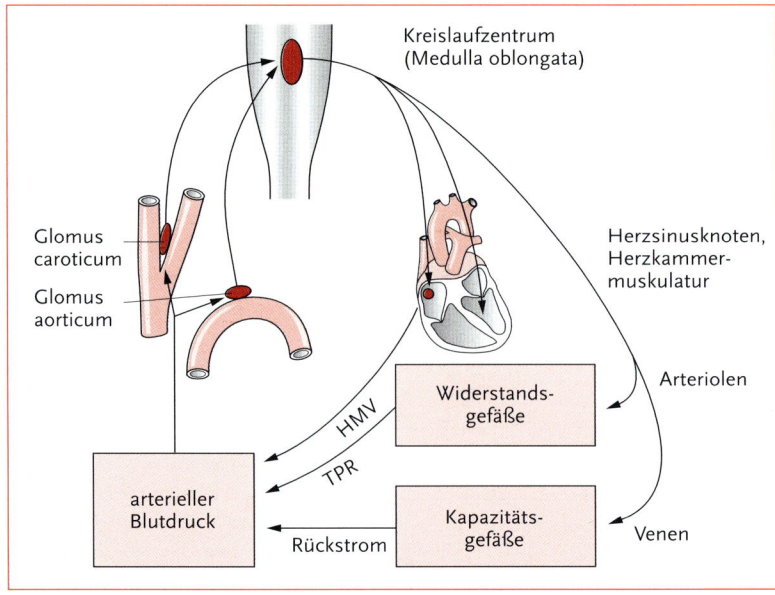

Abb. 6.12: Schema der Regulation des arteriellen Blutdrucks; HMV: Herzminutenvolumen, TPR: totaler peripherer Widerstand

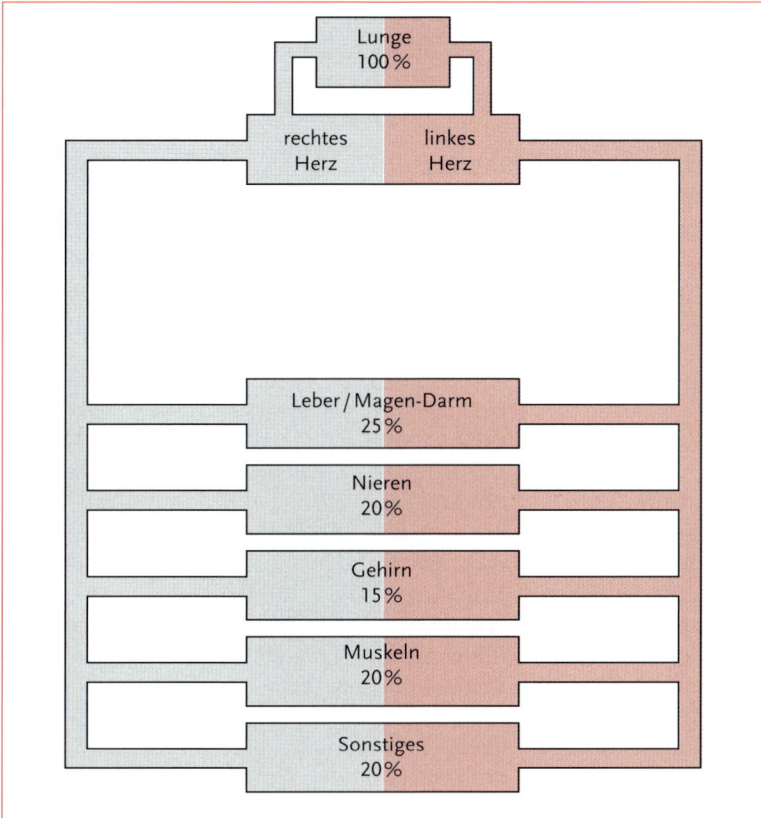

Abb. 6.13: Verteilung des Herzminutenvolumens auf die Teilkreisläufe in Ruhe

Lunge
100 %

rechtes Herz   linkes Herz

Leber / Magen-Darm
25 %

Nieren
20 %

Gehirn
15 %

Muskeln
20 %

Sonstiges
20 %

6

Das Austauschsystem

Die Kapillaren mit ihrer dünnen Gefäßwand und dem langsamen Blutfluß sind sehr gut geeignet für den Stoff- und Gasaustausch zwischen Blut und Gewebe. Obwohl jede Kapillare sehr klein ist, kommt durch die starke Verzweigung doch eine große Austauschfläche zustande. Man schätzt die Zahl der Kapillaren auf 40 Milliarden mit einer Gesamtoberfläche von 1000 m².

Erstaunlich ist, daß die dünne Kapillarwand bei dem hydrostatischen Druck, der in den Kapillaren zwischen 15 und 35 mm Hg liegt, nicht reißt. Dies läßt sich nach dem Laplace-Gesetz erklären (s. 6.1.7), das auch auf die Gefäße angewandt werden kann. Dadurch, daß der Gefäßradius und die Wanddicke so gering sind, erzeugt dieser Druck nur eine relativ geringe Wandspannung, die die Haltbarkeit der Kapillarwand nicht übersteigt.

Entscheidend für die Versorgung der Gewebe ist die Kapillardichte und damit die Dicke des Gewebszylinders, der mit einer Kapillare im Austausch steht, da diese Dicke die Länge des Diffusionsweges bestimmt. Durch Eröffnung zusätzlicher Kapillaren infolge Senkung des Tonus der **präkapillären Sphinkteren** kann bei Bedarf die Kapillardichte gesteigert werden, im arbeitenden Muskel beispielsweise auf das 10fache.

Es gibt zwei verschiedene Austauschmechanismen: die Diffusion und die Filtration.

Diffusion Wasser und alle im Blut gelösten kleineren Teilchen einschließlich der Ionen können die Kapillarwand ungehindert durchdringen. Der Diffusion liegt die Wärmebewegung der Moleküle zugrunde. Sie erfolgt stochastisch in alle Richtungen. Ein gerichteter Nettostrom entsteht durch Konzentrationsdifferenzen, die durch die Diffusion ausgeglichen werden. Die Wassermenge einer Kapillare mit den darin befindlichen Teilchen soll sich während einer Kapillarpassage 40mal zwischen dem Gefäß und dem umgebenden Interstitium austauschen. Das bedeutet, daß alle Stoffe, die die Kapillarwand durchdringen können, intravasal und extravasal in gleichen Konzentrationen vorliegen. Außer den Blutzellen kann nur das im Blut vorhandene Eiweiß die Gefäße nicht verlassen. Im Interstitium ist daher fast kein Eiweiß vorhanden. Die Diffusion ist die Grundlage für den Austausch der Atemgase und Substrate zwischen dem Blut und den Zellen.

Filtration Da in den Kapillaren ein höherer hydrostatischer Druck herrscht als im Interstitium (der Blutdruck), ist über die Gefäßwand ein Druckgradient, der **transmurale Druck**, vorhanden. Dieser preßt Wasser durch die Wand aus dem Gefäß hinaus (Filtration). Andererseits verursacht der intravasal höhere Eiweißgehalt einen **kolloidosmotischen Druck**, der Wasser im Gefäß festhält. Je nach dem Verhältnis dieser beiden Kräfte wird Wasser aus der Kapillare filtriert oder in sie zurückresorbiert. Der Zusammenhang wird in dem von Starling beschriebenen Schema graphisch dargestellt (Abb. 6.14). Im Anfangsteil der Kapillare ist der Kapillardruck höher als der kolloidosmotische Druck und daher wird filtriert. Da der Kapillardruck im Verlauf des Gefäßes kontinuierlich fällt, kehren sich die Verhältnisse etwa auf halbem Weg um und im zweiten Teil wird nun resorbiert.

Die Filtration beträgt etwa 20 Liter pro Tag, von denen aber nur 18 Liter rückresorbiert werden. Der Rest wird ins Lymphsystem aufgenommen und auf diesem Weg den großen Venen zugeführt.

Merke !

Störungen des Gleichgewichts der beiden Drücke ändern die Wasserverteilung zwischen Gefäßen und Interstitium.

Daher kann es bei erhöhtem Blutdruck oder bei Eiweißmangel im Blut zu Wasseransammlungen im Gewebe kommen (**Ödeme**). Über die Filtration erfolgt also die Wasserverteilung zwischen intravasalem und interstitiellem Raum.

Das Kapazitätssystem

Der Erwachsene besitzt etwa 5 Liter Blut. Dieses befindet sich zu 75% in den Venen. Die Venen besitzen eine verhältnismäßig nachgiebige Wand, so daß sie Blut aufnehmen können, ohne daß dabei der Innendruck wesentlich steigt. Das Venensystem stellt damit ein Reservoir dar, aus dem der Körper bei Bedarf Blut entnehmen kann, indem er die Venen tonisiert. Besonders große Speicherfähigkeit haben die Leber und das Kreislaufgebiet des Magen-Darm-Traktes. Sie liegen vor dem rechten Herzen und können ihm bei Bedarf Blut zur Verfügung stellen. Ähnlich kann das linke Herz 300–400 ml Blut aus dem Lungenkreislauf entnehmen. Diese Mechanismen spielen eine große Rolle, wenn der **venöse Rückstrom** des Blutes zum Herzen den Anforderungen kurzfristig nicht entspricht.

Venöser Rückstrom Für den Rücktransport des Blutes von den Kapillaren bis zum Herzen stehen nur noch 15 mm Hg Druckdifferenz zur Verfügung. Eine Reihe von Mechanismen unterstützen den Rückstrom. Das ist vor allem die Sogwirkung durch die Ventilebenenbewegung des Herzens, und eine weitere Sogwirkung im Thoraxraum durch die Atmung (Atempumpe, s. S. 116). In den Extremitäten werden die Venen außerdem durch Muskelkontraktionen ausgepreßt, wobei das Blut nur in Richtung Herz strömen kann, weil in den Venen **Venenklappen** den Rückfluß verhindern.

Orthostasereaktion Bei aufrechter Körperhaltung lastet auf den Gefäßwänden neben dem vom Herzen erzeugten Druck noch der Druck der Blutsäule. Beim Stehen sind das bis in Herzhöhe etwa 125 cm Blutsäule = 90 mm Hg. Diese addieren sich dem Blutdruck in den Füßen zu. Die straffen Arterien werden dadurch nur wenig geweitet, die nachgiebigen Venen dagegen wesentlich mehr. Daher können beim plötzlichen Aufstehen etwa 600 ml Blut in den Beinen „versacken". Sie fehlen dem Rückstrom, und das Herz würde ohne Zustrom

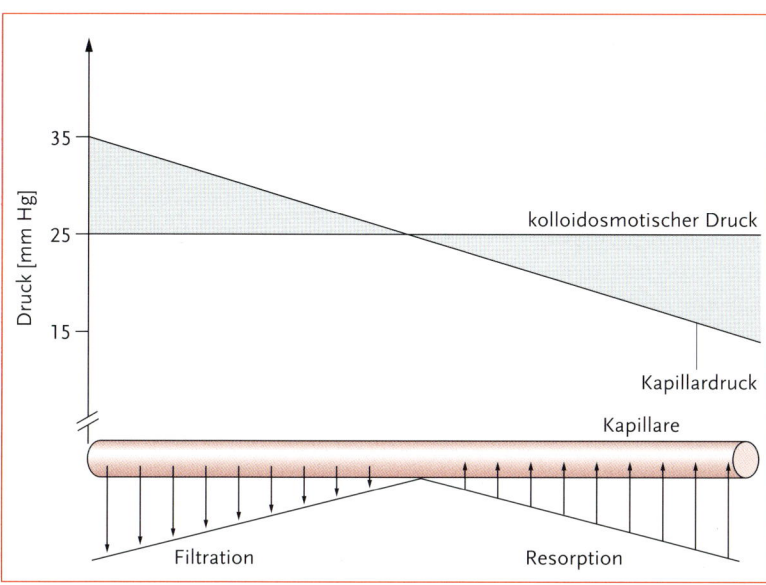

Abb. 6.14: Schema der Filtration in den Kapillaren (Starling-Schema)

bleiben, wenn nicht aus den Speichern schnell Blut mobilisiert werden könnte. Dennoch sinkt das HMV und damit der Blutdruck. Darüber werden die Mechanismen der Blutdruckregulation in Gang gesetzt. Bei zu träger Gegenregulation kann der Proband ohnmächtig werden. Die Regulation kann durch tiefe Atmung und Arbeit der Beine unterstützt werden.

6.2.3
Anpassung des Kreislaufs an Arbeit

Bei körperlicher Arbeit wird der Stoffwechsel in der Muskulatur erhöht, wofür Sauerstoff und Substrate zur Verfügung gestellt werden müssen. Diese werden über den Kreislauf herantransportiert. Ziel der Kreislaufanpassung ist also die ausreichende Blutversorgung der arbeitenden Muskulatur.

Lokale Kreislaufregulation

Bei Erhöhung des Stoffwechsels in einem Teilkreislauf (Hanteltraining mit einem Arm) ist zunächst die Durchblutung des Gewebes für diese neuen Bedingungen zu klein. Der Sauerstoffbedarf kann nicht gedeckt werden, und es wird anaerob gestoffwechselt. Es fallen vermehrt Stoffwechselprodukte an, wie beispielsweise CO_2, Laktat, ADP und AMP u.a., die auf

die glatte Muskulatur der Gefäße, die sich in dem Gewebe befinden, wirken und sie relaxieren. Damit werden die Gefäße im arbeitenden Gebiet weiter. Das bedeutet, daß der lokale Widerstand sinkt und ein größerer Teil des gegebenen HMV in das arbeitende Gebiet geleitet wird. Die übrigen Gebiete bekommen dann entsprechend weniger Blut.

Merke !

Die Blutumverteilung durch Stoffwechselprodukte im Gewebe wird als lokale Kreislaufregulation bezeichnet.

Zentrale Kreislaufregulation

Durch die Gefäßerweiterung in einem Teilkreislauf sinkt auch der Gesamtwiderstand (TPR), und damit muß bei konstantem HMV der Blutdruck sinken. Dadurch können die Pressorezeptoren ansprechen, und über das Kreislaufzentrum können das HMV erhöht, die Arteriolen verengt und die Venen tonisiert werden. Die Arteriolenverengung nimmt jedoch das arbeitende Gebiet aus, da hier die lokalen Mechanismen überwiegen. Der Sympathikus schränkt gleichzeitig die Aktivität von Organsystemen ein, die für die Arbeit nicht notwendig sind. Das ist in erster Linie der Ma-

6

gen-Darm-Trakt, können aber u.a. auch die Nieren sein.

Die Blutumverteilung wird bei größeren Leistungen unterstützt durch eine vom limbischen System ausgehende emotional bedingte Aktivierung von Atmung und Kreislauf schon vor Beginn der Arbeit (**Vorstartreaktion**), sowie durch eine der Motorik parallellaufende Aktivierung des Kreislaufzentrums von den motorischen Zentren des Gehirns aus (**Mitinnervation**).

Fragen

1. Wie sind großer und kleiner Kreislauf aufgebaut?
2. Welche Strukturen gehören zum Erregungsbildungs- und -leitungssystems des Herzens? Wo im Herzen liegen sie?
3. Warum ist der Sinusknoten Schrittmacher des Herzens?
4. Welche Besonderheiten zeigt ein Aktionspotential des Sinusknotens und der Myokardfaser?
5. Wie kann der Herzmuskel seine Kraft regulieren?
6. Wodurch sind die Arbeitsphasen des Herzens charakterisiert?
7. Was versteht man unter Ventilebenenmechanismus?
8. Wie sieht ein normales EGK aus? Worüber kann man aus dem EKG Aussagen machen?
9. Welche Wirkungen vermitteln die Herznerven?
10. Über welche Mechanismen kann das Herz ein erhöhtes HMV fördern?
11. Wie erklärt sich der Druckabfall in den verschiedenen Gefäßabschnitten?
12. Was versteht man unter laminarer und turbulenter Strömung?
13. Welche funktionelle Bedeutung haben die verschiedenen Gefäßabschnitte?
14. Wie kann der Blutdruck reguliert werden?
15. Was versteht man unter lokaler und zentraler Kreislaufregulation?
16. Wie erfolgt die Orthostasereaktion?

KAPITEL 7

Atmung

Man unterscheidet zwischen innerer und äußerer Atmung. Während man unter **innerer Atmung** den Gaswechsel zwischen Zelle und Kapillarblut im Zuge der Energiegewinnung versteht, handelt es sich bei der **äußeren Atmung** um den Austausch der Atemgase zwischen der Umgebungsluft und dem Blut. Beide sind über den **Atemgastransport** mit dem Blut verbunden. Sauerstoff wird mit der Umgebungsluft in die Lungen gebracht und dort in die Kapillaren des kleinen Kreislaufs aufgenommen. Über das linke Herz und den arteriellen Schenkel des großen Kreislaufs gelangt er zu den Kapillaren der verschiedenen Organe, wo er in die Zellen übertritt. Das entstehende Kohlendioxid (CO_2) wird von den Zellen ins Blut abgegeben und über den venösen Schenkel des großen Kreislaufs und das rechte Herz in die Lunge transportiert, über die es ausgeatmet wird und somit den Körper verläßt.

7.1
Die äußere Atmung

7.1.1
Atemmechanik

Durch rhythmische Ein- und Ausatmung wird ein bestimmtes Luftvolumen, das Atemvolumen oder **Atemzugvolumen**, in die Lunge hinein und wieder heraus befördert.

Aufbau des Atemsystems

Ein- und Ausatmung werden über das gekoppelte System von Thorax und Lunge bewirkt. Der Thorax besteht aus der Wirbelsäule, den zwölf Rippenpaaren und dem Brustbein. Die Rippen sind gelenkig an der Wirbelsäule befestigt. Sie verlaufen von hinten oben im Bogen nach vorn unten. Kopfwärts gerichteter Zug am Brustbein oder den Rippen weitet den Brustkorb und vergrößert damit seinen Innenraum.

Innen ist der Brustkorb von einer serösen Haut, der **Pleura parietalis**, ausgekleidet. Im Innenraum liegt die Lunge, deren Oberfläche ebenfalls von einer serösen Haut überzogen ist, der **Pleura visceralis**. Unten wird der Bruskorb durch das **Zwerchfell** (Diaphragma), eine flache Muskelplatte, die sich vom Unterrand des Thorax kuppelförmig nach oben wölbt, verschlossen. Am Rand des Zwerchfells entsteht dadurch ein enger Spalt, wo Zwerchfell und Thorax aneinander liegen (Recessus pleuralis). Das Zwerchfell wird ebenfalls von der Pleura parietalis überzogen.

In der Lunge kann man die zuführenden Atemwege von der eigentlich atmungsaktiven Oberfläche der Lungenbläschen (Alveolen) unterscheiden. Die zuführenden Atemwege bestehen aus der Luftröhre (Trachea), die sich in zwei Hauptbronchien für den rechten und linken Lungenflügel verzweigt. Diese teilen sich immer wieder in kleinere Bronchien auf, bis schließlich die kleinsten Bronchioli in den Alveolen enden.

Einatmung

Die Einatmung erfolgt durch Vergrößerung des Thoraxinnenraums. Das geschieht einerseits durch Kontraktion des Zwerchfells, wobei sich die Zwerchfellkuppel abflacht und der Recessus pleuralis mehr oder weniger eröffnet wird (Bauchatmung oder Zwerchfellatmung), und andererseits durch Kontraktion der äußeren Zwischenrippenmuskeln, was zur Hebung der Rippen führt (Brustatmung). Der Anteil beider Mechanismen kann schwanken, je nach der Beweglichkeit des Thorax und den Druckverhältnissen im Bauchraum, da die Senkung der Zwerchfellkuppel zur Verlagerung von Baucheingeweiden führen muß.

7

Die Lunge muß der Erweiterung des Thorax folgen, da die beiden Pleurablätter über einen dünnen Flüssigkeitsfilm aneinandergekoppelt sind. Flüssigkeit ist nicht dehnbar, weshalb die Pleurablätter sich nicht voneinander entfernen können. Sie sind jedoch gut gegeneinander verschieblich. Man kann die Verhältnisse mit zwei aufeinandergelegten feuchten Glasplatten nachvollziehen.

Bei Erweiterung des Thorax wird also auch die Lunge vergrößert. Das größere Volumen wird durch Dehnung der Alveolen ausgefüllt, in denen dabei ein Unterdruck entsteht (**pulmonaler Druck** oder **Alveolardruck**). Dieser Unterdruck führt zum Einströmen der Luft aus der Umgebung über die zuführenden Atemwege, und zwar so lange, bis die Druckdifferenz zur Umgebung ausgeglichen ist. Am Ende der Einatmung steht der Thorax in Weitstellung, das Lungenvolumen ist erhöht und der pulmonale Druck entspricht dem Luftdruck in der Umgebung (Abb. 7.1).

Ausatmung

> **Merke !**
>
> Im Gegensatz zur Einatmung ist die Ausatmung in der Regel ein passiver Vorgang, bedingt durch die elastischen Verhältnisse von Lunge und Thorax.

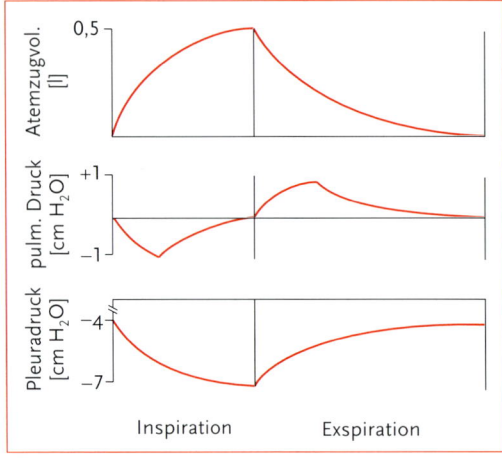

Abb. 7.1: Atemsynopsis: Veränderung des Lungenvolumens, des pulmonalen und Pleuradruckes während der Ein- und Ausatmung

Für die Ausatmung werden die Atemmuskeln relaxiert, wodurch der Thorax sich wieder verkleinert. Damit entsteht in der Lunge ein Überdruck und die Luft strömt aus der Lunge heraus, bis der Druckausgleich zwischen Lunge und Umgebung wieder hergestellt ist.

Die Energie, die für die Verkleinerung des Thorax nötig ist, wird während der Einatmung für die elastische Dehnung der Lunge aufgebracht und gespeichert. Die Lunge ist im entspannten Zustand wesentlich kleiner als der Thorax. Da sie sich aber wegen der Pleurakopplung nicht von der Thoraxwand lösen kann, ist sie immer elastisch gedehnt. Sie übt daher einen hiluswärts gerichteten Zug auf die Thoraxwand aus, der als Unterdruck im Pleuraspalt gemessen werden kann (**Pleuradruck**). Er beträgt in Ruheausatemstellung etwa −4 cm Wassersäule (−3 mm Hg) und wird größer, je mehr der Thorax erweitert und damit die Lunge gedehnt wird.

> **Merke !**
>
> Der Pleuradruck spiegelt die Dehnung der Lunge wider. Er ist negativ.

Der Unterdruck wirkt sich auch auf die durch den Thorax ziehenden großen Venen aus und fördert so den venösen Rückstrom. Bei Eröffnung des Pleuraspaltes kann Luft in diesen Spalt eingesaugt werden und die Lunge zieht sich auf ihre elastische Ruhelage zusammen, sie kollabiert (**Pneumothorax**).

Der im Normalfall vorhandene Zug der Lunge führt auch zu einer elastischen Verkleinerung des Thorax. Wenn keine Muskelkraft oder äußeren Kräfte angreifen, stellt sich die Weite des Systems Lunge/Thorax so ein, daß der Thorax genauso stark nach außen zieht, wie die Lunge nach innen. Dieser Gleichgewichtszustand ist bei der normalen Ausatemstellung erreicht, die daher als **Atemruhelage** bezeichnet wird. Jede Auslenkung des Systems von dieser Weite erfordert Energie, und die Rückkehr zu dieser Stellung erfolgt passiv aufgrund der elastischen Kräfte.

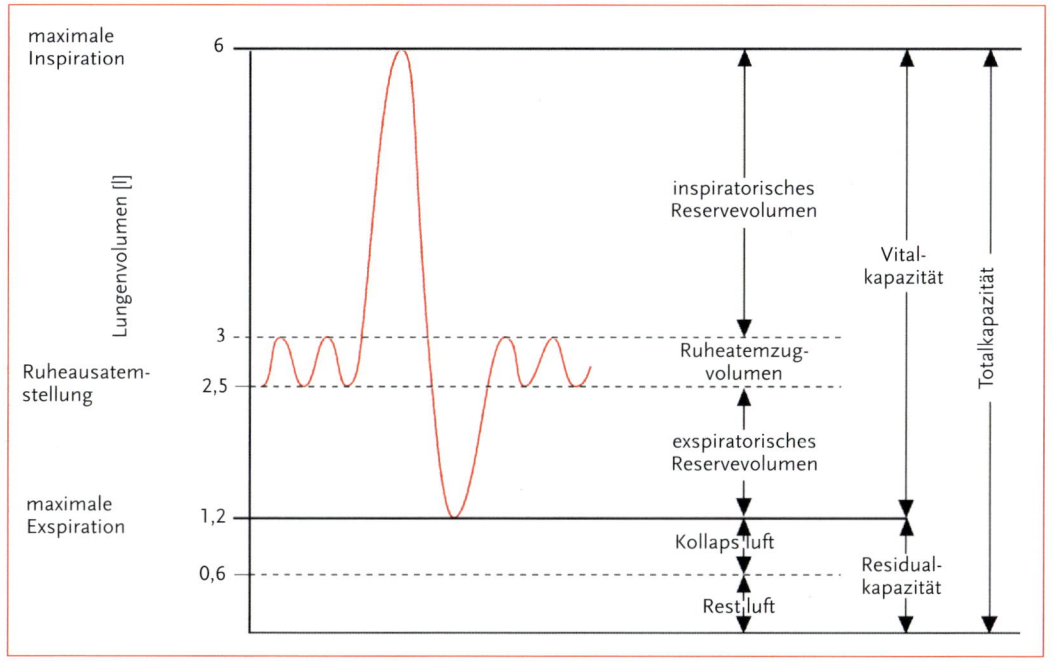

Abb. 7.2: Größe der verschiedenen Lungenvolumina und -kapazitäten

7.1.2
Atemvolumina

Bei Ruheatmung beträgt das Atemzugvolumen 0,5 Liter. Man kann aber nach einer normalen Einatmung noch ein beträchtliches Luftvolumen zusätzlich einatmen. Dies wird als **inspiratorisches Reservevolumen** bezeichnet und beträgt 3 Liter. Ebenso kann man nach einer Ruheausatmung noch zusätzlich etwa 1,3 Liter ausatmen (**exspiratorisches Reservevolumen**). Diese drei Volumina zusammen bilden die Vitalkapazität (Abb. 7.2).

> **Merke !**
>
> Die Vitalkapazität ist die maximale Luftmenge, die mit einem Atemzug bewegt werden kann.

In unserem Beispiel beträgt sie 4,8 Liter. Sie kann aber je nach Konstitution variieren und ist bei Männern im Durchschnitt größer als bei Frauen, und im Alter wird sie kleiner, da die Beweglichkeit des Thorax abnimmt. Die Vitalka-

pazität und ihre Teilgrößen können mit einem **Spirometer** gemessen werden. Das Prinzip dieser Messung ist aus Abbildung 7.3 ersichtlich. Die Einatemluft wird aus einer beweglichen Glocke entnommen, und in diese wird auch wieder ausgeatmet. Die Bewegung der Glocke zeigt die jeweilige Volumenveränderung an.

Nach maximaler Ausatmung befinden sich immer noch 1,2 Liter Luft in der Lunge, die (anatomische) **Residualkapazität**. Beim Kollabieren der Lungen entweicht davon die Hälfte (**Kollapsluft**). Der Rest ist auf keine Weise aus der Lunge zu entfernen (**Restluft**). Er wurde früher als Beweis dafür genommen, daß eine Lunge schon beatmet wurde, ein Neugeborenes also gelebt hat. Ein Stück Lungengewebe schwimmt dann (Schwimmprobe).

Nach jeder Ausatmung befindet sich also noch Luft in der Lunge. Dieses Volumen wird als **funktionelle Residualkapazität** bezeichnet. Sie setzt sich aus der anatomischen Residualkapazität und einem je nach Atemtiefe unterschiedlich großen Anteil der exspiratorischen Reserveluft zusammen. Bei Ruheatmung beträgt die funktionelle Residualkapazität etwa

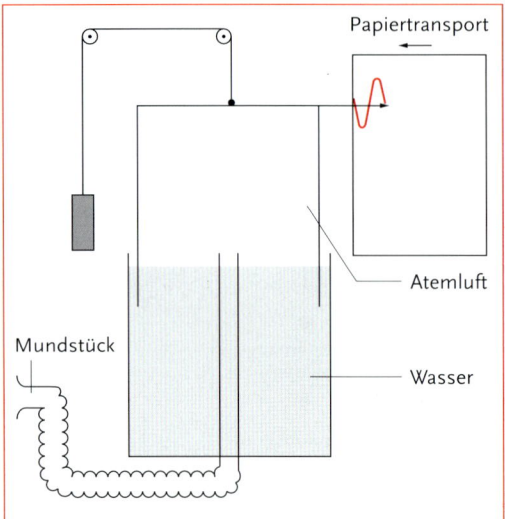

Abb. 7.3: Prinzipieller Aufbau eines Spirometers

Merke !

Statische Widerstände sind elastische Widerstände. Sie sind in mittleren Bereichen dem eingestellten Thoraxvolumen und damit der Dehnung der Lunge linear proportional.

Als Maß für die elastischen Eigenschaften des Atemapparates dient die Compliance (C). Sie muß bei relaxierter Muskulatur ermittelt werden. Sie gibt an, um wieviel sich das Volumen im System Lunge-Thorax ändert, wenn eine bestimmte Druckdifferenz zwischen dem Alveolarraum und dem Außenraum eingestellt wird:

F 7.1 $$C = \frac{\Delta V}{\Delta P}$$

Sie beträgt normal 0,1 l/cm H_2O (1 l/kPa). Der Wert wird mit abnehmender Elastizität des Systems, z. B. im Alter, geringer.

Dynamische Atemwiderstände treten nur bei der Atembewegung auf. Sie resultieren aus Verformungswiderständen der Gewebe und vor allem (zu 90%) aus dem Strömungswiderstand der Luft in den Atemwegen. Bei laminarer Strömung kann der Strömungswiderstand wie in den Blutgefäßen nach dem **Hagen-Poiseuille-Gesetz** berechnet werden. Verengung der Bronchien (z. B. Asthma) muß somit zu starker Erhöhung des Strömungswiderstandes führen. Dies läßt sich mit dem **Tiffeneau-Test** am Spirometer prüfen. Nach maximaler Inspiration soll der Patient so schnell wie möglich ausatmen. Dabei kann nur ein verringerter Anteil der Vitalkapazität innerhalb einer Sekunde ausgeatmet werden. Normal beträgt dieser Anteil über 70%.

Der Strömungswiderstand wächst linear mit der Stömungsgeschwindigkeit der Luft, solange die Strömung laminar ist. Bei turbulenter Strömung wird die Abhängigkeit quadratisch. Zu schnelle Atmung ist daher unökonomisch.

Bei Ruheeinatmung werden $^2/_3$ der geleisteten Atemarbeit zur Überwindung der elastischen Widerstände gebraucht und in der elastischen Dehnung der Lunge gespeichert. Bei der

2,5 l, nach maximaler Ausatmung jedoch nur 1,2 l. Diese Luft hat schon am Gasaustausch teilgenommen. In ihr „verdünnt" sich die mit der Einatmung hinzukommende Luft, so daß die Schwankungen der Partialdrücke der Atemgase beträchtlich gedämpft werden im Vergleich zu einer völligen Entleerung der Lunge bei der Ausatmung (s. Kap. Diffusionsgesetz, S. 120). Außerdem ermöglicht die funktionelle Residualkapazität, daß der Gasaustausch zwischen Blut und Alveolen während des ganzen Atemzyklus weiterlaufen kann.

Das gesamte Luftvolumen, das nach maximaler Inspiration in den Lungen vorhanden ist, nennt man die **Totalkapazität** (6 Liter).

7.1.3
Atemarbeit

Die bei der Atmung zu überwindenden Widerstände erfordern Arbeit. Man unterscheidet statische und dynamische Widerstände.

Statische Atemwiderstände wirken ohne Bewegung des Thorax. Will man das System Lunge/Thorax in einer anderen Stellung als der Atemruhelage halten (s. o.), so muß man ständig Muskelarbeit gegen die elastischen Kräfte leisten.

Ausatmung muß nur Arbeit zur Überwindung der dynamischen Widerstände geleistet werden. Dafür wird ein Teil der gespeicherten Energie genutzt. Der Rest wird in Wärme umgewandelt (passive Ausatmung).

Bei verstärkter Atmung wächst der Anteil der dynamischen Atemarbeit. Wenn sie größer wird als die statische Atemarbeit, reicht die gespeicherte Energie für die Ausatmung nicht aus, und es muß auch die Ausatmung aktiv erfolgen (Abb. 7.4). Dafür stehen in erster Linie die inneren Zwischenrippenmuskeln zur Verfügung. Außerdem können alle Muskeln, die den Thorax heben oder senken, als Atemhilfsmuskeln eingesetzt werden. Bei fixierten Armen können dafür auch Muskeln dienen, die sich zwischen Oberarm und Thorax ausspannen. Patienten mit Atemnot nutzen dies instinktiv aus.

7.1.4
Ventilation

Der Begriff der Ventilation bezieht sich auf die zeitlichen Verhältnisse der Luftbewegung mit der Atmung. Die pro Minute ein- bzw. ausgeatmete Luftmenge wird als **Atemminutenvolumen** (AMV) bezeichnet.

Merke !

Das AMV ergibt sich aus dem Produkt von Atemfrequenz und Atemzugvolumen. Bei Ruheatmung beträgt es 12 × 0,5 = 6 Liter/min.

Man könnte das gleiche AMV auch mit größerer Frequenz und kleinerem Atemzugvolumen oder umgekehrt erreichen. Dies wäre für den Organismus aber nicht bedeutungslos.

Die Luft durchströmt auf ihrem Weg bis zu den Alveolen die zuführenden Atemwege, in denen kein Gasaustausch mit dem Blut stattfinden kann. Man nennt diesen Raum daher auch **Totraum**. Er hat ein Volumen von 150 ml. Bei der Ausatmung bleibt in ihm Luft aus den Alveolen liegen, die schon am Gasaustausch teilgenommen hat, und diese Luft wird bei der nächsten Einatmung als erstes wieder in die Alveolen zurückbefördert. Von 500 ml Atemvolumen bleiben also 150 ml immer im Totraum. Bei 6 Litern AMV und einer Atemfrequenz von 12/min ergibt das 1,8 l **Totraumventilation**. Nur 350 ml kommen von jedem Atemzug bis in die Alveolen (**alveolare Ventilation**). Bei höherer Atemfrequenz steigt der Anteil der für den Gasaustausch nutzlosen Totraumventilation am AMV, die Atmung wird unökonomischer.

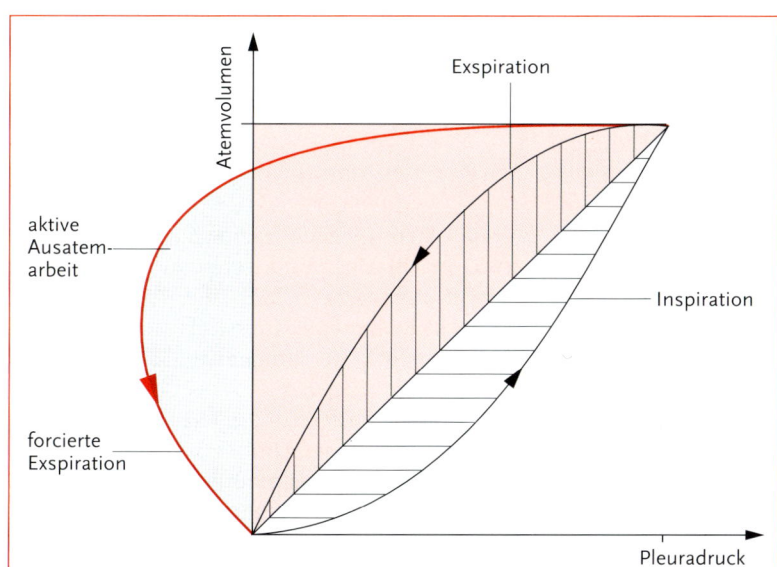

Abb. 7.4: Atemarbeit; rote Fläche: statische Arbeit bei Inspiration (gespeichert); horizontal schraffiert: dynamische Arbeit bei Inspiration; vertikal schraffiert: dynamische Arbeit bei Exspiration – bei Ruheatmung aus der gespeicherten Energie zu decken, bei forcierter Atmung (rote Linie) nicht.

7

Aber auch sehr langsame, dafür aber sehr tiefe Atmung ist unökonomisch, weil der Aufwand für die Überwindung der verschiedenen Widerstände außerhalb mittlerer Atemtiefen überproportional steigt. Der Organismus stellt automatisch die optimalen Verhältnisse ein. Auch bei erhöhter Ventilation wird die Atemfrequenz höchstens bis auf 35/min und die Atemtiefe auf etwa $^2/_3$ der Vitalkapazität gesteigert. Damit ergibt sich ein maximales AMV bei Arbeit von etwa 100 Litern. Willkürlich können aber auch Werte von 150 Litern erreicht werden (**Atemgrenzwert**).

Merke !

> Bei der Atmung durch Schläuche, einen Schnorchel o.ä. wird der Totraum vergrößert, weil das Volumen der Schläuche hinzugerechnet werden muß. Der Totraum kann so groß sein, daß der Proband nur noch den Totraum ventilieren kann. Dann besteht die Gefahr des Erstickens.

Geringere Vergrößerungen des Totraums führen zwangsläufig zu einer Vertiefung der Atmung, da mit der normalen Einatmung nur weniger Luft bis in die Alveolen kommt und dadurch dort der Sauerstoffpartialdruck sinkt und der CO_2-Partialdruck steigt (s. Kap. Diffusionsgesetz, S. 120). Letzteres wirkt als Atemantrieb (s. Kap. Chemische Atemregulation, S. 122).

Der Totraum hat aber auch physiologisch wichtige Funktionen. Abgesehen davon, daß er für die Verteilung der Luft auf die Alveolen notwendig ist, dient er durch sein Sekret und das Flimmerepithel auch ihrer Reinigung. Er erwärmt die Luft auf Körpertemperatur und feuchtet sie an, so daß die Atemluft wasserdampfgesättigt in die Alveolen gelangt. Die Alveolen werden so vor Verschmutzung und Austrocknung geschützt.

7.1.5
Die alveoläre Diffusion

Das Diffusionsgesetz

Die Gasdiffusion in der Lunge vollzieht sich nach dem Diffusionsgesetz von Fick:

$$\textbf{F 7.2} \qquad Q_t = D\,\frac{\Delta p \cdot F}{l}$$

wobei Q_t die in einer bestimmten Zeit t diffundierende Menge des Gases, D die Diffusionskonstante, Δp die Druckdifferenz des Gases, F die Diffusionsfläche und l der Diffusionsweg ist.

Die Diffusionskonstante wird auch als Diffusionsleitfähigkeit oder Diffusionskoeffizient bezeichnet. Sie ist eine vom diffundierenden Gas und dem Material der Diffusionsmembran abhängige Größe und kann aus Tabellenwerken entnommen werden. Ihr Wert ist für CO_2 etwa 23mal größer als für Sauerstoff.

Die Druckdifferenz gibt den Unterschied im Partialdruck des diffundierenden Gases zwischen der Alveole und dem Lungenkapillarblut an. Der **Partialdruck** errechnet sich entsprechend der Konzentration des Gases in einem Gasgemisch als Anteil vom Gesamtdruck. Wenn in der Umgebung ein Luftdruck von 760 mm Hg herrscht, so beträgt der Sauerstoffpartialdruck (pO_2) 21% davon, weil 21% der Luft Sauerstoff sind. Das sind 160 mm Hg. Dieser Partialdruck wird aber im Totraum durch die Wasserdampfsättigung geringer. Der Wasserdampfdruck beträgt dort 47 mm Hg, und der pO_2 sinkt auf 21% der restlichen 713 mm Hg, also auf 150 mm Hg. In den Alveolen werden die 350 ml des Atemzuges, die bis in die Alveolen gelangt sind, mit der dort befindlichen Residualluft verwirbelt. Diese hat nach dem Gasaustausch einen pO_2 von 100 mm Hg (exspiratorischer alveolärer pO_2). Nach der Mischungsgleichung

$$\textbf{F 7.3} \qquad p_1 \cdot V_1 + p_2 \cdot V_2 = p_{gesamt} \cdot V_{gesamt}$$

ergibt sich in dem Gemisch ein pO_2 von 106 mm Hg (inspiratorischer alveolärer pO_2). Dieser Partialdruck stellt die eine Seite der Druckdifferenz für Sauerstoff dar. Die andere Seite, der pO_2 im Lungenkapillarblut, beträgt 40 mm Hg.

Die Druckdifferenz für Sauerstoff beträgt also zu Beginn der Diffusion 66 mmHg. Sie sinkt jedoch sehr schnell ab und gleicht sich innerhalb von 0,3 Sekunden vollständig aus. Das aus der Kapillare abströmende Blut hat den gleichen pO_2 wie die Luft in der Alveole.

(100 mm Hg). Will man mit dem Diffusionsgesetz rechnen, so kann man für die ganze Diffusionszeit nur einen Wert von 12 mm Hg einsetzen. Für die Abschätzung von Veränderungen genügt aber die Betrachtung der Anfangswerte.

Für CO_2 betragen die Werte in der Außenluft und im Totraum 0 mm Hg, in der inspiratorischen Alveolarluft 36 mm Hg und im venösen Kapillarblut 46 mm Hg. Nach der Diffusion erreichen die expiratorische Alveolarluft und das arterialisierte Kapillarblut 40 mm Hg (s. Tab. 7.1).

Die Diffusionsfläche ist die Oberfläche der belüfteten und von Kapillarblut umflossenen Alveolen. Sie beträgt etwa 80 Quadratmeter.

Der Diffusionsweg ergibt sich aus der Dicke der Alveolar- und der Kapillarwand. Da die Basalmembran beider Strukturen verschmolzen ist, besteht er nur aus Alveolarepithel, verschmolzener Basalmembran und Kapillarendothel. Hinzu kommt in der Alveole ein dünner Flüssigkeitsfilm, der **Surfaktant** enthält, ein Eiweiß, das die Oberflächenspannung der Alveolen und damit ihren Widerstand gegen Dehnung herabsetzt. (Bei unreifen Frühgeborenen kann er unterentwickelt sein.) Der Diffusionsweg ist etwa 2 Mikrometer lang.

Als Diffusionszeit t muß die Zeit angesetzt werden, die ein Erythrozyt in der Lungenkapillare an der Alveole entlangfließt. Diese Zeit kann nach dem Fassungsvermögen aller Lungenkapillaren und der Größe des HMV, das ja zu 100 % durch diese Kapillaren fließen muß, abgeschätzt werden. Sie beträgt etwa eine Sekunde und wird **Kontaktzeit** genannt. Die Partialdruckdifferenzen gleichen sich aber schon innerhalb von 0,3 Sekunden aus (kritische Kontaktzeit). Es ist also eine erhebliche Reservezeit vorhanden.

Diffusion bei Arbeit

Bei physischer Arbeit steigt der Sauerstoffverbrauch des Organismus, und CO_2 wird vermehrt gebildet. Damit erhöhen sich die Anforderungen an die Diffusion der Atemgase in der Lunge. Es ergibt sich die Frage, welche Faktoren zu einer Steigerung der Diffusion beitragen können. Die Länge des Diffusionsweges kann sich nicht ändern, aber die Diffusionsfläche wird größer, da zuvor nicht oder wenig belüftete und durchblutete Alveolen bei verstärkter Atmung in die Ventilation einbezogen werden.

Außerdem vergrößern sich die Partialdruckdifferenzen. Einerseits erreicht das venöse Blut die Lunge mit einem niedrigeren pO_2 und einem höheren pCO_2 als in Ruhe, andererseits verändern sich durch die gesteigerte Ventilation bei Arbeit auch die inspiratorischen alveolären Partialdrücke. Das erklärt sich daraus, daß durch das vergrößerte Atemzugvolumen (ein Teil des inspiratorischen und expiratorischen Reservevolumens wird mitbewegt) mehr Frischluft in die Alveolen kommt und dort auf weniger verbrauchte Luft trifft.

> **Merke !**
>
> Das Verhältnis der Frischluft (Atemzugvolumen minus Totraum) zur verbrauchten Luft (funktionelle Residualkapazität) ist der **Ventilationskoeffizient**.

Er hat bei Ruheatmung ein Verhältnis von 1:7 bis 1:8 und kann sich bei Arbeitsatmung auf

7

	pO₂	pCO₂
Atmosphärenluft (trocken)	160 (21,3)	0 (0)
Totraumluft (37 °C, $pH_2O = 47$ mm Hg)	150 (20,0)	0 (0)
Alveolarluft inspiratorisch	106 (14,3)	36 (4,8)
Alveolarluft exspiratorisch	100 (13,1)	40 (5,3)
Exspirationsluft gemischt	115 (15,3)	39 (5,2
Blut venös	40 (5,3)	46 (6,1)
Blut arteriell	100 (13,3)	40 (5,3)

Tab. 7.1: Partialdrücke für O_2 und CO_2 in mm Hg (kPa)

3 : 1 steigern. Daraus ergibt sich ein inspiratorischer alveolärer pO_2 von 138 mm Hg.

Die letzte Größe der Diffusionsgleichung, die Kontaktzeit, muß sich verkürzen, da bei Arbeit das HMV steigt. Wenn sich das HMV maximal auf das Fünffache erhöht, bedeutet das aber nicht, daß die Strömungsgeschwindigkeit in den Lungenkapillaren ebenfalls auf das 5fache steigt. Da sich das Lungenstrombett erweitert, bleibt die Zunahme der Strömungsgeschwindigkeit und damit die Abnahme der Kontaktzeit relativ gering. Die kritische Kontaktzeit wird niemals unterschritten. Insgesamt sind die Bedingungen ausreichend, um immer einen vollständigen Ausgleich der Partialdrücke zwischen Blut und Alveolen zu gewährleisten.

> **Merke !**
>
> Bei Arbeit kann die Diffusion durch Vergrößerung der Diffusionsfläche und Steigerung der Partialdruckdifferenzen erhöht werden.

7.1.6
Atemregulation

In der Medulla oblongata gibt es eine Region, in der mehrere Zellanhäufungen entweder vorwiegend während der Inspiration oder während der Exspiration Aktivität zeigen und vereinfacht als **Inspirations-** und **Exspirationszentrum** bezeichnet werden. Dieses **Atemzentrum** erhält Informationen vor allem von Chemorezeptoren (chemische Atemregulation) und von Mechanorezeptoren (physikalische Atemregulation).

Chemische Atemregulation

Chemorezeptoren befinden sich im Glomus caroticum und aorticum, wo auch die Pressorezeptoren für die Kreislaufregulation liegen. Sie messen den pO_2, pCO_2 und pH. Dabei ist in diesen Strukturen vor allem der Einfluß des pO_2 wichtig, da er an keinem anderen Ort gemessen werden kann. Der pCO_2 wird außerdem im Atemzentrum selbst und der pH am Boden des vierten Hirnventrikels im Liquor gemessen. Veränderungen der chemischen Größen arteriell bzw. in der Folge im Liquor und ZNS werden zum Atemzentrum übermittelt. Eine Senkung des pO_2 oder pH sowie eine Erhöhung des pCO_2 aktivieren das Atemzentrum und führen zu einem gesteigerten AMV. Dabei hat der pCO_2 den stärksten Einfluß. Schon kleine Änderungen haben starke Auswirkungen auf die Atmung. Der Sauerstoffdruck dagegen muß schon erheblich abfallen, ehe das Atemzentrum anspricht. Man bezeichnet deshalb den pCO_2 als **führenden Atemreiz**. Unter Barbituratwirkung oder nach Höhenanpassung, weniger ausgeprägt auch im Alter oder im Schlaf, sinkt die Empfindlichkeit der CO_2-Rezeptoren. Bei länger anhaltenden Einflüssen kann der pO_2 zum führenden Atemreiz werden. Reine Sauerstoffatmung kann dann zum Atemstillstand führen, weil der führende Atemreiz fehlt.

Physikalische Atemregulation

Dehnungsrezeptoren in der Lunge und in den Muskelspindeln des Zwerchfells haben im Atemzentrum einen hemmenden Einfluß auf die Inspiration und fördern die Exspiration (**Hering-Breuer-Reflex**). Sie begrenzen damit die Atemtiefe.

Sonstige Einflüsse auf das Atemzentrum

Die Pressorezeptoren des Glomus caroticum und aorticum haben neben ihrer Wirkung auf das Kreislaufzentrum auch einen gewissen Einfluß auf das Atemzentrum. Sie tragen damit zur Abstimmung von Atmung und Kreislauf bei.

Zahlreiche andere Rezeptoren können Einflüsse auf das Atemzentrum ausüben. Bekannt ist die starke Inspiration mit anschließendem Anhalten der Luft bei plötzlichen Schmerzreizen oder bei Kaltreizen auf der Haut, insbesondere dem Rücken. Außerdem haben verschiedene Strukturen des ZNS Einfluß auf das Atemzentrum, beispielsweise das limbische System im Zusammenhang mit emotionellen Verhaltensweisen wie dem Schluchzen und Lachen, oder motorische Regionen bei der Mitinnervation bei Arbeit und beim Sprechen und

Singen u. a. Mechanorezeptoren aus Muskeln und Gelenken können ebenfalls das Atemzentrum aktivieren.

7.2
Der Atemgastransport im Blut

7.2.1
Der Sauerstofftransport

Sauerstoff kann in zwei Formen im Blut transportiert werden:
- physikalisch gelöst
- an Hämoglobin gebunden

Physikalisch gelöster Sauerstoff

Bei Kontakt eines Gases mit einer Flüssigkeit löst sich das Gas entsprechend seines Partialdruckes in der Flüssigkeit. Im Organismus findet ein solcher Kontakt nur in der Lunge statt. Hier kann sich daher in Abhängigkeit von der Atemtiefe und der sich damit ändernden alveolären Partialdrücke mehr oder weniger Sauerstoff im Blut lösen. Die gelöste Menge ist aber weiterhin von dem Löslichkeitskoeffizienten α abhängig. Er gibt an, wieviel Liter Gas sich bei der gegebenen Temperatur und bei 760 mmHg Partialdruck des Gases in 1 Liter Lösungsmittel lösen. Für Sauerstoff in Blut von 37 °C beträgt er 0,024, d. h. 0,024 Liter O_2 lösen sich in 1 Liter Blut, wenn der pO_2 760 mm Hg beträgt. In den Kapillaren der Lunge erreichen wir aber nur 100 mm Hg. Somit lösen sich nur 3 ml O_2/Liter Blut. Diese Menge ist verschwindend klein, gemessen am Sauerstoffbedarf des Organismus, der in Ruhe 250 ml/min beträgt. Für den Sauerstofftransport kann sie daher vernachlässigt werden. Sie ist aber als Durchgangspool Voraussetzung für die chemische Bindung des Sauerstoffs.

Sauerstofftransport am Hämoglobin

Hämoglobin (Hb) ist ein Eiweiß, das aus vier Untereinheiten besteht. In jeder Untereinheit gibt es eine Hämgruppe mit einem zentral lokalisierten Eisenatom. An dieses Eisen kann jeweils ein Sauerstoffmolekül locker gebunden werden. Das Eisen wird dabei nicht oxydiert.

Man spricht zur Unterscheidung von Oxygenierung. Ein Mol Hb kann also 4 Mol Sauerstoff binden. Entsprechend dem Mol-Gewicht des Hb und dem Mol-Volumen eines Gases läßt sich errechnen, daß 1 g Hb 1,34 ml O_2 binden kann (Hüfner-Zahl). Der normale Hb-Gehalt des Blutes beträgt 150 g/l. Damit können rund 200 ml O_2 in 1 Liter Blut ans Hb gebunden werden.

Die Sauerstoffbindungskurve

Die Menge Sauerstoff, die im Blut enthalten ist, wenn das vorhandene Hb vollständig beladen ist, bezeichnet man als **O_2-Kapazität**. Sie ist allein vom Hb-Gehalt abhängig. Die tatsächlich gebundene Menge kann aber auch kleiner sein, da die Bindung des Sauerstoffs an das Hb vom pO_2 abhängt. Diese Abhängigkeit wird als **Sauerstoffbindungskurve** bezeichnet. Sie ist in Abbildung 7.5 dargestellt. Sie zeigt einen sigmoiden Verlauf: Bei geringem pO_2 ist die **Affinität** des Sauerstoffs zum Hb relativ gering, und die Kurve steigt nur langsam an. Wenn das erste Molekül O_2 gebunden ist, ändert sich die Form des Hämoglobinmoleküls, und die weiteren Sauerstoffmoleküle können wesentlich leichter gebunden werden. Daher steigt die Kurve nun schneller an. Sie erreicht bei etwa 100 mm Hg pO_2 einen Sättigungswert. Dann sind alle Bindungsplätze mit Sauerstoff beladen. Weitere Erhöhung des pO_2 kann daher nicht mehr zu einer höheren Bindung führen.

Die bei jedem pO_2 gebundene Sauerstoffmenge kann als Volumen (ml/l Blut) angegeben werden und wird dann als **Sauerstoff-Gehalt** des Blutes bezeichnet. Er ist außer vom pO_2 auch vom jeweiligen Hb-Gehalt abhängig. Bei vollständiger Beladung des Blutes mit Sauerstoff entspricht der Gehalt der Kapazität. Da der Hb-Gehalt bei jedem Menschen anders sein kann, ist für die Vergleichbarkeit eine Angabe der prozentualen Beladung des Hb mit Sauerstoff im Vergleich zur maximalen Beladung günstiger. Diese Angabe wird als **Sauerstoff-Sättigung** bezeichnet.

7

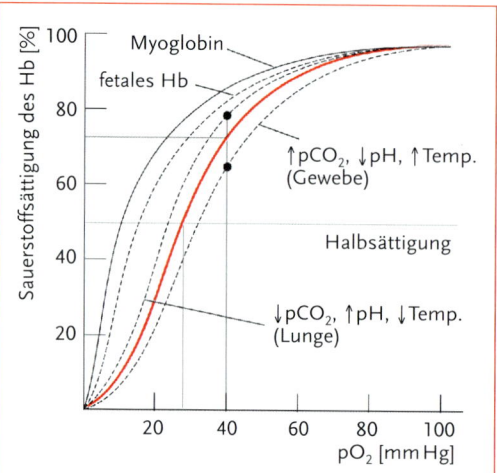

Abb. 7.5: O$_2$-Bindungskurve (rot) und ihre Verschiebung durch Veränderung von pCO$_2$, pH und Temperatur im Blut. Die Auswirkung auf die O$_2$-Sättigung beim venösen pO$_2$ von 40 mmHg ist markiert. Zum Vergleich ist die Lage der O$_2$-Bindungskurve von fetalem Hb und Myoglobin mit eingezeichnet.

Merke !

Die maximal mögliche Sauerstoffmenge im Blut wird als Sauerstoff-Kapazität bezeichnet. Sie ist vom Hb-Gehalt abhängig.
Die prozentuale Beladung des vorhandenen Hb mit Sauerstoff ist die Sauerstoff-Sättigung. Sie ist vom O$_2$-Partialdruck abhängig.
Die aktuelle Sauerstoffmenge im Blut ist der Sauerstoff-Gehalt. Er ist vom Hb-Gehalt und vom pO$_2$ abhängig.

Aus dem Kurvenverlauf lassen sich zwei wichtige funktionelle Konsequenzen ablesen: Bei Senkung des pO$_2$ in den Alveolen beispielsweise von 100 auf 80 mmHg wird sich die Sättigung des arteriellen Blutes nur sehr wenig vermindern, da die Kurve in diesem Bereich sehr flach verläuft. Es ist also eine große Sicherheit vorhanden, daß das Blut gut mit Sauerstoff beladen werden kann. Im Bereich des venösen pO$_2$ um 40 mmHg verläuft die Kurve sehr steil. Hier kann im Bedarfsfall die Sättigung relativ stark gesenkt werden, ohne eine sehr starke Senkung des pO$_2$ zu verursachen. Dadurch bleibt ein ausreichendes Druckgefälle

für den Antrieb der Sauerstoffdiffusion aus dem Blut ins Gewebe erhalten.

Die O$_2$-Bindungskurve zeigt bei 26 mmHg pO$_2$ ihren **Halbsättigungswert**. Bei dem venösen pO$_2$ von 40 mmHg ist das Hb noch zu 75 % mit Sauerstoff gesättigt. Das bedeutet, daß unter Ruhebedingungen im Gewebe nur $^1/_4$ des Sauerstoffs aus dem Blut entnommen wird (**Sauerstoffausschöpfung**). Dieser Anteil kann bei schwerer Arbeit auf $^2/_3$ steigen.

Die Lage der Sauerstoffbindungskurve in dem Koordinatensystem kann durch verschiedene Einflüsse verschoben werden (Abb. 7.5). Man spricht von einer Rechts-Verschiebung, wenn die gleiche Sättigung erst bei einem höheren pO$_2$-Wert erreicht wird, und von einer Links-Verschiebung, wenn sie sich schon bei geringerem pO$_2$ einstellt. Ursache ist eine veränderte **Affinität** des Hb zum O$_2$. Eine Rechts-Verschiebung wird durch Erhöhung der Temperatur, des pCO$_2$ und eine Senkung des pH hervorgerufen. Diese Veränderungen sind im stoffwechselnden Gewebe vorhanden. Die Rechts-Verschiebung ermöglicht bei gleichem pO$_2$ eine Freisetzung von Sauerstoff. In der Lunge verändern sich die Parameter in umgekehrter Richtung: die Kurve wird nach links verschoben. Dadurch kann schon bei geringerem pO$_2$ eine volle Sättigung des Hb erreicht werden.

Der Einfluß des pCO$_2$ auf die Sauerstoffbindungskurve wird als **Bohr-Effekt** bezeichnet. Unter Ruhebedingungen sind die Veränderungen der Parameter und ihre Auswirkungen sehr gering. Bei schwerer Arbeit oder Fieber können sie aber bedeutsam sein.

7.2.2
Der CO$_2$-Transport

Merke !

Für CO$_2$ stehen drei Transportformen im Blut zur Verfügung:
● physikalisch gelöst
● als Bikarbonat
● an Eiweiß gebunden

Physikalisch gelöstes CO_2

Die beim O_2-Transport beschriebenen Gesetzmäßigkeiten gelten für die physikalische Lösung von CO_2 in gleicher Weise. Der Löslichkeitskoeffizient ist jedoch etwa 20fach größer als für Sauerstoff (0,49). CO_2 wird im Gewebe gebildet und diffundiert in die Kapillaren. Der pCO_2 beträgt hier 46 mmHg. Dabei können 30 ml CO_2 pro Liter Blut gelöst werden. Allerdings sinkt der pCO_2 in der Lunge nur auf 40 mm Hg, so daß dann immer noch 26 ml CO_2 pro Liter Blut gelöst sind. Es ist also arteriell eine relativ große Menge physikalisch gelöstes CO_2 im Blut, das sich venös um 4 ml/Liter Blut erhöht. Nur diese 4 ml stammen aus dem aktuellen Gaswechsels. Sie machen 10 % des gesamten gebildeten CO_2 aus. 10 % des CO_2 werden also physikalisch gelöst transportiert. Diese Menge ist zu groß, um sie wie beim Sauerstoff zu vernachlässigen.

Proteingebundenes CO_2

Die Kohlensäure kann mit der Aminogruppe der Eiweiße eine Karbaminobindung bilden. Da im Blut das Hämoglobin die weitaus größte Eiweißmenge darstellt, wird diese Transportform auch als Karbamino-Hb bezeichnet. Sie trägt ähnlich wie die physikalisch gelöste Form etwa 10–12 % zum CO_2-Transport bei.

CO_2-Transport als Bikarbonat

> **Merke !**
>
> Der größte Teil des im Stoffwechsel gebildeten CO_2 wird in Form des Bikarbonat (HCO_3^-) transportiert.

Dazu muß sich das CO_2 mit Wasser zu Kohlensäure verbinden. Diese Reaktion ist jedoch außerordentlich träge. Sie erreicht nur durch den Einfluß von Karboanhydratase (auch Karboanhydrase) als Katalysator eine ausreichende Geschwindigkeit. Karboanhydratase ist im Blut nur in den Erythrozyten vorhanden. CO_2 muß daher in die rote Blutzelle hinein diffundieren und kann sich erst hier mit Wasser verbinden. Die Kohlensäure dissoziiert dann in Protonen und Bikarbonat. Durch die Ansammlung der Reaktionsprodukte würde die weitere Reaktion gehemmt werden. Das Bikarbonat diffundiert aufgrund seiner höheren Konzentration im Erythrozyten jedoch ins Plasma, und die Protonen werden an das Hb angelagert. Das ist dadurch möglich, daß das desoxygenierte Hb eine schwächere Säure ist, also weniger dissoziert, als das oxygenierte Hb. Gleichzeitig mit der Entstehung des CO_2 wird der Sauerstoff vom Hb ins Gewebe abgegeben. Dabei geht das Hb in die desoxygenierte Form über und nimmt dabei Protonen auf. Es kann dafür die Protonen verwenden, die aus der Dissoziation der Kohlensäure stammen. Auf diese Weise sind beide Reaktionsprodukte aus dem Erythrozyten verschwunden, und die Bildung der Kohlensäure aus CO_2 und Wasser kann ungehindert weiter laufen.

Die CO_2-Bindungskurve

Die CO_2-Bindungskurve gibt die in allen drei Transportformen im Blut enthaltene Menge gemeinsam wieder. Entsprechend den Verhältnissen bei der O_2-Bindungskurve ist diese Menge vom CO_2-Partialdruck abhängig. Anders als bei der O_2-Bindungskurve gibt es jedoch keine Sättigung. Mit steigendem pCO_2 kann immer mehr CO_2 ins Blut aufgenommen werden. Man kann auf der Ordinate daher keine Sättigung, sondern nur den Gehalt angeben (Abb. 7.6).

Die Lage der CO_2-Bindungskurve im Koordinatensystem ist vom aktuellen pO_2 abhängig (**Haldane-Effekt**). Vollständig desoxigeniertes Blut kann wegen der Bindung von Protonen an das Hb mehr CO_2 aufnehmen (s. o.). Die Kurve ist daher gegenüber der von oxygeniertem Blut links-verschoben. Im arteriellen Blut sind bei 40 mm Hg pCO_2 480 ml CO_2/l Blut vorhanden, im venösen Blut bei 46 mm Hg pCO_2 520 ml CO_2/l Blut.

7.3
Die innere Atmung

Die Atemgase werden durch Diffusion zwischen dem Kapillarblut und den Zellen ausgetauscht. Dazu muß ein ausreichendes Partial-

7

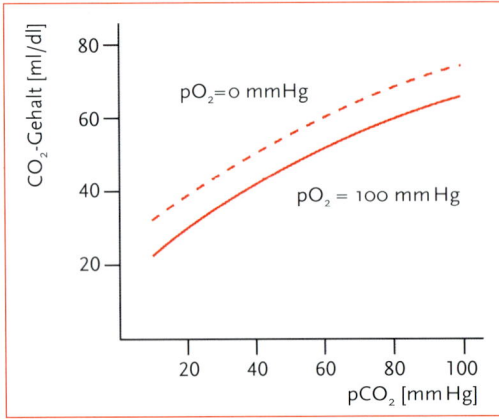

Abb. 7.6: CO_2-Bindungskurve für vollständig oxygeniertes und vollständig desoxygeniertes Blut (Haldane-Effekt)

druckgefälle vorhanden sein. Es ist daher nicht möglich, daß im Gewebe der gesamte Sauerstoff aus dem Blut entnommen wird (O_2-Ausschöpfung 100%). Die höchste Ausschöpfung erreicht der arbeitende Skelettmuskel, für den mehr als 90% angegeben werden. Das Herz schöpft schon in Ruhe etwa 70% des Sauerstoffs aus dem Blut aus, die Nieren jedoch nur 10%.

Die Umsetzung des Sauerstoffs in den Zellen zur Energiegewinnung ist Thematik der Biochemie und soll hier nicht behandelt werden.

7.4
Der Säure-Basen-Haushalt

Der negative Logarithmus der Protonenkonzentration wird pH genannt. Er ist um so kleiner, je saurer eine Lösung ist. Der pH des Blutplasmas liegt bei 7,4 und wird in den Grenzen von 7,37 bis 7,43 konstant gehalten. Diese engen Grenzen sind notwendig, da die Stoffwechselenzyme in ihrer Aktivität stark pH-abhängig sind. Ein Plasma-pH-Wert unterhalb 7,37 wird als **Azidose** und oberhalb 7,43 als **Alkalose** bezeichnet. Veränderungen des pH über die Grenzen von 7,0 und 7,8 hinaus sind mit dem Leben nicht mehr vereinbar.

Merke !

Zur Konstanz des Plasma-pHs tragen drei Mechanismen bei:
1. die Puffereigenschaften des Blutes
2. der Gasaustausch in der Lunge
3. die Ausscheidungsfunktion der Niere

7.4.1
Die Puffereigenschaften des Blutes

Eine Säure dissoziiert in Protonen und Anionen. Die Anionen werden in diesem Zusammenhang als Base bezeichnet, da sie in Lösung Protonen aufnehmen, während eine Säure Protonen abgibt. Nach dem **Massenwirkungsgesetz** steht das Produkt der Konzentrationen der Reaktionsprodukte in einem festen Verhältnis zur Konzentration des Ausgangsproduktes:

F 7.4 $$K = \frac{[H^+] \cdot [HCO_3^-]}{[H_2CO_3]}$$

Durch Umformen läßt sich diese Formel in die **Henderson-Hasselbalch-Gleichung** überführen:

F 7.5 $$pH = pK + \log \frac{[HCO_3^-]}{[H_2CO_3]}$$

Wegen der festen Beziehung zwischen H_2CO_3 und CO_2 kann man die Säurekonzentration auch durch den pCO_2 ersetzen.

Bei einer schwachen Säure wie der Kohlensäure ist ein Teil dissoziiert, und ein Teil liegt undissoziiert vor. Wenn man nun der Lösung Protonen zusetzt, so würden sie das Gleichgewicht zwischen beiden Anteilen verschieben. Daher verbindet sich ein Teil der zugesetzten Protonen mit der Base (Bikarbonat) zur undissoziierten Säure. Im Ergebnis ist die Protonenkonzentration viel weniger angestiegen, als dem Zusatz entspricht. Diesen Vorgang nennt man **Pufferung**. Er findet in umgekehrter Richtung statt, wenn man der Lösung Protonen entzieht oder wenn man Basen zusetzt. Setzt man der Lösung allerdings sehr große Mengen Protonen zu, so hört die Pufferung auf, sobald alle Basen gebunden sind. Dieser Zusammenhang wird als **Pufferkapa-**

zität bezeichnet. Sie gibt das Verhältnis zwischen zugesetzter Protonenmenge und resultierender pH-Veränderung an. Die Pufferkapazität ist am größten, wenn die Hälfte der Basen gebunden und die Hälfte frei vorliegt, oder mit anderen Worten, wenn die Hälfte der Säure dissoziiert und die andere Hälfte undissoziiert ist. Der entsprechende pH, bei dem das der Fall ist, wird pK genannt.

> **Merke !**
>
> Im Blutplasma sind drei Puffersysteme vorhanden
> - das Proteinatsystem
> - das Phosphatsystem
> - das Bikarbonatsystem

Proteine können puffern, da sie Protonen abgeben können. Die größte Rolle für die Pufferung spielt das Hämoglobin (s. o.). Phosphat ist im Plasma nur sehr wenig enthalten. Es ist daher für die Pufferfähigkeit des Blutes weniger wichtig. Bikarbonat hat einen pK von 6,1 und müßte deshalb im Bereich des Plasma-pH schlecht puffern können. Da aber über die Atmung der arterielle pCO_2 konstant gehalten wird, der wiederum über die Karboanhydratase mit dem Bikarbonat im Gleichgewicht steht, ist immer eine hohe Bikarbonatkonzentration im Plasma von 24 mmol/l vorhanden. Dadurch bleibt das System trotz der ungünstigen Lage des pK auch bei Belastung arbeitsfähig. Bikarbonat und Proteinat zusammen werden als **Pufferbasen** bezeichnet. Ihr Gehalt im Plasma beträgt 48 mmol/l.

7.4.2
Beeinflussung des pH durch die Atmung

Die normale Atmung ist so eingestellt, daß der alveoläre und damit der arterielle pCO_2 bei 40 mm Hg gehalten wird. Dabei wird das im Stoffwechsel entstehende CO_2 vollständig abgeatmet. Bei vertiefter Atmung sinkt der alveoläre und arterielle pCO_2 (s. Kap. 7.1.5), und damit wird mehr CO_2 abgeatmet, als in der gleichen Zeit im Stoffwechsel entsteht (**Hyperventilation**). Umgekehrt wird bei **Hypoventilation** zu wenig CO_2 abgeatmet und der arterielle

pCO_2 ist erhöht. Mit der pCO_2-Änderung ist auch eine (durch die Pufferung gedämpfte) pH-Änderung verbunden. Sie wird in diesem Fall als respiratorische Azidose oder Alkalose bezeichnet (beispielsweise bei Hyperventilation infolge Sauerstoffmangels in der Umgebungsluft oder bei Hypoventilation durch Schlafmittelvergiftung). Respiratorisch bedingte pH-Veränderungen können nur über die Niere kompensiert werden.

Ist die pH-Änderung nicht atmungsbedingt, so wird sie als metabolisch gekennzeichnet. So kann eine metabolische Azidose bei der Zuckerkrankheit oder bei Durchfällen (Verlust großer Mengen Bikarbonat) entstehen. Eine metabolische Alkalose kommt bei unstillbarem Erbrechen vor, da dabei sehr viel saurer Magensaft verlorengeht. In diesen Fällen kann der Organismus die geeigneten Veränderungen der Atmung (Hyperventilation bei Azidose, Hypoventilation bei Alkalose) zur Kompensation der pH-Abweichung einsetzen.

7.4.3
Beeinflussung des pH durch die Niere

Obwohl die Funktion der Niere erst im nächsten Kapitel behandelt wird, soll ihre Beteiligung an der pH-Regulation schon hier vorgezogen werden. Die Niere ist reich an Karboanhydratase, so daß sie aus CO_2 und Wasser Protonen und Bikarbonat gewinnen kann und umgekehrt. Sie ist in der Lage, wahlweise das Bikarbonat (bei Alkalose) oder die Protonen (bei Azidose) auszuscheiden und dadurch eine Kompensation des veränderten pH zu bewirken. Die Ausscheidung freier Protonen mit dem Harn ist allerdings nur sehr begrenzt möglich. Die Niere muß sie deshalb an andere Stoffe binden. Dafür steht Phosphat zur Verfügung, das ständig in geringen Mengen im Stoffwechsel entsteht und über die Niere ausgeschieden wird. Im Bedarfsfall kann Phosphat zusätzlich aus dem Knochen mobilisiert werden. (Für die Erhöhung der Pufferkapazität im Blut ist dieser Mechanismus nicht geeignet, weil bei einer Erhöhung des Phosphatspiegels im Blut die Ausscheidung über die Niere steigt.) Eine zweite Substanz, die Protonen binden kann, ist Ammoniak (NH_3). Es kann in der

Niere gebildet werden. Es lagert Protonen an und wird als Ammoniumion (NH_4^+) ausgeschieden. Die Produktion von NH_3 kann im Bedarfsfall 10fach gesteigert werden.

Bei Schädigungen der Niere können diese Mechanismen primär gestört sein und pH-Änderungen verursachen. In diesem Fall steht zur Kompensation nur das respiratorische System zur Verfügung, während bei pH-Änderungen, die weder respiratorisch noch nephrogen bedingt sind, beide Systeme an der Kompensation teilnehmen.

Fragen

1. In welche Volumina bzw. Kapazitäten teilt sich die Totalkapazität auf?
2. Welche Atemwiderstände gibt es? Wovon sind sie abhängig?
3. Wie kommt es zur Einatmung?
4. Warum ist die Ausatmung passiv?
5. Welche Rolle spielt der Totraum?
6. Wovon hängt der inspiratorische alveoläre Partialdruck der Atemgase ab?
7. Welche Parameter bestimmen die Diffusion in der Lunge? Wie können sie bei Arbeit verändert werden?
8. Was versteht man unter chemischer und physikalischer Atemregulation?
9. Wie erfolgt der Sauerstofftransport im Blut?
10. Was bedeuten die Begriffe Sauerstoffkapazität, -gehalt, -sättigung und -affinität?
11. Wie erfolgt der CO_2-Transport im Blut?
12. Was ist der pH-Wert, und wie wird er reguliert?

KAPITEL 8

Stoff- und Energieaustausch zwischen Organismus und Umwelt

Die Abgabe von Stoffen aus dem Organismus erfolgt im wesentlichen über die Nieren und den Darm. Manche Stoffe können aber auch durch die Haut abgegeben werden. Die Stoffaufnahme erfolgt mit der Nahrung, die gleichzeitig die wesentlichste Energiequelle darstellt (chemische Energie). Ein kleiner Teil kann aber auch als Wärme zugeführt werden. Die Energieabgabe erfolgt dagegen nur zu einem sehr geringen Teil in Form chemischer Energie; ein Teil wird als Arbeit und der überwiegende Teil als Wärme abgegeben.

8.1
Die Nierenfunktion

Die wichtigste Funktion der Nieren besteht in der Aufrechterhaltung des **inneren Milieus**.

Dazu kontrollieren sie den Wasser- und Elektrolythaushalt und beteiligen sich an der Regulation des pH-Wertes. Viele Stoffwechselendprodukte, die vom Organismus nicht verwertet werden können und in höheren Konzentrationen schädigend wirken, werden über die Nieren aus dem Organismus ausgeschieden.

8.1.1
Aufbau der Niere

Die Niere besteht aus Rinde und Mark, wobei letzteres in eine äußere und innere Markzone untergliedert werden kann (Abb. 8.1). Die funktionelle Grundeinheit der Niere ist das **Nephron**. Jede Niere enthält etwa 2 Millionen Nephrone.

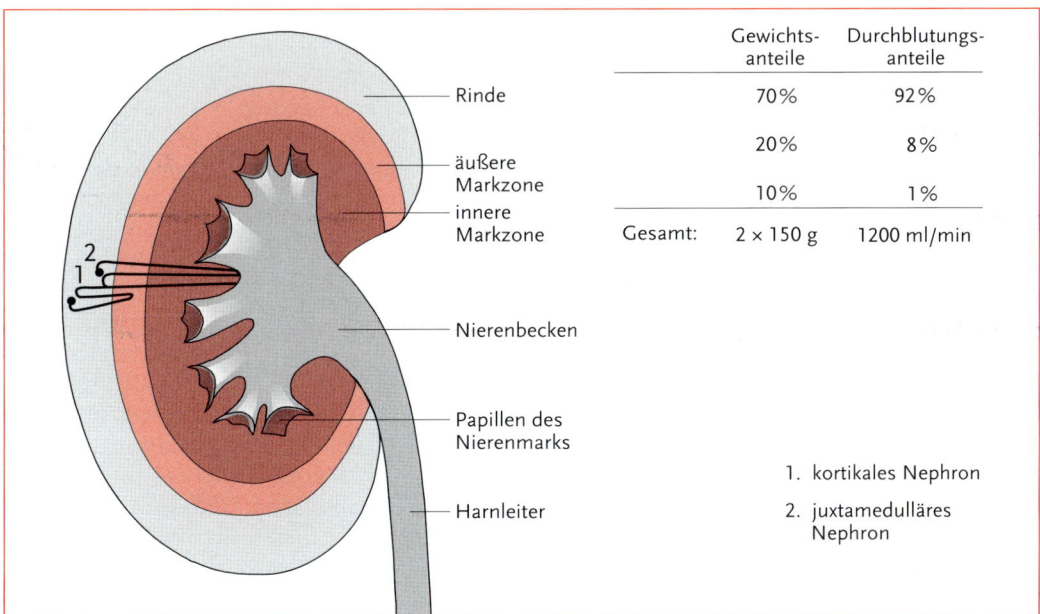

	Gewichtsanteile	Durchblutungsanteile
Rinde	70%	92%
äußere Markzone	20%	8%
innere Markzone	10%	1%
Gesamt:	2 × 150 g	1200 ml/min

1. kortikales Nephron
2. juxtamedulläres Nephron

Rinde
äußere Markzone
innere Markzone
Nierenbecken
Papillen des Nierenmarks
Harnleiter

8

Abb. 8.1: Aufbau der Niere schematisch

Das Nephron besteht aus dem Glomerulum und einem anschließenden langen Schlauch, der in den proximalen Tubulus, die Henle-Schleife und den distalen Tubulus unterteilt wird und der in das Sammelrohr mündet (Abb. 8.2).

Alle Glomerula liegen in der Nierenrinde. Sie stellen einen doppelwandigen Becher dar, in dem ein Knäuel von Kapillarschlingen liegt. Diese werden über eine zuführende Arteriole (**Vas afferens**) gespeist. Der Abfluß erfolgt wiederum über eine Arteriole (**Vas efferens**), die sich erneut in Kapillaren aufteilt, die den zugehörigen Tubulus umspinnen. Die Henle-Schleifen reichen bis in die äußere Markzone. Nur die Glomerula, die direkt an der Grenze zum Nierenmark liegen (**juxtamedulläre Glomerula**), bilden sehr lange Henle-Schleifen, die auch die innere Markzone durchziehen und erst kurz vor dem Erreichen des Nierenbeckens

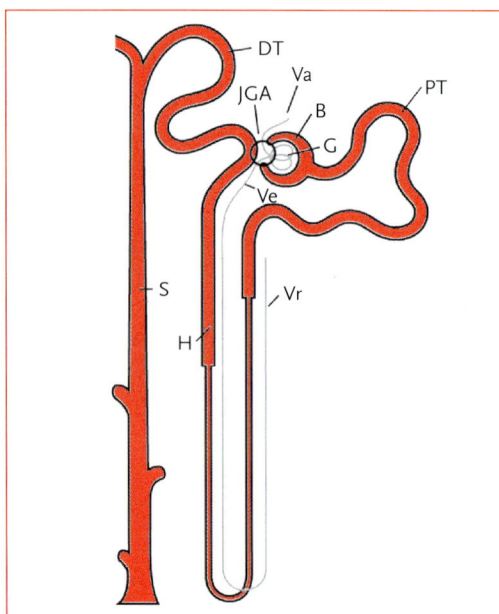

Abb. 8.2: Aufbau des Nephrons; B: Bowman-Kapsel, DT: distaler Tubulus, G: Glomerulum, H: Henle-Schleife, JGA: juxtaglomerulärer Apparat, PT: proximaler Tubulus, S: Sammelrohr, Va: Vas afferens, Ve: Vas efferens, Vr: Vas rectum

umkehren (Schleifenpol) und wieder zur Rinde aufsteigen. Das Ende der Henle-Schleife findet noch einmal Kontakt zu seinem Ursprungsglomerulum und bildet mit dem Vas afferens eine besondere Struktur: den **juxtaglomerulären Apparat**.

8.1.2
Funktion der Niere

Die Niere erfüllt ihre Ausscheidungsfunktion nur zum geringen Teil dadurch, daß zu eliminierende Stoffe ausgesondert werden (**Sekretion**). Überwiegend erfolgt die Ausscheidung dadurch, daß ein großer Teil des Blutes unselektiert auf die Ausscheidungsseite gebracht (**Filtration**) und davon das wiedergewonnen wird, was noch im Organismus verbleiben soll (**Resorption**).

Filtration, Resorption und Sekretion sind die Grundmechanismen der Nierenfunktion.

Die glomeruläre Filtration

Die Filtration findet in den Kapillarschlingen des Glomerulum statt. Dafür gelten die gleichen Gesetzmäßigkeiten, wie sie für die Kapillaren außerhalb der Niere beschrieben wurden (s. Kap. Austauschsystem, S. 111). Allerdings ist der Blutdruck im Anfang der Glomerulumkapillaren etwa 10 mm Hg höher, da das Vas afferens sehr kurz und weit ist, also einen relativ kleinen Widerstand aufweist, womit bei gleichem Anfangsdruck ein höherer Enddruck resultiert. Außerdem nimmt der Druck in den Kapillarschlingen kaum ab, da ihr Widerstand sehr gering ist. Dadurch kann stärker als sonst und über die ganze Länge der Kapillaren filtriert werden. Das führt dazu, daß 20% des durchfließenden Plasmas abfiltriert werden (Filtrationsfraktion), das sind 120 ml/min (**glomeruläre Filtrationsrate**, GFR) oder etwa 180 l/Tag. Das bedeutet, daß das gesamte Plasmavolumen 65mal am Tag durchfiltriert und dabei gereinigt wird bzw. die extrazelluläre Flüssigkeit, mit der das Plasma ja in ständigem intensiven Austausch steht, etwa 10mal.

Die abgepreßte Flüssigkeit wird als **Primär-harn** bezeichnet. Er enthält keine Blutzellen und kein Eiweiß. Alle anderen Plasmabestand-teile sind in unveränderter Konzentration ent-halten, da sie die Poren der Filtrationsmembran (Kapillarwand plus inneres Blatt der Glomeru-lumkapsel) ungehindert passieren können. Der Primärharn hat daher die gleiche **Osmolarität** (Konzentration der Zahl der gelösten Teilchen) wie das Plasma, ist also dem Plasma isoton (hat den gleichen osmotischen Druck, der durch die Zahl der gelösten Teilchen bestimmt wird). Die Osmolarität beträgt 290 mosmol/l.

Die Autoregulation der Nierendurchblutung

Da die Filtrationsfunktion ganz wesentlich vom Blutdruck abhängt, müßte jede Änderung des arteriellen Blutdrucks auch eine Änderung der Filtration nach sich ziehen. Der Organismus hat zwei Mechanismen entwickelt, um sich von diesem Einfluß weitgehend unabhängig zu machen. Sie werden als **Autoregulation der Nierendurchblutung** zusammengefaßt. Zum einen reagiert die glatte Muskulatur der Vasa afferentia auf Dehnung mit Kontraktion. Wenn also das Gefäß durch einen höheren System-blutdruck geweitet würde, antwortet es mit Konstriktion (**Bayliss-Effekt**), wodurch sein Wi-derstand und damit der Blutdruckabfall im Ver-lauf dieser Arteriole steigt. Dadurch kann trotz

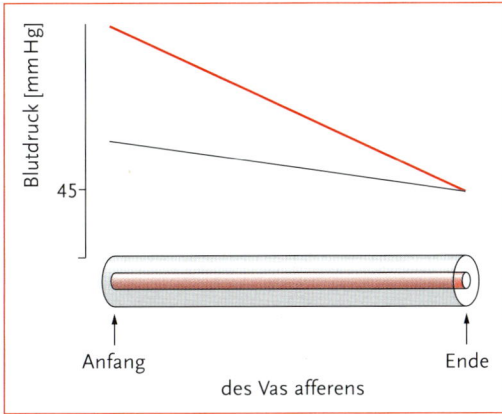

Abb. 8.3: Blutdruckabfall im Vas afferens bei normalem und bei erhöhtem Blutdruck (rot), der vom Gefäß mit Vasokonstriktion beantwortet wird

erhöhtem Druck am Anfang der Arteriole ein unveränderter Druck an ihrem Ende aufrecht-erhalten werden (Abb. 8.3). Das wird unter-stützt durch den juxtaglomerulären Apparat, der durch geeignete Mechanismen erfassen kann, wenn am Ende der Henle-Schleife ein höherer Durchfluß besteht. Das müßte bei ver-größerter Filtration infolge erhöhten Blut-drucks der Fall sein. Durch Ausschüttung eines Mediators in das Vas afferens wird dieses Ge-fäß kontrahiert, wodurch der Kapillardruck im Glomerulum reduziert wird. Insgesamt kön-nen diese Mechanismen eine Variation des mittleren arteriellen Blutdrucks von 80 bis 180 mmHg kompensieren.

> **Merke !**
>
> Die Nieren bilden pro Minute 120 ml Filtrat, den Primärharn. Dies ist ein passiver, durch den Blutdruck getriebener Prozeß. Durch Autoregulation kann die Filtration zwischen 80 und 180 mm Hg Systemblutdruck konstant gehalten werden.

Die Funktion des proximalen Tubulus

Der proximale Tubulus liegt in der Nieren-rinde. In ihm werden $^2/_3$ des filtrierten Flüssig-keitsvolumens rückresorbiert. Die Menge ist nicht regulierbar und wird daher als **obligato-rische Wasserresorption** bezeichnet. Wasser kann nur aufgrund eines hydrostatischen oder eines osmotischen Druckgefälles bewegt wer-den. In unserem Fall werden Teilchen resor-biert und damit ein winziges osmotisches Ge-fälle erzeugt, dem Wasser sofort nachfolgt. Am Ende ist der osmotische Druck im Tubulus praktisch konstant geblieben, d.h., die Resorp-tion erfolgte isoton.

Motor für den ganzen Vorgang ist eine sehr aktive Natrium-Kalium-Pumpe, wie sie an jeder Zelle vorhanden ist (s. S. 5). Die Besonderheit an dieser Stelle ist, daß die Pumpe nur in die vom Tubulus abgewandte (basolaterale) Zell-seite eingebaut ist (Abb. 8.4). Sie befördert dort Natrium aus der Zelle ins Interstitium, von wo es weiter in die peritubuläre Kapillare wandern kann. Auf der luminalen Seite der Tubuluszelle kann Natrium passiv in die Zelle hinein diffun-

8

Abb. 8.4: Transportmechanismen einer Zelle des proximalen Tubulus

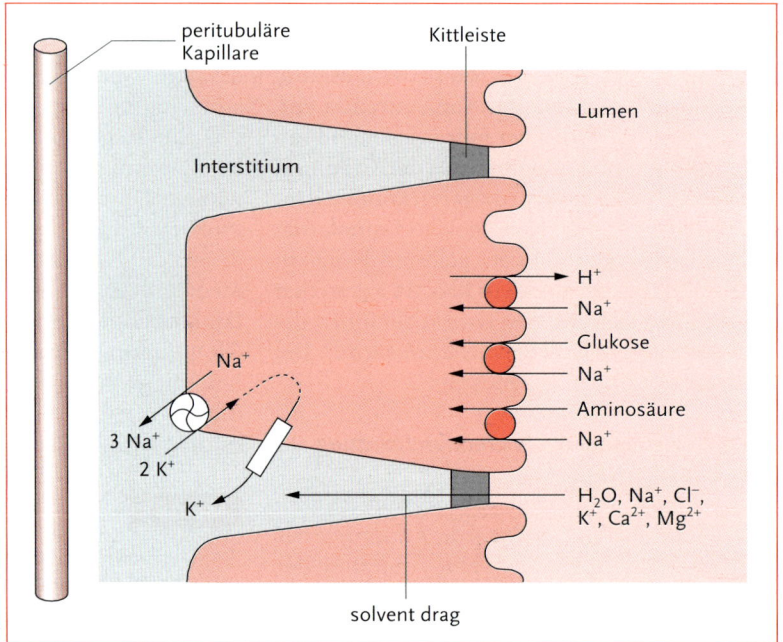

dieren. Damit entsteht ein Natriumstrom aus dem Tubulus heraus in die Kapillaren. Mit dem Natrium wandert Wasser.

Die luminalen Natriumtransporter können im Symport andere Teilchen in die gleiche Richtung oder im Antiport in die Gegenrichtung mitnehmen. Man spricht von einem **sekundär aktiven Transport**, weil der eigentliche Antrieb die Natrium-Kalium-Pumpe ist, die den passiven Einstrom von Natrium und mit ihm die Bewegung der mitgenommenen Teilchen aufrechterhält.

Zwischen den Zellen befinden sich Kittleisten, die ebenfalls für Wasser und Teilchen durchlässig sind. Der kleine osmotische Gradient zwischen Interstitium und Tubuluslumen treibt auch hier einen Wasserstrom, in dem Teilchen mitfließen (**solvent drag**). Auf diesem Weg erfolgt über die Hälfte der proximalen Resorption (**parazellulärer Transport** im Gegensatz zum **transzellulären Transport**, Abb. 8.4).

Merke !

Insgesamt werden im proximalen Tubulus $^2/_3$ der filtrierten Natrium- und Chlorid-Ionen resorbiert. Diese beiden Stoffe stellen die weitaus größte Teilchenfraktion im Primärharn dar; die Wasserrücknahme ist daher an ihre Resorption gebunden.

Außerdem wird Glukose und die geringe Menge filtrierter Aminosäuren gekoppelt an Natrium vollständig resorbiert. Bikarbonat wird im Regelfall ebenfalls vollständig resorbiert, kann aber bei Bedarf auch weitgehend von der Resorption ausgeschlossen werden.

Die Transportmechanismen im proximalen Tubulus haben für jeden Stoff eine bestimmte **Transportkapazität**, die die Menge, die pro Zeiteinheit zurückgenommen werden kann, begrenzt. Die dem Tubulus angebotene Menge hängt, da die Filtration konstant ist, von der Plasmakonzentration des Stoffes ab. Bei manchen Stoffen kann die Plasmakonzentration nie so hoch werden, daß das **Transportmaximum** überschritten wird (Natrium). Bei anderen Stoffen entspricht die normale Plasmakonzentration gerade dem Transportmaximum.

Bei ihnen muß jede Erhöhung der Plasmakonzentration zur Überforderung des Transportsystems und damit zur Ausscheidung des Stoffes führen (Phosphat). Ihr normaler Plasmaspiegel stellt sich durch diesen Überlauf ein. Bei Glukose liegt das Transportmaximum höher, als es dem normalen Plasmaspiegel entspricht. Es kann aber bei der Zuckerkrankheit (**Diabetes mellitus**) überschritten werden. Dafür muß der Plasmaglukosespiegel mindestens die doppelte Höhe des Normalwertes erreichen (Schwelle bei etwa 10 mmol/l, Norm etwa 4,5 mmol/l).

Merke !

Stärkere Erhöhung der Glukosekonzentration im Plasma führt zur Überschreitung des Transportmaximums im proximalen Tubulus und damit zur Ausscheidung von Glukose mit dem Harn, während bei normaler Plasmakonzentration die gesamte Glukose rückresorbiert wird.

Die Henle-Schleife

Die Henle-Schleife ist charakterisiert durch den eng nebeneinanderliegenden absteigenden und aufsteigenden Schleifenschenkel, so daß ein Gegenstromsystem entsteht (Abb. 8. 5). Der aufsteigende Schenkel ist wasserundurchlässig, zeigt aber eine kräftige Natriumresorption aus dem Lumen in das Interstitium. Da das Wasser aber nicht folgen kann, wird der Tubulusinhalt im aufsteigenden Schenkel zunehmend verdünnt, während das Interstitium konzentrierter wird. Damit entsteht ein Konzentrationsgradient vom Interstitium zum absteigenden Schenkel der Henle-Schleife, in den die Tubulusflüssigkeit plasmaisoton aus dem proximalen Tubulus einläuft. Dadurch tritt Natrium in den absteigenden Schleifenschenkel wieder ein (bzw. Wasser aus), und die Konzentration erhöht sich nach und nach bis zum Schleifenpol.

Auf diese Weise wird im Nierenmark ein Konzentrationsgradient aufgebaut, der rindenseitig mit 290 mosmol/l beginnt und sein Maximum am Nierenbecken mit 1200 mosmol/l erreicht. Die Effektivität des Gegenstromsystems wird noch erhöht durch die von den

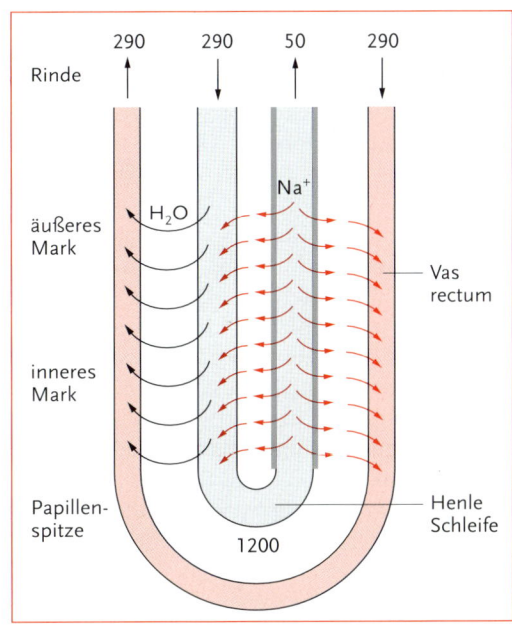

Abb. 8.5: Markkonzentrierung durch das Gegenstromsystem in der Henle-Schleife; Zahlen: Osmolarität in mmol/l

juxtamedullären Glomerula kommenden und mit den langen Henle-Schleifen parallel laufenden Vasa recta. Die Strömungsrichtung des Blutes in diesen Gefäßen ist der in den Tubuli entgegengesetzt, wodurch ein zweites Gegenstromsystem entsteht. Der Tubulusinhalt verläßt die Schleife hypoton, mit einer Konzentration von 50–100 mosmol/l.

Merke !

Die Funktion der Henle-Schleifen besteht im Aufbau eines Konzentrationsgradienten im Nierenmark. Die an den Papillenspitzen erreichte Konzentration beträgt 1200 mosmol/l.

Distaler Tubulus und Sammelrohr

Während der proximale Tubulus vor allem der Volumenreduktion dient, wird im distalen Tubulus und Sammelrohr die Feineinstellung der Menge des Endharns, seiner Konzentration und genauen Zusammensetzung vorgenommen. Es ist der variable, regulierbare Teil des

8

Nephrons. Die **Wasserresorption** wird deshalb hier als **fakultativ** bezeichnet. Zwei Hormone sind wesentlich an der Regulation der Mechanismen in diesem Nephronabschnitt beteiligt: **Antidiuretisches Hormon** (ADH) und **Aldosteron**.

Das antidiuretische Hormon   Der distale Tubulus und das Sammelrohr sind wasserundurchlässig. Das Hormon ADH aus der Hypophyse sorgt jedoch für den Einbau von Wasserkanälen in diesem Abschnitt. Dadurch kann auf dem Weg des Sammelrohres durch das Nierenmark entsprechend der dort steigenden Osmolarität des Interstitiums Wasser aus dem Sammelrohr resorbiert werden. Die Konzentration der Sammelrohrflüssigkeit wird an die jeweilige Konzentration der interstitiellen Flüssigkeit des umgebenden Marks angeglichen. Der fertige Harn tritt mit der am Schleifenpol aufgebauten Konzentration (1200 mosmol/l) ins Nierenbecken aus. Er ist damit etwa 4mal so konzentriert wie das Plasma und die Menge sehr gering. Wird die ADH-Konzentration im Plasma geringer, so werden Wasserkanäle wieder ausgebaut und ihre Zahl reicht dann nicht aus, um eine vollständige Angleichung der Konzentrationen innerhalb des Sammelrohrs mit der Umgebung zu erreichen. Die Harnkonzentration sinkt. Fehlt ADH völlig, so sind auch alle Wasserkanäle entfernt und der Harn muß so verdünnt ausgeschieden werden, wie er die Henle-Schleife verläßt. Die Menge ist dann sehr groß (bis 20 l/Tag, Diabetes insipidus). ADH wird aus der Hypophyse ausgeschüttet, wenn die Osmolarität des Plasmas zu hoch ist. Die Niere kann dann Wasser sparen. Alkohol (Ethanol) hemmt dagegen die ADH-Ausschüttung aus der Hypophyse, wodurch sich nach dessen Genuß eine größere Harnmenge erklären läßt.

Merke !

ADH ermöglicht die fakultative Wasserresorption im distalen Tubulus und Sammelrohr.

Aldosteron   Aldosteron ist ein Hormon der Nebennierenrinde. Es fördert die Natriumresorption im distalen Tubulus und Sammelrohr,

spart also für den Organismus Natrium. Es kann auf diese Weise die Natriumkonzentration im Plasma erhöhen und damit den osmotischen Druck, da dieser im wesentlichen vom Natrium bestimmt wird. Die Natriumresorption ist allerdings verbunden mit einem Kaliumverlust, da die beiden Ionen in der Niere gegeneinander ausgetauscht werden. Aldosteron wird ausgeschüttet, wenn die Plasmaosmolarität sinkt. Es führt zur Gegenregulation und Stabilisierung des osmotischen Drucks. Dies ist eine sehr wichtige Funktion der Niere, da der osmotische Druck des Plasmas entscheidend ist für die Wasserverteilung zwischen Intra- und Extrazellulärraum. Bei zu geringer Plasmaosmolarität tritt Wasser in die Zellen über und führt zum **zellulären Ödem**. Die Zellfunktion ist dann gestört, und es kann soviel Wasser einströmen, daß die Zellen platzen.

Blutvolumenregulation   Das normale Blutvolumen des Menschen beträgt etwa 5 Liter. Bei verringertem Blutvolumen (Hypovolämie) ist das Gefäßbett zu wenig gefüllt. Dehnungsrezeptoren im rechten Vorhof werden dadurch weniger erregt und geben die Information über den Vagus ins ZNS. Von der Hypophyse wird daraufhin vermehrt ADH ausgeschüttet und dadurch eine verringerte Harnmenge ausgeschieden; das Blutvolumen normalisiert sich. Allerdings würde die Plasmaosmolarität sinken. Dadurch, aber auch durch den direkten Einfluß von ADH, steigt die Aldosteronabgabe, und die Natriumausscheidung kann entsprechend der Wasserausscheidung gesenkt werden.

Merke !

Die Blutvolumenregulation erfolgt durch das Zusammenwirken von ADH und Aldosteron.

Weitere Einflüsse auf das System werden durch Renin und den **atrialen natriuretischen Faktor** (ANF) hervorgerufen. **Renin** ist ein Enzym, das vom juxtaglomerulären Apparat ausgeschüttet wird, wenn der Blutdruck in der Niere zu gering ist (was eine Folge zu geringen Blutvolumens sein kann). Es aktiviert eine im Plasma vorhandene Substanz (Angiotensin), die u.a. Einfluß auf die Ausschüttung von ADH und Aldosteron hat. ANF ist ein Hormon, das in der Niere einen Gegenspieler zum Aldosteron darstellt. Es wird vom Herzen abgegeben, wenn das Blutvolumen zu groß ist.

8.2
Ernährung und Verdauung

8.2.1
Die Nahrung

Mit der Nahrung wird dem Körper einerseits die notwendige Energie zugeführt (Energiestoffwechsel), andererseits werden aber auch die zum Aufbau der Körpersubstanz nötigen Stoffe zur Verfügung gestellt (Baustoffwechsel). Die Nahrung sollte die **Nährstoffe** Kohlenhydrate, Fette und Eiweiße in ausreichender Menge und ausgewogenem Verhältnis enthalten sowie weiterhin Wasser, Vitamine, Salze, Spurenelemente, möglichst Geschmackstoffe und Ballaststoffe.

Die Nährstoffe enthalten pro Gramm Substanz eine bestimmte Menge Energie, die **Brennwert** genannt wird. Er beträgt für Kohlenhydrate 17,2 kJ/g (Kilojoule/Gramm) und für Fette 38,9 kJ/g. Diese Energie kann der Körper auch vollständig nutzen. Eiweiß dagegen wird im Organismus nicht vollständig abgebaut. Es entsteht Harnstoff, der noch Energie enthält, aber ausgeschieden wird. Daher ist der physiologische Brennwert kleiner als der physikalische Brennwert. Er beträgt wie für Kohlenhydrate 17,2 kJ/g.

Merke !

Für die Deckung des Energiebedarfs ist es gleichgültig, aus welcher Quelle die Energie stammt (**Isodynamiegesetz**). Der Körper braucht aber von jeder Nährstoffart eine tägliche Mindestmenge.

So kann der Stoffwechsel beispielsweise nicht völlig ohne Eiweißverbrennung auskommen. Wird kein Eiweiß zugeführt, so wird körpereigenes Eiweiß verbrannt. Eine Reihe sogenannter **essentieller Aminosäuren** und **Fett-**

säuren kann der Organismus nicht selbst synthetisieren. Sie müssen zwingend mit der Nahrung zugeführt werden. Essentielle Fettsäuren finden sich vor allem unter den ungesättigten pflanzlichen Fettsäuren. Bei den Eiweißen sind die tierischen Eiweiße für den Baustoffwechsel wertvoller.

Merke !

Eine ausgewogene Kost sollte die Energie zu 15% in Form von Eiweiß, zu 30% als Fett und zu 55% als Kohlenhydrat zur Verfügung stellen.

Weitere lebensnotwendige Stoffe, die der Mensch nicht selbst synthetisieren kann, sind die **Vitamine**. Man unterscheidet die wasserlöslichen und fettlöslichen Vitamine. Wasserlöslich sind die Vitamine der B-Gruppe, die in Fleisch, Fisch, Körner- und Hülsenfrüchten vorkommen, und das Vitamin C, das besonders in Obst und Gemüse enthalten ist. Die fettlöslichen Vitamine sind das Vitamin A (in Leber und Karotten), D (in Leber, Fisch, Milch), E (sehr weit verbreitet) und K (in Leber, Grüngemüse und von Darmbakterien gebildet). Vitaminmangelkrankheiten, die auch heute noch in Mitteleuropa vorkommen, sind die **perniziöse Anämie** (B_{12}) durch Fehlen eines Kofaktors für die Resorption, **Rachitis** (D) durch Mangelversorgung und Blutgerinnungsstörungen (K) bei gestörter Fettverdauung.

Spurenelemente kommen nur in sehr geringen Mengen in der Nahrung vor. Manche sind wichtig für den Organismus, wie beispielsweise Eisen für den Hämoglobinaufbau oder Jod für die Schilddrüsenfunktion. Andere können toxisch wirken, wie Arsen oder Blei.

8.2.2
Motorik des Verdauungssystems

In der Mundhöhle besteht nach dem Abtrennen eines Bissens die wesentliche motorische Funktion in der Zerkleinerung der Nahrung und ihrer Durchmischung mit Speichel, um einen gleitfähigen Bolus zu formen. Das Kauen ist kein einfaches Auf- und Abbewegen des Unterkiefers, sondern er wird gleichzeitig seitlich und

8

vor- und rückwärts ausgelenkt, so daß Mahlbewegungen entstehen. Außerdem muß durch eine geeignete Formung von Zunge, Mundboden und Wangen dafür gesorgt werden, daß der Speisebrei auf den relativ kleinen Kauflächen der Mahlzähne aufgehäuft wird, und die eingesetzte Kraft muß an die Konsistenz der jeweiligen Nahrung angepaßt werden.

Merke !

Das Kauen ist ein komplizierter motorischer Vorgang, für den eine vielfältige Koordination verschiedenster Muskeln und die Integration reflektorischer Einflüsse notwendig ist. Es wird von einem Kauzentrum in der Medulla oblongata gesteuert.

Die Vorgänge im Mund werden durch den Schluckakt abgeschlossen, der willkürlich durch Verschieben des Bissens in den Rachen eingeleitet wird. Die weiteren Vorgänge laufen reflektorisch ab. Der Zugang zur Nase wird durch Heben des Gaumensegels verschlossen, der Kehldeckel legt sich über den Eingang in die Trachea, und eine kräftige Kontraktion der Schlundmuskulatur befördert den Bolus in den Ösophagus. Flüssige Nahrung wird gleich bis vor den Mageneingang (Kardia) gespritzt. Feste Speise wird über eine **peristaltische Welle** zum Magen transportiert.

Merke !

Die Peristaltik ist eine typische Bewegungsform des Verdauungskanals. Der Bolus dehnt die Wand an einer Stelle. Das führt reflektorisch dazu, daß die Ringmuskulatur hinter dem Bolus kontrahiert und die davor relaxiert wird. Dadurch wird der Bolus nach vorn geschoben, und der Kontraktionsring rückt nach.

Auf diese Weise läuft die Kontraktion wie eine Welle über den Ösophagus und schiebt den Inhalt vor sich her. Bei Ankunft des Bissens an der Kardia wird diese geöffnet, und die Speise tritt in den Magen über.

Bei zunehmender Füllung des Magens kommt es zu einer über den Vagus vermittelten

reflektorischen Tonussenkung der Magenwand (**adaptive Relaxation**, früher als plastischer Füllungstonus bezeichnet), wodurch die Magenfüllung bis zu einem Volumen von 1,5 Litern ohne Druckerhöhung erfolgt.

Die Magenperistaltik geht von einem Schrittmacher an der Grenze zwischen oberem und mittlerem Magendrittel aus (Abb. 8.6). Sie ist im Korpusbereich nur oberflächlich und dient der Durchmischung des der Wand anliegenden Speisebreis mit dem Magensaft. Im Antrum ist sie tiefgreifender, wodurch sie bei geschlossenem Pylorus den **Chymus** (mit Verdauungssäften vermischter Speisebrei) durchknetet und dabei zerkleinert. Sind Korngrößen unter 1 mm erreicht, öffnet sich der Pylorus und entläßt eine Portion Mageninhalt in den Dünndarm. Erst wenn diese Portion im Dünndarm aufbereitet und weitertransportiert ist, kann sich der Pylorus erneut öffnen.

Im Dünndarm werden Formen der Motorik, die der Durchmischung des Chymus mit den Verdauungssäften dienen, von der Motorik abgegrenzt, die zur Vorwärtsbewegung des Chymus führt. Die Durchmischung wird durch unregelmäßige Kontraktionen einzelner Segmente der Ringmuskulatur oder durch Kontraktion von Teilen der Längsmuskulatur erreicht. Für den Weitertransport ist wie überall im Darm die Peristaltik zuständig.

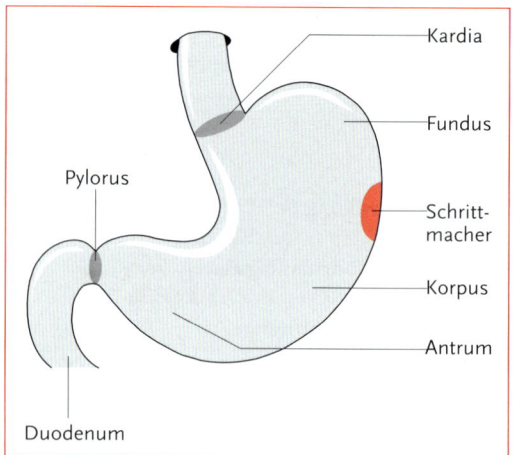

Abb. 8.6: Schematische Darstellung der Gliederung des Magens

Merke !

Der Übergang vom Dünndarm in den Dickdarm ist durch eine Klappe verschlossen, die **Ileozökalklappe**. Sie öffnet sich reflektorisch, wenn sich vor der Klappe Chymus ansammelt. Sie verhindert den Rückfluß von Dickdarminhalt in den Dünndarm. Das ist wichtig, da der Dickdarm bakteriell besiedelt ist, diese Bakterien aber für den Dünndarm pathogen sind.

Neben der Peristaltik und Mischbewegungen zeigt der Dickdarm noch eine besondere Form der Motorik, die **Antiperistaltik**. Sie tritt in den ersten zwei Dritteln des Dickdarms auf und befördert den Darminhalt zurück an den Anfang. Etwa 3mal/Tag tritt eine kräftige Peristaltik in der zweiten Dickdarmhälfte auf (**Massenperistaltik**), die den Inhalt bis zum Enddarm treibt. Sie kann auch durch Füllung des Magens reflektorisch aktiviert werden. Erreicht der Enddarm eine ausreichende Dehnung, wird Stuhldrang ausgelöst. Wenn man ihm nicht folgt, kann er zunächst durch adaptive Relaxation wieder verschwinden. Zur Defäkation s. Kap. 5.2.2.

Der ungefüllte Magen und Darm (interdigestive Phase) weist nur alle 90 Minuten etwa für kurze Zeit eine kräftige Peristaltik auf, der Reinigungsfunktion zugeschrieben wird (**myoelektrische Motorkomplexe**).

8.2.3
Sekretion und Funktion der Verdauungssäfte

Unter Verdauung versteht man den enzymatischen Aufschluß der Nahrungsbestandteile. Die Enzyme sind in den Verdauungssäften enthalten. Diese erfüllen daneben aber auch noch andere Funktionen. So schützen sie beispielsweise die Schleimhäute mechanisch, machen im Mund den Bissen formbar und gleitfähig und verflüssigen den Chymus, wodurch er leichter transportierbar und durch die Enzyme besser angreifbar wird.

Die Ausschüttung der Säfte erfolgt reflektorisch. Man kann unterscheiden zwischen den fremdreflektorischen Effekten (durch den me-chanischen Kontakt der Speise mit dem Verdauungskanal oder durch die chemischen Inhaltsstoffe) und den bedingtreflektorischen Wirkungen von Signalen, deren Verbindung mit der Nahrungsaufnahme gelernt wurde (Tellerklappern, Gerüche, Sprechen über Speisen). Außerdem können Hormone und das vegetative Nervensystem die Ausschüttung von Verdauungssäften fördern oder hemmen.

In der Mundhöhle gibt es drei Paar Speicheldrüsen (Ohr-, Unterkiefer- und Unterzungenspeicheldrüsen). Nur der Speichel der Ohrspeicheldrüse enthält ein Enzym, das Kohlenhydrate abbauen kann (α-Amylase). Seine Wirkung kann bei langem Kauen von Brot zu einem Süßgeschmack durch die entstehende Glukose führen. Dieser Speichel wird unter Vaguswirkung ausgeschieden. Sympathikusaktivierung fördert dagegen die Abgabe von geringen Mengen sehr zähen Speichels, weshalb in Angstsituationen die Zunge am Gaumen kleben kann.

Gleichzeitig mit der Speichelsekretion wird durch die gleichen bedingt- und unbedingtreflektorischen Einflüsse auch die Saftproduktion im Magen, Darm, Pankreas (Bauchspeicheldrüse) und in der Leber aktiviert (**kephalische Phase** der Saftsekretion), und dadurch der Verdauungstrakt auf die gleich eintreffende Nahrung vorbereitet. Die Ankunft der Speise im Magen löst dann die **gastrische Phase** der Sekretion aus, die vor allem über das Hormon **Gastrin** gesteuert wird. Es stammt aus speziellen Zellen im Antrumbereich des Magens und stimuliert die Magendrüsen, aber auch die Saftproduktion von Dünndarm, Pankreas und Leber.

Im Magensaft enthaltene Verdauungsenzyme sind neben einer wenig effizienten Lipase für die Fettverdauung vor allem Proteasen für den Eiweißabbau. Sie benötigen für ihre Wirkung ein stark saures Milieu, weshalb der Magen neben dem Verdauungssekret durch spezielle Zellen auch noch Salzsäure sezerniert. Die Aktivierung dieser Zellen erfolgt ebenfalls über Gastrin oder indirekt über eine gastrininduzierte Sekretion eines weiteren Hormons im Magen, des **Histamins**, das die Säuresekretion sehr stark anregt.

Im Dünndarm liefern vor allem die beiden großen Verdauungsdrüsen, das Pankreas und

8

die Leber wichtige Verdauungssäfte. Sie werden zu einer dritten Sekretionsphase (**intestinale Phase**) durch chemische Reize des Chymus im Dünndarm angeregt. Ihre Aktivierung wird durch zwei Hormone aus dem Dünndarm vermittelt, das Sekretin und das Cholezystokinin. **Sekretin** fördert die Abgabe eines bikarbonatreichen Pankreassaftes und die Produktion von Galle in der Leber, die ebenfalls viel Bikarbonat enthält. Beide Säfte können das saure Milieu des Chymus neutralisieren. Auf dieser Grundlage ist die Förderung eines enzymreichen Saftes aus dem Pankreas durch **Cholezystokinin** sinnvoll, da die Enzyme im sauren Milieu nicht arbeitsfähig sind.

Der Pankreassaft enthält für alle Stoffklassen Enzyme im Überschuß (Amylasen, Lipasen, Proteasen). Sie können allerdings nur effektiv wirken, wenn die Nahrungsbestandteile möglichst fein verteilt, am besten gelöst, vorliegen. Daher ist eine Emulgierung der wasserunlöslichen Fette eine wichtige Voraussetzung für die ungehinderte Fettverdauung. Diese Funktion erfüllt die Galle. Ausreichende Mengen Gallensaft können kurzfristig durch die Kontraktion der Gallenblase bereitgestellt werden, in der die Lebergalle etwa 10fach eingedickt vorliegt. Diese Kontraktion wird durch Cholezystokinin ausgelöst.

> **Merke !**
>
> Für die enzymatische Aufspaltung der Nahrung sind die Pankreasenzyme vollständig ausreichend. Erst bei drastischer Einschränkung der Pankreasfunktion wird die Verdauung gestört.

Dem Schutz der Schleimhäute vor Selbstverdauung dient eine Schleimproduktion. Im Magen ist dieser Schleim besonders zäh und bikarbonatreich, so daß er auch vor dem Säureangriff Schutz bietet. Im Dickdarm wird nur Schleim und keine Verdauungsenzyme sezerniert. Ein Abbau von unverdaulichen Nahrungsbestandteilen erfolgt hier bakteriell durch Gärung und Fäulnis.

8.2.4 Resorption der Nahrungsbestandteile

Die Resorption der Grundbausteine der Nährstoffe (Monosaccharide, Cholesterin, freie Fettsäuren und Aminosäuren) findet fast ausschließlich im Dünndarm statt. Die Mechanismen ähneln den Resorptionsvorgängen im proximalen Tubulus der Niere. Die Schleimhaut ist auch ähnlich gebaut. Treibende Kraft ist wie dort eine sehr aktive basolaterale Natrium-Kalium-Pumpe und der daraus folgende luminale passive Natriumeinstrom in die Zelle, der Monosaccharide und Aminosäuren im Kotransport mitnimmt. Die Fettbestandteile werden von Gallensalzen umschlossen, die ihr hydrophiles Ende nach außen wenden. Die entstehenden Tropfen nennt man **Mizellen**. Sie transportieren alle wasserunlöslichen Bestandteile zur Zellmembran und vermitteln so ihre Resorption.

Wie in der Niere gibt es einen Solvent Drag, mit dem ein großer Teil der Ionen das Darmlumen verläßt. Mit den Teilchen wird eine entsprechende Menge Wasser aus osmotischen Gründen mitgenommen. Der Darminhalt ist an jeder Stelle isoton.

Im Dickdarm erfolgt nur noch eine Eindickung des Darminhalts bis zu einer formbaren Konsistenz.

8.3 Der Energiewechsel

8.3.1 Umsatzgrößen

Die Energie, die der Organismus in einer bestimmten Zeit durch Abbau der Nährstoffe freisetzt, wird als Umsatz bezeichnet. Je nach körperlicher Aktivität spricht man von **Arbeits-** oder **Ruheumsatz**. Der Begriff des **Freizeitumsatzes** schließt die normalen täglichen Verrichtungen bis hin zur „Schreibtischarbeit" ein.

Der Grundumsatz

Grundumsatzbedingungen

Eine genau definierte Umsatzgröße ist der **Grundumsatz**. Er soll morgens, nüchtern, bei körperlicher und geistiger Ruhe und bei thermischer Behaglichkeit gemessen werden. Diese Bedingungen erlauben eine Vergleichbarkeit mehrfacher Messungen bei einer oder verschiedenen Personen.

Morgens soll gemessen werden, weil der Umsatz im Tagesverlauf charakteristische Schwankungen aufweist (zirkadianer Rhythmus). Das hängt mit dem allgemeinen Aktivitätsniveau zusammen, das bei vielen Menschen am Vormittag (Lerchentypen), bei anderen am späten Nachmittag (Eulentypen) einen Gipfel aufweist.

Nüchtern soll der Proband sein, weil Nahrungsaufnahme durch die Verdauungsprozesse und die Vorgänge im Zwischenstoffwechsel zur Erhöhung des Umsatzes führt. Der Einfluß kann nach einer ausgiebigen Mahlzeit bis zu 12–18 h anhalten und ist besonders ausgeprägt bei Eiweißkost. Der Effekt wird als **spezifisch dynamische Wirkung** oder **postprandiale Umsatzsteigerung** bezeichnet.

Körperliche und geistige Ruhe sind notwendig, damit der Umsatz nicht durch Arbeit erhöht ist. Geistige Arbeit oder emotionale Anspannung erhöhen den Umsatz nicht durch eine größere Hirntätigkeit, sondern durch den dabei gesteigerten Muskeltonus.

Die Bedingung der thermischen Behaglichkeit wird gestellt, weil der Körper sowohl in kalter als auch in warmer Umgebung Mechanismen in Gang setzen muß, die ein Auskühlen oder Überwärmen verhindern. Sie beanspruchen selbst Energie und erhöhen daher den Umsatz.

> **Merke !**
>
> Der Grundumsatz ist der morgendliche Ruhe-nüchtern-Behaglichkeits-Umsatz.

Einflüsse auf den Grundumsatz

Die Größe des Grundumsatzes ist abhängig

1. vom Körpergewicht und der Körperhöhe: Das Körpergewicht spiegelt die Menge der vorhandenen Zellen wider, die alle zum Umsatz beitragen. Zusammen mit der Körperhöhe ist das Gewicht ein Maß der Körperoberfläche, über die der Körper Wärme verliert.
2. vom Geschlecht: Männer haben einen höheren Umsatz als Frauen, da sie einen höheren Anteil stoffwechselaktiver Muskulatur besitzen, während bei Frauen der Anteil stoffwechselinaktiven Fettgewebes höher ist.
3. vom Alter: Der auf 1 m^2 Körperoberfläche bezogene Grundumsatz ist beim Neugeborenen am größten. Er nimmt bis zum Erwachsenenalter schnell und danach langsam ab.
4. von hormonellen Einflüssen, die beispielsweise im Menstruationszyklus oder bei der Klimaakklimatisation auftreten. Unter pathophysiologischem Gesichtspunkt spielt besonders das Schilddrüsenhormon (Thyroxin) eine wichtige Rolle. Seine Überproduktion kann den Grundumsatz um 100% erhöhen, zu geringe Bildung kann ihn auf 60% des Normwertes senken.

Als groben Normwert für den Grundumsatz kann man 4,2 kJ = 1 kcal pro kg Körpergewicht und Stunde ansetzen. Klinisch üblich ist eine auf die Person und einen Tag bezogene Angabe. Für Männer gelten dann 7100 kJ und für Frauen 6300 kJ pro Tag als Norm. Im Schlaf oder in Narkose liegt der Umsatz unter dem Grundumsatz.

Der Arbeitsumsatz

Schon Sitzen oder Stehen sind Tätigkeiten, die den Umsatz erhöhen. Der Arbeitsumsatz wird jedoch auf eine täglich durchzuführende Berufsarbeit bezogen. Vergleichende Messungen ergaben, daß der maximale Tagesumsatz bei einer über Jahre täglich durchgeführten Berufsarbeit höchstens das Doppelte des Freizeitumsatzes erreicht (Tab. 8.1). Bei Saisonarbeit

8

Tab. 8.1: Tagesumsätze unter verschiedenen Bedingungen (MJ = Megajoule)

	Männer	Frauen
Grundumsatz	7,1 MJ	6,3 MJ
Freizeitumsatz	10 MJ	8 MJ
max. Arbeitsumsatz	20 MJ	16 MJ

oder Einführung von Ruhetagen (z. B. 5-Tage-Arbeitswoche) steigt der maximal mögliche Umsatz an den einzelnen Arbeitstagen.

Berechnet man den Umsatz nur auf die Zeit, in der die Arbeit erbracht wird, so ergibt sich eine um so größere maximale Leistung (Arbeit/Zeit), je kürzer die Zeit ist.

8.3.2
Messung des Umsatzes

Nach der alten Einheit der Energie wird die Umsatzmessung als Kalorimetrie bezeichnet. Man unterscheidet zwei prinzipielle Methoden: die direkte und die indirekte Kalorimetrie.

Die direkte Kalorimetrie

Man kann den Energieumsatz des Organismus in Form der von ihm abgegebenen Wärme direkt messen. Wie erklärt sich dieser Zusammenhang? Nach dem Energieerhaltungssatz kann Energie nicht verlorengehen. Die im Organismus umgesetzte Energie muß daher in ihm verbleiben (gespeicherte Energie) oder abgegeben werden. Energieabgabe ist in Form von Wärme oder äußerer Arbeit möglich.

Umsatz = Wärmeabgabe + äußere Arbeit + gespeicherte Energie

Eine Energiespeicherung kommt nur längerfristig in Form von Veränderungen des Körpergewichts in Betracht oder kann durch Erhöhung der Körpertemperatur vorkommen. Bei Meßzeiten von 10 oder 20 Minuten und konstanter Körpertemperatur entfällt dieser Term aus der Gleichung. Verhindert man dann noch, daß äußere Arbeit geleistet wird, so entspricht der Umsatz der Wärmeabgabe. Die innere Arbeit (Herz, Atmung u. a.) muß nicht berücksichtigt

werden, da sie im Körper vollständig in Wärme umgewandelt wird.

Die Messung erfolgt so, daß man den Organismus in eine wärmeisolierte Kammer bringt und die Temperatur des Raumes durch ein Kühlsystem konstant hält. Dadurch ist die gesamte abgegebene Wärme auf das Kühlmittel übertragen worden und kann in seiner Erwärmung gemessen werden. Nachteilig ist die für den Menschen notwendige Größe der Kammer.

Die indirekte Kalorimetrie

Bei dieser Methode wird der Gaswechsel für die Umsatzmessung genutzt. Das ist möglich, weil
1. der Organismus längerfristig seine Energie nur durch den Abbau der Nährstoffe unter Sauerstoffverbrauch gewinnen kann. Nur kurzfristig kann auch anaerob Energie bereitgestellt werden. In solchen Zeiten ist die Messung nicht möglich.
2. der Organismus keine nennenswerten Sauerstoffspeicher besitzt. Er muß daher den eingesetzten Sauerstoff über die Atmung aufnehmen. Diese Größe ist meßbar.
3. jede Nährstoffart eine bestimmte Menge Energie freisetzt, wenn man sie mit 1 Liter Sauerstoff umsetzt. Diese Größe wird **kalorisches O_2-Äquivalent** genannt.

Dieses Äquivalent soll an der Verbrennungsgleichung für Glukose verdeutlicht werden:

F 8.1 $C_6H_{12}O_6 + 6O_2 \longrightarrow$
$$6CO_2 + 6H_2O + 2826 \text{ kJ}$$

Die verbrauchten 6 Mol Sauerstoff haben ein Volumen von 6mal 22,4 Litern. Bezieht man die freigesetzte Energie auf 1 Liter O_2, so ergibt sich ein Wert von 21,0 kJ. In ähnlicher Weise kann man für alle Stoffe das kalorische O_2-Äquivalent ermitteln. Es beträgt für Kohlenhydrate 21,1 kJ/l O_2, für Fette 19,6 und für Eiweiße 18,8 kJ/l O_2 (Tab. 8.2).

Merke !

Das kalorische O_2-Äquivalent gibt die Energiemenge an, die bei Verbrennung eines Stoffes mit einem Liter Sauerstoff entsteht.

Tab. 8.2: Physiologischer Brennwert, respiratorischer Quotient und kalorisches Sauerstoffäquivalent der Nährstoffe und Mittelwerte bei durchschnittlicher mitteleuropäischer Kost

Stoffgruppe	physiol. Brennwert [kJ/g]	respirat. Quotient	kalorisches O_2-Äquivalent [kJ/l O_2]
Kohlenhydrat	17,2	1,0	21,1
Fett	38,9	0,7	19,6
Eiweiß	17,2	0,8	18,8
Mittelwert		0,82	20,2

Mißt man nun beispielsweise über 10 Minuten bei einem Probanden die Sauerstoffaufnahme, so läßt sich der Umsatz während dieser Zeit leicht errechnen, wenn man annimmt, daß der Proband nur Kohlenhydrate verstoffwechselt hat. Die O_2-Aufnahme (sie entspricht wegen der fehlenden Speichermöglichkeit dem Verbrauch) muß nur mit dem kalorischen O_2-Äquivalent multipliziert werden.

In der Regel verstoffwechselt der Organismus aber Kohlenhydrate, Fette und Eiweiße gleichzeitig. Man bräuchte Kenntnis von dem Verhältnis, in dem die drei Nährstoffe eingesetzt wurden, und könnte dann mit einem entsprechend gemittelten kalorischen Äquivalent rechnen.

Eine Abschätzung der Verhältnisse ist aufgrund des **respiratorischen Quotienten** (RQ) möglich. Er gibt das Verhältnis der entstandenen CO_2-Menge zur Menge des verbrauchten O_2 an:

F 8.2
$$RQ = \frac{CO_2}{O_2}$$

Er kann aus den Verbrennungsgleichungen der einzelnen Stoffe errechnet werden und beträgt für Kohlenhydrate 1 (aus 1 Molekül Glukose entstehen 6 CO_2 und 6 O_2 werden verbraucht), für Eiweiße 0,8 und für Fette 0,7 (Tab. 8.2). Je nach dem verstoffwechselten Nährstoffgemisch ergibt sich ein gewichtet gemittelter RQ. Er kann durch gleichzeitige Messung der CO_2-Abgabe mit der O_2-Aufnahme ermittelt werden. Bei normaler gemischter mitteleuropäischer Kost beträgt der RQ 0,82.

Sowohl der RQ als auch das kalorische Äquivalent hängen von dem Mischungsverhältnis der verbrannten Nährstoffe ab. Daher kann man von dem gemessenen RQ auf das kalorische Äquivalent schließen, mit dem zur Ermittlung des Umsatzes gerechnet werden muß. Bei reiner Fettverbrennung wäre der RQ 0,7 und das kalorische Äquivalent 19,6 kJ/l O_2, bei reiner Kohlehydratverbrennung ergäbe sich ein RQ von 1,0 und ein kalorisches Äquivalent von 21,1 kJ/l O_2. Zwischenwerte können interpoliert werden (Abb. 8.7). Bei einem mittleren RQ von 0,82 ergibt sich ein mittleres kalorisches Äquivalent von 20,2 kJ/l O_2.

Bei dieser Vorgehensweise läßt man die exakte Menge verbrannten Eiweißes außer Betracht. Der Fehler ist jedoch gering, da der Eiweißanteil relativ klein (normalerweise 15 %) und ziemlich stabil ist, und da der Eiweiß-RQ nahezu in der Mitte zwischen dem der Kohlenhydrate und Fette liegt. Will man den Fehler vermeiden (beispielsweise für Forschungszwecke), so kann man die verbrannte Eiweißmenge über die Harnstoffausscheidung im Urin ermitteln.

Eine andere Fehlerquelle kann eine größere Rolle spielen: Der RQ ist auch von der Atmung abhängig. Wie wir schon im Kapitel 7.4.2 gesehen haben, kann bei Hyperventilation mehr CO_2 abgeatmet werden, als momentan im Stoffwechsel gebildet wird und bei Hypoventilation weniger. Der RQ wird dann zu groß bzw. zu klein. Solche Einflüsse lassen sich daran erkennen, daß dann auch eine Veränderung des

8

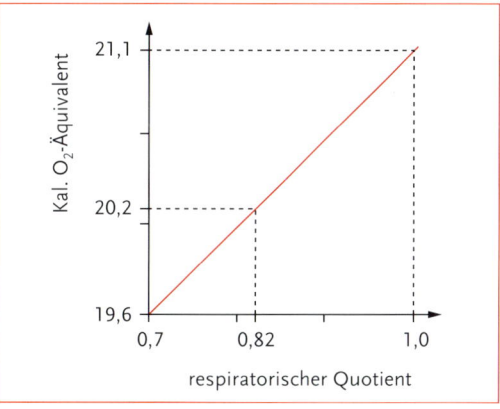

Abb. 8.7: Beziehung zwischen respiratorischem Quotienten und kalorischem Sauerstoffäquivalent

exspiratorischen alveolären pCO_2 auftritt, die in der letzten Portion der Ausatemluft leicht meßbar ist.

Der RQ kann außerdem durch intermediäre Stoffwechselprozesse beeinflußt werden. Wenn beispielsweise bei einem Überangebot von Kohlenhydraten ein Umbau von Kohlenhydraten in Fett erfolgt, so wird dabei Sauerstoff frei, weil Fette relativ weniger Sauerstoff enthalten als Kohlenhydrate. Dieser Sauerstoff kann für Verbrennungsvorgänge genutzt werden und muß nicht von außen aufgenommen werden. Daher wird die Sauerstoffaufnahme zu klein und damit der RQ zu groß ermittelt. Diesen Fehler kann man nur vermeiden, indem man eine ausgeglichene Kost des Probanden gewährleistet.

Merke !

Der respiratorische Quotient ist das Verhältnis der abgegebenen CO_2-Menge zur aufgenommenen O_2-Menge. Seine Größe ist abhängig von der Zusammensetzung der aktuell verbrannten Nahrung. Er wird aber auch durch die Ventilation und durch intermediäre Stoffwechselprozesse beeinflußt.

8.3.3
Diagnostische Bedeutung der Umsatzmessung

In der Arbeits- und Sportmedizin kann durch die Umsatzmessung eine Aussage über die Beanspruchung des Probanden durch die Arbeit oder die sportliche Aufgabe gewonnen werden. In der Klinik läßt sich so der Bedarf bei künstlicher Ernährung ermitteln. Krankheiten verändern den Umsatz z. T. erheblich, so daß man nicht auf Normtabellen zurückgreifen kann. So hat man Umsatzsteigerungen bei mittelschweren Operationen von 25 %, bei Sepsis von 80 % und bei großflächigen Verbrennungen sogar von 130 % gemessen. Dabei war der Eiweißumsatz 3–6mal so stark gesteigert wie der Gesamtumsatz. Umsatzmessungen werden auch zur Einschätzung der Schwere und des Verlaufs von Schockzuständen herangezogen.

8.4
Die Leistungsphysiologie

8.4.1
Grundbegriffe

Die Leistungsphysiologie unterscheidet zwischen Belastung, Leistung und Beanspruchung.

Unter **Belastung** versteht man die in einer bestimmten Zeit geforderte Arbeit. Sie kann physischer oder psychischer Natur sein. Bei physischer Arbeit muß zwischen dynamischer (Wechsel von Kontraktion und Erschlaffung) und statischer Arbeit (Haltearbeit) unterschieden werden. Bei psychischer Arbeit kann die Belastung mehr mentaler oder mehr emotionaler Art sein. In der Sportphysiologie wird zumeist dynamische physische Arbeit analysiert. Bei der Untersuchung von Berufsarbeit spielt aber die psychische Belastung eine zunehmende Rolle.

Die **Leistung** ist die vom Probanden in der vorgegebenen Zeit erbrachte Arbeit. Sie entspricht, wenn die Anforderung nicht zu hoch ist, der Belastung.

Unter **Beanspruchung** versteht man die vom Organismus aufgewendete Arbeit, um die Leistung zu erbringen. Sie hängt bei gegebener Leistung einerseits von der Leistungsfähigkeit des Probanden ab, die sich aus Talent und Trainingszustand ergibt, und andererseits vom Wirkungsgrad (s. Kap. Kraft und Geschwindigkeit der Kontraktion, S. 48), der sich aus der Art der geforderten Arbeit und ebenfalls aus Talent und Übung ergibt. (Ein Schulanfänger braucht mehr Energie zum Schreiben eines Satzes als ein Schreibgeübter.)

Merke !

Belastung ist die pro Zeit geforderte Arbeit, Leistung die pro Zeit erbrachte Arbeit und Beanspruchung die pro Zeit dafür aufgewendete Arbeit.

Die Beanspruchung kann mit der Umsatzmessung erfaßt werden. Standardisierte Versuchsbedingungen wie bei der Fahrrad- oder Laufbandergometrie erlauben die vergleichende Beurteilung der Leistungsfähigkeit.

Die realisierbare Leistung ist natürlich auch vom Gesundheitszustand abhängig und kann durch Umwelteinflüsse, wie Klima, Lärm oder die Tageszeit, und die psychische Einstellung zur Belastung modifiziert werden.

8.4.2
Umstellungen bei dynamischer Arbeit

Die Durchblutung der arbeitenden Muskulatur kann maximal auf das 40fache, beim Trainierten sogar auf das 60fache steigen. Die Anpassung erfolgt über die lokale Kreislaufregulation (s. S. 113) und nimmt etwa 20–30 Sekunden in Anspruch.

Die zentrale Anpassung des Herz-Kreislauf-Systems benötigt je nach Schwere der Arbeit 5–10 Minuten. Dabei kann ein HMV von 25 l, bei hoch trainierten Sportlern 35 l, erreicht werden. Die erreichten Werte der Pulsfrequenz und des systolischen Blutdrucks korrelieren mit der Leistung, der diastolische Blutdruck dagegen sollte sich kaum ändern.

Der leicht erfaßbare Puls läßt sich auch gut während der Arbeit verfolgen. Es zeigt sich dann, daß nur bei leichter, nicht ermüdender Arbeit, die über Stunden durchgeführt werden kann, nach der anfänglichen Anpassung eine stabile Pulsfrequenz erreicht wird (**steady state**). Bei ermüdender Arbeit steigt die Pulsfrequenz dagegen fortlaufend langsam weiter an bis zum Abbruch der Arbeit (**Ermüdungsanstieg**). Nach Ende der Arbeit geht die Pulsfrequenz binnen 3–5 Minuten auf den Ruhewert zurück. Bei schwerer und erschöpfender Arbeit kann sich diese Zeit aber auf mehr als 1 Stunde verlängern.

> **Merke !**
>
> Die Anzahl der nach Ende der Arbeit über die Ruheherzfrequenz hinaus auftretenden Herzschläge nennt man **Erholungspulssumme** (Abb. 8.8). Sie ist ein Maß für die muskuläre Ermüdung.

Nach Arbeit im steady state ist die Erholungszeit kürzer als 5 Minuten und die Erholungspulssumme kleiner als 100.

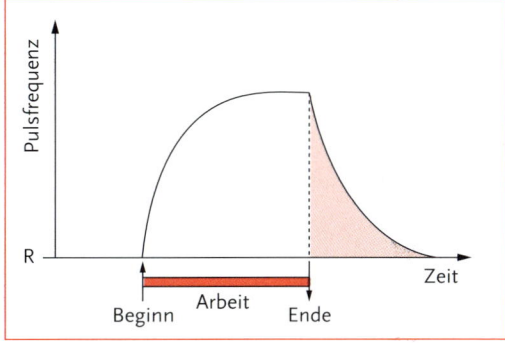

Abb. 8.8: Darstellung der Anpassung der Pulsfrequenz an eine mäßig große Arbeit (Balken unter der Abszisse) und der Rückführung auf Ruhebedingungen; R: Ruheherzfrequenz, getönt: Erholungspulssumme

Die maximal erreichbare Sauerstoffaufnahme/min hängt vom maximalen HMV und der erreichbaren Sauerstoffausschöpfung des Blutes ab. Untrainierte können etwa 150 ml O_2 aus einem Liter Blut entnehmen. Bei 20 l HMV ergibt sich damit ein O_2-Verbrauch von 3 Litern. Trainierte können 170 ml entnehmen, womit ein O_2-Verbrauch von fast 6 l/min möglich wird. Die damit erreichbare Energiebereitstellung in der Muskulatur ist trotzdem noch geringer als die maximal mögliche Arbeit, die die Muskulatur erbringen kann. Sie muß dann einen Teil der Energie anaerob gewinnen und damit eine **Sauerstoffschuld** eingehen. Diese wird in der Erholungsphase mit dem noch erhöhten Stoffwechsel abgetragen. Er dient der Aufarbeitung angesammelter Stoffwechselprodukte und der Auffüllung der Energiespeicher.

> **Merke !**
>
> Die Größe der Sauerstoffschuld entspricht der O_2-Zufuhr, die nach einer Arbeit benötigt wird, um den Ruhezustand des Organismus wieder herzustellen.

Die maximal mögliche Sauerstoffschuld wird mit 20 Liter angegeben. Eine geringe Sauerstoffschuld (4 l) wird zu Beginn jeder Arbeit eingegangen, bevor alle Anpassungsmechanismen greifen können.

8

8.5
Der Wärmehaushalt

Merke !

Der Organismus kann trotz unterschiedlicher Umgebungstemperatur seine Körpertemperatur konstant halten, man bezeichnet ihn daher als gleichwarm (**homoiotherm**). Tiere, deren Körpertemperatur mit der Umgebungstemperatur relativ stark schwankt, nennt man wechselwarm (**poikilotherm**).

8.5.1
Die Körpertemperatur

Körperkern und Körperschale

Die Konstanz der Körpertemperatur besteht nicht für den gesamten Organismus. Sie bezieht sich nur auf die in der Tiefe gelegenen inneren Organe des Kopfes, des Brustkorbes und der Bauchhöhle. Diese Regionen werden als **Körperkern** zusammengefaßt und der Körperoberfläche (**Schale**) gegenübergestellt. Die Grenze zwischen Kern und Schale ist nicht fixiert, sondern kann je nach Stoffwechsellage und Umgebungstemperatur variieren. In warmer Umgebung kann sich der Kern bis unmittelbar unter die Haut ausdehnen, in kalter Umgebung zieht er sich dagegen bis auf die oben genannten inneren Organe zurück, und die gesamten Extremitäten gehören dann zur Schale.

Messung der Kern- und Schalentemperatur

Die Kerntemperatur liegt bei 37 °C. Sie kann tief im Mastdarm (Rektaltemperatur) oder in der Tiefe des äußeren Gehörgangs relativ exakt gemessen werden. Meist wird bei der rektalen Messung das Thermometer zu oberflächlich positioniert und dadurch schon eine etwas zu geringe Temperatur bestimmt. Andere Methoden nutzen die sublinguale (unter der Zunge) oder die axillare Messung, die Abweichungen von 0,2–0,5 °C von der Kerntemperatur ergeben. Die Genauigkeit reicht aber aus, da die individuellen Schwankungen deutlich größer sind. Für Verlaufskontrollen muß stets mit der gleichen Methode gemessen werden.

Die Schalentemperatur ist größeren Schwankungen unterworfen. Sie ist außerdem regional sehr unterschiedlich groß. Da in der Regel die Umgebung kühler ist als der Körperkern, ergibt sich ein Temperaturgefälle vom Kern über die Schale zur Umgebung. Neben dem radialen Gefälle kann an den Extremitäten ein axiales Gefälle nachgewiesen werden, mit den höheren Temperaturen rumpfnah und den geringsten Temperaturen an Händen und Füßen (Akren). Zur Messung erfaßt man die Hauttemperatur an möglichst vielen Punkten (15 Meßpunkte wurden definiert) und gibt den Mittelwert an. Bei angenehmer Umgebungstemperatur beträgt die mittlere Hauttemperatur 33–34 °C.

Physiologische Schwankungen der Kerntemperatur

Im Tagesgang tritt eine Kerntemperaturschwankung von etwa 1 °C auf (zirkadianer Rhythmus). Die höchste Temperatur wird in den späten Abendstunden (20–22 Uhr) und die tiefste am sehr frühen Morgen (etwa 3 Uhr) erreicht. Dieser Rhythmus ist genetisch determiniert und gekoppelt an entsprechende Schwankungen des Stoffwechsels.

Frauen in der reproduktiven Lebensphase zeigen mit dem Eisprung (Ovulation) eine Erhöhung der Kerntemperatur um 0,5 °C. Mit der Menstruation fällt der Wert wieder ab. Die Schwankung ist hormonell bedingt. Sie kann zur Beurteilung des regelrechten Phasenablaufes des ovariellen Zyklus herangezogen werden, dessen Kenntnis zur Empfängnisverhütung nutzbar ist.

Physische Arbeit erhöht die Kerntemperatur proportional zur Beanspruchung (**Arbeitshyperthermie**). Bei Marathonläufern wurden 39–40 °C gemessen.

Merke !

Die Kerntemperatur beträgt 37 °C und kann in Abhängigkeit von der Tages- oder Jahreszeit, dem Menstruationszyklus u.a. maximal bis zu einem Grad schwanken. Die Schalentemperatur ist variabel. Unter Behaglichkeitsbedingungen liegt die mittlere Hauttemperatur zwischen 34 und 35 °C.

8.5.2
Die Temperaturregulation

Der Wärmeinhalt eines Körpers ergibt sich als Bilanz aus Wärmezufuhr und Wärmeabgabe. Da der Organismus in der Regel keine Wärme von außen aufnimmt, besteht die Wärmezufuhr nur aus der im Körper selbst erfolgenden Wärmebildung. Bei konstanter Kerntemperatur muß daher ein Fließgleichgewicht zwischen Wärmebildung und Wärmeabgabe bestehen.

Merke !

Abweichungen von der normalen Kerntemperatur können daher sowohl über Veränderungen der Wärmebildung (**chemische Wärmeregulation**) als auch der Wärmeabgabe (**physikalische Wärmeregulation**) kompensiert werden.

Mechanismen der Wärmebildung

Der Organismus kann seine Wärmebildung über Muskelarbeit erhöhen, da der Wikungsgrad zur Umsetzung der Kontraktionen in mechanische Arbeit nur höchstens 30% beträgt. 70% werden also sofort als Wärme zur Verfügung gestellt. Dazu kann man bewußt Bewegungen ausführen. Unbewußt kommt es zur Tonuserhöhung und bei stärkerer Kältebelastung zum **Kältezittern**. Dabei werden die motorischen Einheiten rhythmisch, aber asynchron aktiviert, so daß nur ein Zittern, aber keine Bewegung in den Gelenken resultiert. Bei dieser Form der Motorik wird 100% des Energieaufwandes als Wärme bereitgestellt (**Zitterwärme**). Sie soll über eine sogenannte Zitterbahn vom hinteren Hypothalamus zu den motorischen Hirnstammzentren organisiert werden. Die Aktivierung aller dieser Mechanismen erfolgt über das somatische Nervensystem.

Daneben gibt es die sogenannte **zitterfreie Wärmebildung**. Sie wird über das vegetative Nervensystem realisiert und existiert nur beim Neugeborenen. Es besitzt im Nacken- und Rückenbereich **braunes Fettgewebe**. Dieses spezielle Fettgewebe kann bei seinem Abbau

(Lipolyse) die entstehende Energie nicht zum Aufbau von ATP nutzen. Daher wird die gesamte Energie als Wärme frei. Die Lipolyse wird adrenerg über β-Rezeptoren aktiviert.

Eine dritte Art der Beeinflussung der Wärmebildung erfolgt hormonell. Sie spielt aber nur für langfristige adaptive Vorgänge an veränderte Klimate (Akklimatisation) eine Rolle. Für die kurzfristigen Vorgänge der Thermoregulation ist sie ohne Bedeutung. Die Hormone, die besonders Einfluß auf den Stoffwechsel haben, sind **Thyroxin** (Schilddrüsenhormon) und **Adrenalin** (aus dem Nebennierenmark).

Merke !

Die Wärmebildung kann über Muskelaktivität, besonders das Kältezittern, und die Lipolyse im braunen Fettgewebe erhöht werden.

Mechanismen der Wärmeabgabe

Man kann die Mechanismen der trockenen von denen der feuchten Wärmeabgabe unterscheiden. Zur trockenen Wärmeabgabe zählen
- die Wärmeleitung (**Konduktion**)
- die Wärmeströmung (**Konvektion**)
- die Wärmestrahlung (**Radiation**)

Die feuchte Wärmeabgabe ist die Verdunstung (**Evaporation** oder **Perspiration**). Sie kann unsichtbar (Perspiratio insensibilis) oder sichtbar über den Schweiß (Perspiratio sensibilis) erfolgen.

8

Trockene Wärmeabgabe

Wärmeleitung findet zwischen sich berührenden Körpern statt. Wesentlich ist die Größe der Kontaktfläche und die Temperaturdifferenz beider Körper; außerdem die Wärmeleitfähigkeit. Diese ist bei Holz beispielsweise gering und bei Metall groß. Daher leitet Metall viel mehr Wärme ab als Holz und fühlt sich bei gleicher Temperatur kälter an.

Wärmeströmung braucht ein bewegtes Medium, z. B. Luft oder Flüssigkeit. Auch hier ist für die Größe der Wärmeabgabe die Temperaturdifferenz und die Größe der Kontaktfläche

wesentlich. Außerdem spielt die Strömungsgeschwindigkeit eine wichtige Rolle, weshalb uns
bei gleicher Umgebungstemperatur bei Wind
viel kälter ist als ohne.

Strahlung ist nicht an ein Medium gebunden. Daher kann uns die Sonnenwärme erreichen. Jeder Körper strahlt in alle Richtungen
entsprechend der vierten Potenz seiner absoluten Temperatur (T^4). Da auch alle Körper in unserer Umgebung Wärmestrahlen abgeben, ergibt sich der Nettoeffekt als Differenz der
abgegebenen und aufgenommenen Wärmestrahlung. Der Einfachheit halber wird daher
oft (ohne großen Fehler) gesagt, daß die Strahlung der Temperaturdifferenz zu den uns umgebenden Flächen und der Größe der strahlen-
den Oberfläche proportional ist.

Feuchte Wärmeabgabe

Die **unsichtbare Verdunstung** erfolgt ständig
durch Wasserdurchtritt durch die Haut und
Schleimhäute. Sie ist nicht regelbar. Besonders
durch die Anfeuchtung der Atemluft wird ständig verdunstet. Die **sichtbare Verdunstung** erfolgt über die Schweißsekretion. Wesentlich
bei beiden Formen ist, daß das auf die Haut ge-
langte Wasser verdunstet. Für die Überführung
von Wasser in Wasserdampf gleicher Temperatur wird eine beträchtliche Menge Energie
benötigt, die überwiegend der Haut entzogen
wird. Wenn der Schweiß abtropft oder abge-

wischt wird, entfällt die Verdunstung und damit der Kühleffekt.

Die Größe der Verdunstung ist von der Differenz des Wasserdampfdrucks auf der Haut
und in der Umgebung abhängig. Wenn die Luft
schon wasserdampfgesättigt ist, kann sie keinen weiteren Wasserdampf aufnehmen, und
wir können keinen Schweiß verdunsten (feuchte
Sauna).

Merke !

In körperlicher Ruhe ohne besondere
thermische Belastung erfolgt dieWärme-
abgabe zu $^2/_3$ über die Strahlung. Etwa je $^1/_6$
tragen Strömung (+ Leitung) und Verdunstung bei. Bei Arbeit oder thermischer
Belastung tritt die Verdunstung zunehmend
in den Vordergrund. Bei Umgebungstemperaturen über 35 °C wird sie zur alleinigen
Wärmeabgabeform.

Der Regelkreis der Thermoregulation

Zu einem technischen Regelkreis gehören die
Strukturelemente Regelstrecke, Meßfühler, Regelzentrum und Stellglieder. Zwischen ihnen
werden Informationen ausgetauscht. Die **Regelstrecke** ist der Bereich, in dem die zu re-
gelnde Größe (**Regelgröße**) konstant gehalten
werden soll. Ihr gerade vorhandener Wert (**Istwert**) wird durch die **Meßfühler** erfaßt und

Abb. 8.9: Regelkreis der
Körpertemperatur

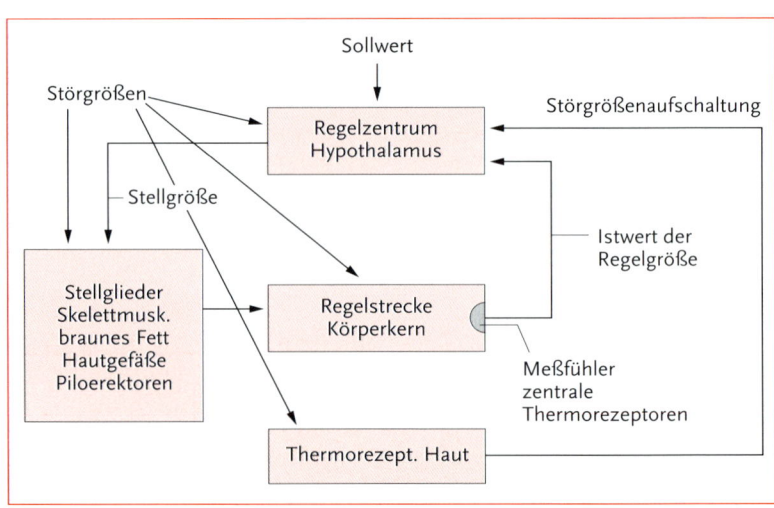

zum Regelzentrum gemeldet. Dieses hat einen **Sollwert** der Regelgröße, mit dem es den Istwert vergleicht und eine eventuelle **Regelabweichung** feststellt. In diesem Fall gibt es eine Information an die **Stellglieder (Stellgröße)**, die daraufhin die Regelgröße so beeinflussen, daß sie auf den Sollwert zurückgeführt wird. Regelabweichungen entstehen durch den Einfluß von **Störgrößen**, die überall in dem System einwirken können (Abb. 8.9).

Die Regelung im Organismus folgt gleichen Prinzipien. Bei der Temperaturregulation ist die Regelgröße die Kerntemperatur. Sie wird durch Thermorezeptoren, die an verschiedenen Stellen im Innern des Körpers, unter anderem im Rückenmark und im Hypothalamus vorkommen, gemessen. Die Information wird zum Regelzentrum geleitet und dort mit dem Sollwert verglichen. Die Stellglieder in diesem System sind einerseits die Muskeln bzw. das braune Fettgewebe, die bei Bedarf die Wärmebildung erhöhen können, andererseits die Gefäße der Haut und die Schweißdrüsen, über die die Wärmeabgabe erhöht werden kann.

Bei einer Verstärkung der Hautdurchblutung wird mit dem Blut mehr Wärme aus dem Körperinneren an die Oberfläche gebracht. Im Inneren des Körpers erfolgt der Wärmetransport überwiegend durch Wärmeströmung mit dem Blut. Die zweite Möglichkeit, die Wärmeleitung, ist viel zu ineffizient, um eine ausreichende Wärmeverteilung zu ermöglichen.

Merke !

Mit der Erwärmung der Körperoberfläche wächst (solange die Umgebungstemperatur unter der des Körpers liegt) der Temperaturgradient zur Umgebung und damit die Wärmeabgabe über Leitung, Strömung und Strahlung. Die verstärkte Schweißsekretion erhöht die Wärmeabgabe über Verdunstung.

Es gibt noch ein weiteres Stellglied, das aber beim Menschen seine Funktion verloren hat, die Piloerektoren. Das sind die glatten Haarbalgmuskeln, deren Kontraktion die Körperhaare aufrichtet. Bei Tieren entstehen dadurch im Fell zwischen den Haaren oder im Gefieder kleine luftgefüllte Zwischenräume. Diese erhöhen die Wärmeisolation und senken damit die Wärmeabgabe. Beim Menschen findet die Kontraktion auch statt (Gänsehaut), aber die Behaarung ist zu dürftig, um einen Effekt damit zu erzielen. Der Mensch hat dafür mit der Schaffung von Bekleidung und klimatisierten Räumen eine ausgeprägte **soziale Wärmeregulation** entwickelt. Sie ist auch bei Tieren, allerdings in viel geringerem Maße, vorhanden (Nest- und Höhlenbau, Körperkontakt mehrerer Individuen in der Kälte zur Minderung der wärmeabgebenden Oberfläche).

Die Thermorezeptoren der Haut erfassen über die Hauttemperatur den Einfluß der Umgebungstemperatur. Sie geben ihre Information ebenfalls zum Hypothalamus und können dadurch eine Gegenregulation gegen die zu erwartende Abweichung des Sollwertes einleiten, ehe diese eingetreten ist. In der Technik werden ähnliche Schaltungen auch verwandt und als **Störgrößenaufschaltung** bezeichnet. Sie ermöglichen eine Optimierung des Systems.

Die Haut enthält sehr viel mehr Kalt- als Warmrezeptoren. Von ihr wird vor allem die Kälteabwehr aktiviert. Dazu wird die Hautdurchblutung gedrosselt und die Wärmebildung erhöht. Bei den zentralen Thermorezeptoren gibt es dagegen vor allem Warmrezeptoren. Sie aktivieren die Wärmeabwehr, indem die Hautdurchblutung erhöht und, ab Umgebungstemperaturen von über 30 °C, die Schweißsekretion aktiviert wird. Eine Verminderung der Wärmebildung ist dagegen kaum möglich, da der Ruhestoffwechsel zur Erhaltung der Lebensfunktionen gewährleistet werden muß.

Neben der Wärmebildung erfordern auch die Mechanismen der Wärmeabwehr einen Energieaufwand, der den Stoffwechsel erhöht. Daher ist in einem engen Bereich der Umgebungstemperatur, in dem weder die Wärme- noch die Kälteabwehr aktiviert ist (**Indifferenztemperatur**), der Umsatz am geringsten.

Pathophysiologie der Thermoregulation

Merke !

Eine Erhöhung der Kerntemperatur über den Sollwert wird **Hyperthermie** genannt, eine Senkung unter den Sollwert **Hypothermie**.

8

Die bekannteste Störung der Körpertemperatur ist das **Fieber**. Fieber ist keine Hyperthermie. Die fiebererzeugenden Stoffe der Erreger (Pyrogene) wirken auf Makrophagen und veranlassen sie zur Ausschüttung von Stoffen, die im Hypothalamus eine Sollwertverstellung vermitteln. Daher erscheint nun die normale Kerntemperatur als zu niedrig, und eine Kälteabwehr wird ausgelöst (Schüttelfrost), bis der neue Sollwert erreicht ist. Verschwinden die Pyrogene, so kehrt der Sollwert zur Norm zurück. Damit ist die Kerntemperatur nun zu hoch und eine kräftige Wärmeabwehrreaktion (Schweißausbruch) stellt den Normalzustand wieder her.

Eine länger anhaltende Hyperthermie von 39,5–40 °C kann zu Schädigungen des Gehirns führen. Der Zustand wird als **Hitzschlag** bezeichnet. Bei einem **Sonnenstich** entsteht dagegen durch intensive Sonneneinstrahlung auf den ungeschützten Kopf nur eine Erhöhung der Hirntemperatur, die Entzündungserscheinungen an den Hirnhäuten hervorruft. Der Hitzekollaps ist ein Blutdruckabfall infolge starker Erhöhung der Hautdurchblutung zur Wärmeabwehr. Es entsteht dadurch ein Konflikt zur Blutdruckregulation. Zur Aufrechterhaltung des Blutdrucks müßten die Gefäße verengt werden. Es gibt aber für Regulationen, die gleiche Stellglieder benutzen, eine Hierarchie. Die lebensnotwendigere Regulation erhält den Vorrang. Dies ist in unserem Fall die Thermoregulation, da ein Anstieg der Körpertemperatur auf wenig über 40–41 °C mit dem Leben nicht mehr vereinbar ist.

Fragen

1. Was ist die treibende Kraft für die Filtration in der Niere?
2. Wieviel Primärharn wird gebildet, und wie ist er zusammengesetzt?
3. Wie kommt es zur obligatorischen Wasserresorption?
4. Warum wird bei der Zuckerkrankheit Glukose im Harn ausgeschieden?
5. Welche Funktion erfüllt die Henle-Schleife?
6. Wie kann der Harn konzentriert oder verdünnt werden?
7. Wie kann der Organismus das Blutvolumen regulieren?
8. Nach welchen Gesichtspunkten muß die Vollwertigkeit einer Kost beurteilt werden?
9. Welche Nährstoffklassen gibt es? Zu welchen Anteilen sollen sie in der Nahrung enthalten sein?
10. Welche Vitamine gibt es? Nennen Sie Vitaminmangelkrankheiten!
11. Welche Formen der Motorik der verschiedenen Abschnitte des Verdauungssystems kennen Sie?
12. Wie wird die Sekretion der Verdauungssäfte reguliert?
13. Welche Enzyme für die Spaltung der Nährstoffe sind in den Verdauungssäften enthalten?
14. Wie erfolgt die Resorption der aufgeschlossenen Nahrungsbestandteile?
15. Was versteht man unter Belastung, Leistung und Beanspruchung in der Leistungsphysiologie?
16. Welche Größen können bei gegebener Leistung die Beanspruchung ändern?
17. Wodurch entsteht eine Sauerstoffschuld? Wie groß kann sie maximal werden?
18. Wie ermittelt man die Erholungspulssumme?
19. Was versteht man unter Körperkern und Körperschale?
20. Welche physiologischen Einflüsse auf die Kerntemperatur kennen Sie?
21. Was sind die Mechanismen der chemischen Wärmeregulation?
22. Was sind die Mechanismen der physikalischen Wärmeregulation?
23. Wie arbeitet der Regelkreis der Thermoregulation?
24. Was ist Fieber?

KAPITEL 9

Das Blut

Blut ist ein flüssiges Gewebe. Es wird ständig durch die Blutgefäße bewegt, die jede Stelle des Organismus erreichen. Dadurch ist es ein geeignetes Transportmittel, um Stoffe, Energie und Informationen zwischen den Organen auszutauschen. Es transportiert vor allem die Atemgase (s. Kap. 7.2), Nährstoffe und Metabolite (s. Kap. 8.2), Wärme (s. Kap. 8.5) und Hormone (s. Kap. 10). Über das Blut wird das innere Milieu aufrechterhalten. Darunter versteht man die chemischen und physikalischen Eigenschaften der die Zellen umgebenden interstitiellen Flüssigkeit (s. Kap. Austauschsystem, S. 111). Über die Blutgerinnung schützt sich der Organismus vor Blutverlust. Schließlich erfüllt das Blut eine Abwehrfunktion gegen Krankheitserreger.

Etwa 6–8 % des Körpergewichts sind Blut, das entspricht einem Volumen von ca. 5 Litern (zur Blutvolumenregulation s. Kap. Distaler Tubulus und Sammelrohr, S. 134).

9.1
Die Zusammensetzung des Blutes

Blut besteht zu etwa 55 % aus Plasma und zu 45 % aus Zellen. Der Zellanteil wird als **Hämatokritwert** bezeichnet.

9.1.1
Die Plasmabestandteile

Plasma besteht vor allem aus Wasser, in dem 20 g/l kleinmolekulare Stoffe gelöst sind, vor allem Elektrolyte (s. Tab. 1.1), aber auch beispielsweise Glukose und 70–80 g/l Eiweiße. Die kleinmolekularen Stoffe bestimmen den **osmotischen Druck** des Plasmas und darüber die Wasserverteilung zwischen dem intra- und extrazellulären Raum (s. Kap. Distaler Tubulus und Sammelrohr S. 133). Von der Eiweißkon-

zentration hängt der **kolloidosmotische Druck** und damit die Wasserverteilung zwischen dem intravasalen Raum und dem Interstitium ab (s. Kap. Austauschsystem, S. 111). Die Plasmaeiweiße können nach ihrer Größe und der davon abhängigen Wanderungsgeschwindigkeit im elektrischen Feld (Elektrophorese, Abb. 9.1) in die kleineren Albumine (60 %) und die größeren Globuline (40 %) unterteilt werden. Proteine dienen als Transportvehikel für viele kleinmolekulare oder unlösliche Stoffe. Die größten Globuline (γ-Globuline) sind Bestandteil der Immunabwehr. Die verschiedenen Plasmainhaltsstoffe sind in viele verschiedene Funktionen einbezogen und werden in dem jeweiligen Zusammenhang beschrieben.

9.1.2
Die Blutzellen

Man unterscheidet rote Blutkörperchen (Erythrozyten), weiße Blutkörperchen (Leukozyten) und Blutplättchen (Thrombozyten). Blut enthält etwa 5 Millionen Erythrozyten (Männer etwas mehr als Frauen), 4–10 000 Leukozyten und 300 000 Thrombozyten pro Mikroliter.

9

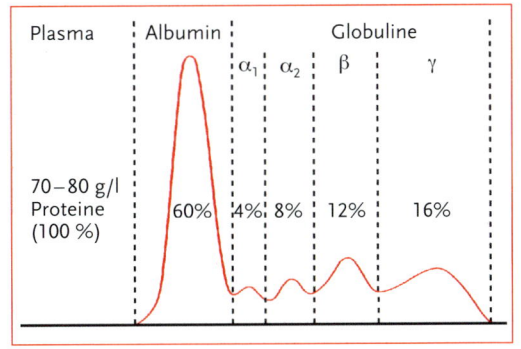

Abb. 9.1: Elektrophoretisch aufgetrennte Eiweißfraktionen des Blutplasmas

Die **Erythrozythen** sind kernlose Zellen. Sie enthalten den roten Blutfarbstoff, das Hämoglobin, der dem Blut die rote Farbe gibt. Die Hauptfunktion der Erythrozyten ist der Gastransport (s. Kap. 7.2). Das Verhältnis des Hämoglobingehaltes zur Erythrozytenzahl, beide in % der Norm ausgedrückt, wird als **Färbeindex** (FI) bezeichnet. Er ist normalerweise $100\% : 100\% = 1$. Man kann auch die Beladung eines Erythrozyten mit Hämoglobin (MCH = mean corpuscular hemoglobin) angeben, sie beträgt 30 pg (1 Pikogramm = 10^{-12} g).

Die Neubildung von Erythrozyten im blutbildenden (roten) Knochenmark wird durch das Hormon **Erythropoetin** angeregt. Erythropoetin wird in der Niere gebildet und ausgeschüttet, wenn im Nierengewebe Sauerstoffmangel entsteht. Im Sport wird es in neuerer Zeit als Dopingmittel benutzt, da auf diese Weise die Sauerstoffversorgung der Gewebe verbessert werden kann. Gleichzeitig mit der erhöhten Erythrozytenzahl steigt aber auch die Viskosität des Blutes, wodurch das Herz zusätzlich belastet wird.

Leukozyten lassen sich nach ihrer Größe, Form und Färbbarkeit differenzieren. Die Hauptgruppen sind Granulozyten, Lymphozyten und Monozyten. Im strömenden Blut sind etwa 62% der Leukozyten Granulozyten, 31% Lymphozyten und 7% Monozyten. Allerdings befinden sich nur weniger als 20% aller Leukozyten im strömenden Blut. 30% liegen im Knochenmark, dem Bildungsort aller Blutzellen, und mehr als 50% befinden sich im Interstitium. Leukozyten benutzen das Blut quasi nur als Transportmittel zu ihrem Wirkort. Sie haben amöboide Beweglichkeit und können die Gefäßwand durchwandern (Diapedese). Sie werden beispielsweise von Erregern durch Chemotaxis angelockt. Die Hauptfunktion der Leukozyten ist die Abwehr (s.u.).

Thrombozyten sind kleine, unregelmäßig geformte Zytoplasmabruchstücke, die durch Abschnürungen aus den großen Megakaryozyten im Knochenmark entstehen. Sie sind äußerst labil und zerfallen sehr leicht. Sie sind wichtig für die Gerinnungsfunktion des Blutes.

Merke !

Blut ist aus Plasma und Zellen zusammengesetzt. Im Plasma sind Ionen, andere kleinmolekulare Stoffe und Eiweiße in bestimmten Konzentrationen gelöst. Das Blut schafft das innere Milieu des Organismus. Dazu gehören die konstante Ionenzusammensetzung (Isoionie), der konstante osmotische Druck (Isotonie) und die konstante Protonenkonzentration (Isohydrie). Die Zellen dienen dem Gastransport (Erythrozyten), der Abwehr (Leukozyten) und der Gerinnung (Thrombozyten).

9.2
Die Hämostase

Die Verletzung eines Blutgefäßes löst einen zweistufigen Prozeß aus, in dessen Verlauf die Öffnung bleibend verschlossen wird (sog. Hämostase). Zunächst kommt es zu einer vorläufigen Blutstillung, die dann in die Gerinnung übergeht.

9.2.1
Die vorläufige Blutstillung

Zuerst werden die Thrombozyten durch Kontakt mit Kollagen an der verletzten Gefäßwand aktiviert. Dies ist äußerlich daran sichtbar, daß ihre Oberfläche stachlig konturiert wird. Damit kommt es

1. zum Anheften der Thrombozyten an der Gefäßwand (**Adhäsion**)
2. zum Verklumpen der Thrombozyten miteinander (**Aggregation**)
3. zur Erhöhung der Durchlässigkeit der Thrombozytenmembran (**visköse Metamorphose**)

Dadurch werden verschiedene Inhaltsstoffe in die Umgebung abgegeben, die einerseits auf die Thrombozyten zurückwirken und ihre Aggregationsneigung erhöhen, und die andererseits auf die glatte Gefäßmuskulatur wirken (z. B. Serotonin) und eine Vasokonstriktion bewirken.

Die Thrombozyten haben damit einen weißen Pfropf gebildet, der das verengte Gefäß verschließt. Der ganze Vorgang dauert 1–3 Minuten (Blutungszeit). Der Pfropf ist zunächst noch auflösbar (reversibel) und wird durch den Einfluß eines Plasmaproteins (Thrombin) zusammen mit Kalziumionen in einen irreversiblen Pfropf überführt. Seine Verankerung in der Gefäßwand bleibt aber unzureichend, so daß er mit Nachlassen der Vasokonstriktion nach etwa 20–30 Minuten ausgespült wird und die Blutung erneut beginnt, wenn bis zu diesem Zeitpunkt keine Gerinnung eingetreten ist.

Merke !

Die vorläufige Blutstillung erfolgt durch Bildung eines weißen Thrombozytenpfropfes. Die Blutstillung tritt binnen 1–3 Minuten ein und hält für etwa 30 Minuten an.

9.2.2
Die Blutgerinnung

Schon vor fast 100 Jahren wurden durch Morawitz die Grundzüge der Gerinnung aufgedeckt und in dem sogenannten klassischen Gerinnungsschema (Abb. 9.2 unten) zusammengefaßt. Die erste Phase der Blutgerinnung ist die **Aktivierungsphase**. Sie besteht darin, daß das Plasmaeiweiß **Prothrombin** durch einen Stoff, den wir heute **Prothrombinaktivator** nennen, zu **Thrombin** umgewandelt und damit aktiviert wird. Bei diesem Vorgang müssen Kalziumionen mitwirken. Dadurch wird die zweite Phase, die **Koagulationsphase**, eingeleitet. In ihr wirkt das Thrombin auf ein weiteres Plasmaeiweiß, das **Fibrinogen**, und aktiviert es. Dabei entsteht aus Fibrinogen **Fibrin**. Dieses ist zunächst löslich. In der dritten Phase der Blutgerinnung, der **Retraktion**, wird das lösliche Fibrin durch das im Plasma vorhandene Enzym **Retraktozym** in die unlösliche Form überführt, wobei es Fäden bildet und schrumpft. Damit ist ein unlösliches Maschenwerk aus Fibrinfäden entstanden, in dem die Blutzellen eingelagert sind – der rote Pfropf. Er ist mit der Gefäßwand fest verhaftet und bewirkt den endgültigen Verschluß der Verletzung.

Läßt man die Blutgerinnung in einem Gefäß ablaufen, so erkennt man, daß bei der Retraktion eine klare Flüssigkeit abgepreßt wird, das **Serum**. Es ist das fibrinfreie Plasma. Der Pfropf wird auch als Blutkuchen bezeichnet.

Es ist heute bekannt, daß diese drei Phasen nur der Abschluß der Blutgerinnung sind, dem ein komplizierter Prozeß zur Bildung des Prothrombinaktivators vorausgeht. Diese Aktivierung erfolgt in einem intrinsischen und einem extrinsischen System (Abb. 9.2). Das erste läuft intravasal ab, das zweite benötigt einen extravasalen Start. Beide Aktivierungssysteme stellen eine Enzymkaskade dar, bei der das erste Enzym von einem Eiweiß einen Inhibitor abspaltet und dadurch ein neues Enzym freisetzt, das nun seinerseits ein weiteres Proenzym aktiviert usw. Die in der Gerinnung mitwirkenden Enzyme werden **Gerinnungsfaktoren** genannt und mit den Namen der Erstbeschreiber und mit römischen Zahlen belegt. Faktor VI hat sich später als identisch mit dem aktivierten Faktor V herausgestellt und fehlt daher. Manchmal müssen mehrere Faktoren zusammenwirken, um den nächsten Faktor zu aktivieren. Beim Thrombozytenzerfall freigesetzte Stoffe, insbesondere Plättchenfaktor 3 (PF3) und an vielen Stellen Kalziumionen sind ebenfalls in die Enzymkaskade einbezogen.

Die verschiedenen Mechanismen der Hämostase greifen normalerweise organisch ineinander. Das extrinsische System wird binnen Sekunden aktiviert, hat aber nur eine kleine Kapazität, die keine ausreichende Gerinnung bewirken würde. Es stellt aber sehr schnell erste kleine Mengen Thrombin zur Verfügung, das nun den Thrombozytenzerfall aktiviert. Dadurch wird einerseits die vorläufige Blutstillung unterstützt, andererseits wird Plättchenfaktor 3 frei, der beteiligt ist an der Aktivierung von Faktor V und X im intrinsischen Weg, und der dann mit diesen aktivierten Faktoren gemeinsam den Prothrombinaktivator darstellt. Der intrinsische Weg wird bedeutend langsamer aktiviert, hat aber eine große Kapazität. Er kann eine effektive Gerinnung auslösen, die die Gefäßverletzung dauerhaft verschließt.

9

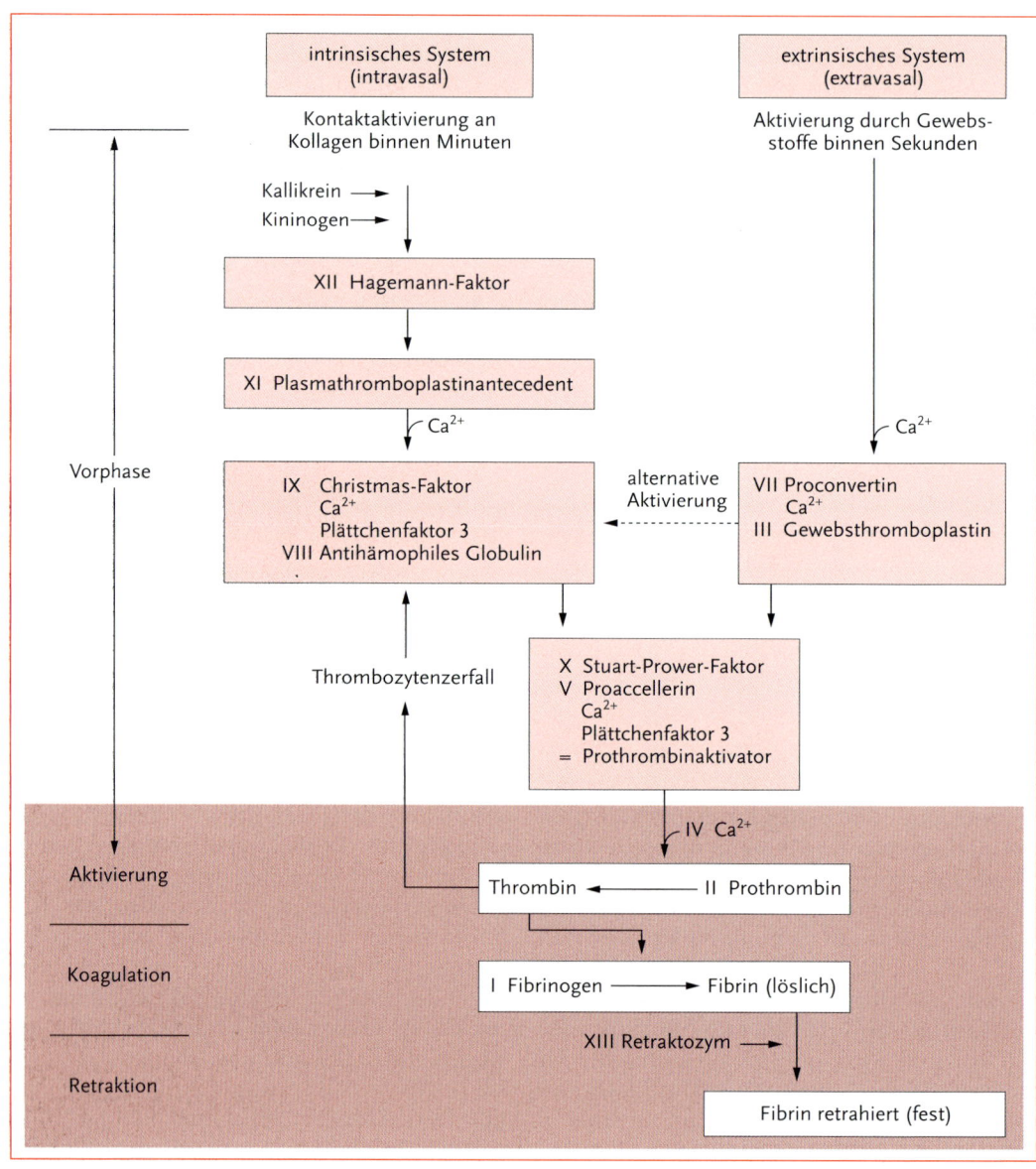

Abb. 9.2: Schema der Blutgerinnung; dunkelrot unterlegt: klassisches Gerinnungsschema

Merke !

Bei der Blutgerinnung wirken viele Gerinnungsfaktoren durch aufeinander-folgende Aktivierung in Form einer Enzym-kaskade mit, an deren Ende ein Netz aus unlöslichem Fibrin entsteht (roter Thrombus), das an der Gefäßwand fest verankert ist und alle Blutzellen einschließt.

Viele Gerinnungsfaktoren werden in der Leber unter Mitwirkung von Vitamin K synthetisiert. Daher kann es bei unzureichender Fettresorption zu Gerinnungsstörungen kommen (Vitamin K ist fettlöslich und kann nur mit Fett resorbiert werden). Ebenso kann eine Einschränkung der Leberfunktion zum Mangel an Gerinnungsfaktoren führen. Am häufigsten sind Gerinnungsstörungen aber genetisch bedingt. Am bekanntesten sind die Hämophilie A (Faktor VIII-Mangel) und die Hämophilie B (Faktor IX-Mangel).

9.3
Fibrinolyse und Gerinnungshemmung

9.3.1
Die Fibrinolyse

Da die Thrombozyten so empfindlich sind, kann schon eine kleine Unregelmäßigkeit im Gefäßendothel die Gerinnung anstoßen. Der Organismus hat daher Mechanismen entwickelt, entstehende Gerinnsel wieder aufzulösen. Außerdem muß ja auch nach Abheilung einer Verletzung das Gerinnsel entfernt werden. Dazu wird das Fibringerüst enzymatisch gespalten. Der Vorgang heißt **Fibrinolyse**. Das fibrinspaltende Enzym ist das **Plasmin**, das in einer Vorstufe im Plasma vorhanden ist (Plasminogen). Seine Aktivierung erfolgt ebenfalls mit einer Enzymkaskade in einem intrinsischen und extrinsischen Weg. Manche Aktivatoren dieses Systems (z. B. Streptokinase) werden in der Therapie genutzt, um entstandene Gerinnsel wieder aufzulösen. Plasmin hemmt gleichzeitig eine Reihe von Gerinnungsfaktoren.

> **Merke !**
>
> Normalerweise laufen die Vorgänge der Gerinnung und Fibrinolyse ständig ab und stehen in einem ausgewogenen Gleichgewicht. Störungen dieses Gleichgewichtes können zu Blutungen oder zur Bildung von Gerinnseln in unverletzten Gefäßen führen (**Thromben**).

9.3.2
Gerinnungshemmung

Die **intravasale Gerinnungshemmung** ist manchmal therapeutisch erwünscht. Dazu können Vitamin-K-Antagonisten (**Kumarine**) eingesetzt werden, die die Synthese vieler Gerinnungsfaktoren hemmen, oder **Heparin**, das ein Plasmaeiweiß (**Antithrombin**) aktiviert, welches die Wirkung vieler Gerinnungsfakto-

ren einschränkt. **Hirudin** ist ein aus Blutegeln gewonnenes Antithrombin, das zur lokalen Gerinnungshemmung eingesetzt wird.

Die **extravasale Gerinnungshemmung** ist für viele Blutuntersuchungen erforderlich. Sie kann z. B. durch Kalziumentzug (Citrat, Oxalat, EDTA) oder durch Schaffung unbenetzbarer Oberflächen (keine Kontaktaktivierung möglich) erfolgen.

9.4
Die Abwehrfunktion des Blutes

Man unterscheidet zwischen der unspezifischen und spezifischen Abwehr. Die Mechanismen der unspezifischen Abwehr sind undifferenziert gegen alle körperfremden Eiweiße oder großmolekularen Stoffe gerichtet, während die spezifische Abwehr gegen jeden Erreger eigene Mechanismen entwickelt. Beide Systeme bestehen aus humoralen und zellulären Anteilen.

9.4.1
Das unspezifische Abwehrsystem

Die zelluläre unspezifische Abwehr

Der Hauptmechanismus dieser Abwehr besteht in der Fähigkeit der Granulozyten und Monozyten zur **Phagozytose**. Man bezeichnet die kleineren Granulozyten daher auch als **Mikrophagen** und die großen Monozyten als **Makrophagen**. Dank ihrer amöboiden Beweglichkeit und mittels der Chemotaxis finden sie die Erreger im Gewebe, inkorporieren sie und schließen sie in einer Vakuole ein. Diese wird dann mit einer zweiten Vakuole zusammengebracht, in der sich Verdauungsenzyme befinden. Auf diese Weise wird der Erreger getötet und in seine Bestandteile zerlegt. Makrophagen installieren charakteristische Bestandteile des Erregers (**Determinanten**) auf ihrer Zelloberfläche und präsentieren sie dort.

Zur zellulären unspezifischen Abwehr gehört auch eine kleine Population von Lymphozyten, die **natürlichen Killerzellen**. Sie können Tumorzellen zerstören. Tumorzellen entstehen ständig durch Fehlbildungen in kleinen Mengen und werden auch fortlaufend elimi-

9

niert. Zu krankhaften Veränderungen kommt es nur, wenn die Bildung überhand nimmt und daher die Zerstörung nicht schritthalten kann. Die Killerzelle kontaktiert die Tumorzelle und bringt ein Eiweiß (Perforin) auf ihre Oberfläche. Das baut sich in die Membran der Tumorzelle ein und lagert sich zu einer großen Pore zusammen, durch die ein ungehemmter Materialaustausch zwischen intra- und extrazellulärem Raum stattfindet. Die Tumorzelle läuft praktisch aus. Die Killerzelle selbst hat ein Schutzeiweiß, das in ihrer eigenen Membran die Porenbildung verhindert.

Die humorale unspezifische Abwehr

Im Blutplasma gibt es eine Reihe von Eiweißen, die in der Abwehr eine Rolle spielen. Dazu gehört vor allem das **Komplementsystem**. Es besteht aus neun Eiweißen, die sich in einer Enzymkaskade gegenseitig aktivieren. Die Aktivierung wird durch Antigen-Antikörper-Komplexe (s. u.) oder Bakterienwirkstoffe eingeleitet. Das System wirkt bei Entzündungen chemotaktisch, erhöht die Durchlässigkeit der Gefäße und fördert die Aktivität der Phagen. Außerdem wird die Aggregation körperfremder Zellen gefördert (**Immunadhärenz**) und ihre Oberflächeneigenschaften verändert (**Opsonierung**), wodurch die Phagozytose erleichtert wird. Schließlich lagern sich einige Komponenten des Systems in Viren oder antikörperbeladene körperfremde Zellen ein und bilden eine Pore, ähnlich dem Perforin, wodurch die Zelle zerstört wird (**Viruslyse**, **Zytolyse**).

Merke !

Zur unspezifischen Abwehr gehört die Phagozytose durch Granulozyten und Monozyten sowie die Mitwirkung verschiedener Plasmaeiweiße bei der Abwehr, unter denen besonders das Komplementsystem zu nennen ist.

9.4.2
Die spezifische Abwehr

Träger der spezifischen Abwehr sind die Lymphozyten. Sie werden im Knochenmark gebildet und im Thymus (T-Lymphozyten) oder Knochenmark (B-Lymphozyten) geprägt.

Unter **Prägung** versteht man den Erwerb der **Immunkompetenz**. Dabei bildet jeder Lymphozyt auf der Zelloberfläche charakteristische Bindungsstellen für bestimmte chemische Strukturen (Determinanten) von Erregern. Diese unterscheiden sich von Lymphozyt zu Lymphozyt, so daß für jede mögliche Determinante ein passender Lymphozyt vorhanden ist.

Die zelluläre spezifische Abwehr

Die zelluläre spezifische Abwehr wird von den T-Lymphozyten wahrgenommen. Findet ein T-Lymphozyt seine passende Determinante, so wird er durch die Bindung aktiviert. Er wandert in die sekundären lymphatischen Organe (Milz und Lymphknoten) und beginnt sich vielfach zu teilen. Dabei entsteht eine Vielzahl gleichartiger Zellen mit dem gleichen Bindungsmerkmal, ein **Klon**. Alle seine Zellen können die Determinante erkennen, die normalerweise an ein Eiweiß gebunden ist und dann als **Antigen** bezeichnet wird.

Bei der Proliferation des aktivierten T-Lymphozyten entstehen verschiedene Typen von Effektorzellen. Die Hauptmenge bilden die **T-Killerzellen**. Sie wirken zytotoxisch und zerstören die passenden Erreger. Daneben entstehen **T-Helferzellen**, die durch Abgabe von chemischen Stoffen (**Interleukinen**) die T-Killerzellen aktivieren, die Proliferation weiter anregen und die Makrophagen stimulieren. Als dritter Zelltyp entstehen **Suppressorzellen**, die zu starke Immunantworten hemmen können. Außerdem entstehen noch **Gedächtniszellen**, die sehr langlebig sind und bei erneutem Kontakt mit dem gleichen Erreger viel schneller zu einer Immunreaktion führen als beim ersten Kontakt, so daß der Ausbruch der Erkrankung verhindert wird (**Immunität**).

Die humorale spezifische Abwehr

Etwa 15% der Lymphozyten des strömenden Blutes sind B-Lymphozyten. Sie tragen die humorale spezifische Abwehr. Sie bilden spezielle Eiweiße, die **Antikörper** oder **Immunglobuline** (Ig), die an der Außenseite der Zellmembran eingebaut werden und wie bei den T-Zellen spezifische Antigene binden können. Auch die B-Lymphozyten werden durch Kontakt mit dem passenden Antigen aktiviert und bilden einen Zellklon. Diese Effektorzellen reifen unter dem Einfluß der passenden T-Helferzelle und Makrophagen zu Plasmazellen, die den entsprechenden Antikörper in großen Mengen bilden und in die Umgebung sezernieren können. Die Antikörper verbinden sich mit den Antigenen und bilden die Antigen-Antikörper-Komplexe. Das schädigt einerseits die Erreger, andererseits aktiviert es Makrophagen und das Komplementsystem. Die B-Lymphozyten bilden ebenfalls Gedächtniszellen. Helfer- und Suppressorzellen gibt es aber nur im T-System. Sie wirken sowohl auf die zelluläre als auch auf die humorale spezifische Abwehr ein.

Merke !

Die spezifische Abwehr wird durch die Prägung der T- und B-Lymphozyten auf unterschiedlichste Antigene vorbereitet. Bei Kontakt mit dem richtigen Antigen bildet der entsprechende T- und B-Lymphozyt je einen Zellklon. Im T-System entstehen Killerzellen, die zytotoxisch wirken, im B-System Plasmazellen, die Antikörper sezernieren. T-Helferzellen sind notwendig zur Aktivierung beider Effektorzellen. T-Suppressorzellen verhindern überschießende Reaktionen. B- und T-Gedächtniszellen konservieren die Erfahrung und beschleunigen die Immunantwort bei einem zweiten Antigenkontakt.

9.4.3
Die Blutgruppen

Blutgruppen entstehen durch den Einbau von Antigenen in die Membran der Erythrozyten.

Man unterscheidet verschiedene Blutgruppen-Systeme.

Das AB0-System

Im AB0-System gibt es zwei Antigene, die mit A und B bezeichnet werden. Nach dem Vorhandensein dieser Antigene wird die Blutgruppe bezeichnet. Das einzelne Individuum kann auf seinen Erythrozyten das Antigen A (Blutgruppe A), das Antigen B (Blutgruppe B), beide Antigene (Blutgruppe AB) oder keines von beiden (Blutgruppe 0) besitzen.

Im Plasma finden sich jeweils Antikörper gegen das nicht vorhandene Antigen. Sie werden mit Anti-A und Anti-B bezeichnet. Somit hat Blutgruppe A im Plasma Anti-B und Blutgruppe B Anti-A. Blutgruppe 0 hat beide Antikörper und Blutgruppe AB keinen (Tab. 9.1).

Das Auftreten von Antikörpern ohne Antigenkontakt bedarf einer Erklärung. Neugeborenen fehlen diese Antikörper. Sie werden im Laufe des ersten Lebensjahres gebildet, wenn sich im Zuge der Umstellung der Ernährung die normale Darmflora herausbildet. Die Bakterien enthalten Eiweiße, die den Blutgruppenantigenen sehr ähnlich sind und die Bildung der Antikörper hervorrufen. Das ist aber nur jeweils gegen das Antigen möglich, das der Organismus nicht selbst besitzt.

Bluttransfusionen dürfen nur mit blutgruppengleichem Blut durchgeführt werden, da es sonst aufgrund der Antigen-Antikörper-Reaktionen zu lebensbedrohlichen Transfusionszwischenfällen kommen kann.

Das Rhesus-System

Das System ist nach dem Rhesus-Affen benannt, da man bei vielen Menschen (85% der Mitteleuropäer) auf den Erythrozyten ein Anti-

9

Blutgruppe	Antigen am Erythrozyten	Antikörper im Plasma	Vorkommen in Mitteleuropa
A	A	Anti-B	42%
B	B	Anti-A	12%
AB	A und B	keine	6%
0	keines	Anti-A und Anti-B	40%

Tab. 9.1: Antigene und Antikörper der Blutgruppen des AB0-Systems und ungefähre Häufigkeitsverteilung der Gruppen in Mitteleuropa

gen finden kann, das auch die Rhesusaffen besitzen. Man bezeichnet sie als Rhesus-positiv (Rh). Den übrigen Menschen fehlt dieses Antigen, sie sind Rhesus-negativ (rh). Bei diesem, wie auch bei weiteren Blutgruppensystemen werden Antikörper erst gebildet, wenn Menschen, die das Antigen selbst nicht besitzen, mit diesem Antigen in Kontakt gebracht werden. Das kann durch eine Bluttransfusion oder bei einer Schwangerschaft passieren. Sie werden dann gegen dieses Antigen sensibilisiert. Bei einem Zweitkontakt kommt es zur Antigen-Antikörper-Reaktion.   Rhesus-negativen Frauen wird nach der Entbindung von einem rhesus-positiven Kind daher der Rhesus-Antikörper im Überschuß gegeben, um die Antigene zu binden (passive Immunisierung) und dadurch die eigene Antikörperproduktion zu verhindern.

Merke !

Blutgruppeneigenschaften werden durch Proteine auf der Erythrozytenmembran festgelegt und sind vererbt. Im AB0-System sind nach dem ersten Lebensjahr Antikörper im Plasma vorhanden. Gegen alle anderen Blutgruppeneigenschaften können Antikörper durch Antigenkontakt gebildet werden. Man darf nur Blut der gleichen Blutgruppe transfundieren.

Fragen

1. Welches sind die wesentlichen Funktionen der verschiedenen Blutbestandteile?
2. Wie kommt es zur vorläufigen Blutstillung?
3. Welche wesentlichen Mechanismen sind an der Blutgerinnung beteiligt?
4. Welche zellulären und humoralen Mechanismen sind an der unspezifischen Abwehr beteiligt?
5. Was ist die Funktion von B- und T-Lymphozyten?
6. Wodurch sind Blutgruppen gekennzeichnet? Beschreiben Sie das AB0- und das Rh-System!

KAPITEL 10

Das Hormonsystem

10.1
Allgemeine Grundlagen

Dem Organismus steht neben dem Nervensystem für die Kommunikation im Inneren ein zweites Informationssystem zur Verfügung: das Hormonsystem.

10.1.1
Wirkungswege

Hormone sind nach klassischer Definition chemische Stoffe, die von Drüsen in das Blut abgegeben werden (**endokrine Drüsen**) und die über das Blut zu anderen Zellen gebracht werden, an denen sie ihre Wirkungen entfalten. Dies steht im Gegensatz zu den exokrinen Drüsen, die ihr Sekret entweder an die Körperoberfläche (Schweißdrüsen) oder in Hohlorgane abgeben (Speicheldrüsen).

Ein Hormon kann durch seine Abgabe an die Blutbahn prinzipiell alle Zellen erreichen. Es kann aber nur an denjenigen Zellen Wirkungen entfalten, die eine passende Bindungsstelle (Rezeptor) besitzen. Für jedes Hormon existieren spezifische Rezeptoren. Eine Zelle kann Rezeptoren für verschiedene Hormone besitzen. Der Effekt entwickelt sich in der Regel binnen Minuten bis Stunden, also im Vergleich zum Nervensystem sehr viel langsamer.

Die Definition der Hormone wird heute weiter gefaßt. So rechnet man auch Stoffe dazu, die von der Zelle in das Gewebe abgegeben werden und benachbarte Zellen über Diffusion erreichen (**parakrine Wirkung**). Dabei ist der Wirkungsradius begrenzt und natürlich ebenfalls vom Vorhandensein von Rezeptoren an den benachbarten Zellen abhängig. Man bezeichnet solche Hormone auch als **Gewebshormone**. Sie können nicht nur von Drüsenzellen, sondern beispielsweise auch von Endothelzellen, Blut-

zellen oder Nervenzellen abgegeben werden. Zu den Gewebshormonen gehört z. B. Prostaglandin, das die Empfindlichkeit der Schmerzrezeptoren erhöht und im Entzündungsgeschehen eine Rolle spielt.

> **Merke !**
>
> Hormone sind chemische Wirkstoffe, die von Zellen in das Blut oder Gewebe sezerniert werden. Sie interagieren mit spezifischen Rezeptoren an ihren Zielzellen und beeinflussen dadurch deren Funktion.

Im Grunde erfolgt an jeder chemischen Synapse eine parakrine Wirkung. Ein chemischer Wirkstoff wird von der Zelle in die Umgebung abgegeben und diffundiert zu einer anderen Zelle, die passende Rezeptoren besitzt und entfaltet dort Wirkungen. Aufgrund der speziellen synaptischen Strukturen und der sehr kurzen Diffusionsstrecke kann man Synapsen zwar abgrenzen, man erkennt jedoch, daß fließende Übergänge bestehen zwischen Hormonen und Transmittern. Es kann daher nicht verwundern, daß viele Stoffe sowohl als Hormon als auch als Transmitter vorkommen, beispielsweise Adrenalin, und daß Hormone auch von Nervenzellen in die Blutbahn sezerniert werden können (**Neurokrinie**). Auch Rückwirkungen eines chemischen Stoffes auf die Zelle, die ihn produziert, sind sowohl im Hormonsystem (**autokrine Wirkung**) als auch im Nervensystem (**Autorezeptoren**) bekannt (Abb. 10.1). Der Effekt ist dabei immer hemmend, so daß die Ausschüttung des Hormons oder Transmitters sich selbst begrenzt.

Die weiteren Ausführungen beziehen sich vor allem auf die klassischen Hormone.

10

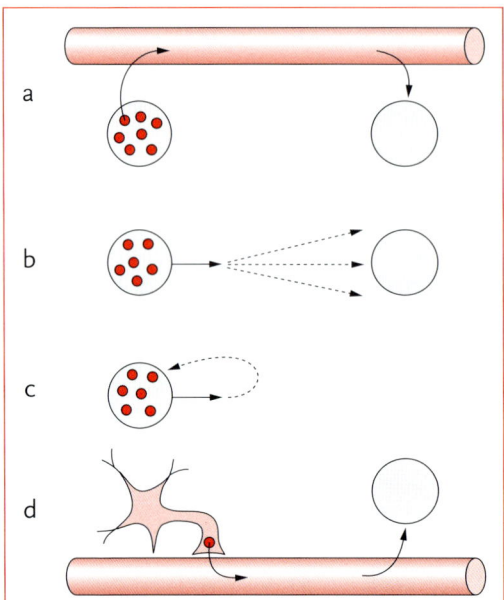

Abb. 10.1: Schematische Darstellung von hormon-abgebenden Zellen (links) und Zielzellen (rechts); **a:** Endokrinie, **b:** Parakrinie, **c:** Autokrinie, **d:** Neurokrinie

10.1.2
Hormonproduktion

Hormonproduzierende Zellen können einzeln im Gewebe liegen (z. B. Gastrin-Zellen im Magen), sie können in Gruppen innerhalb eines Organs liegen (z. B. Insulin-Zellen im Pankreas) oder sie können in großer Menge zusammenliegen und ein eigenes Organ bilden (endokrine Drüse). Das Hormon wird in der Zelle gebildet, die dafür einen entsprechenden Enzymbesatz hat. Es wird in Form von Granula in der Zelle gespeichert und bei Bedarf über Exozytose freigesetzt. Die Freisetzung wird über einen spezifischen Reiz ausgelöst, der meist auch die Hormonproduktion stimuliert.

10.1.3
Klassifizierung von Hormonen

Nach dem chemischen Aufbau kann man Lipide (z. B. Geschlechtshormone), Aminosäureabkömmlinge (z. B. das Schilddrüsenhormon) und Eiweiße (z. B. Wachstumshormon)

unterscheiden. Die meisten Hormone sind kleinere Eiweiße (Peptide).

Nach der Rezeptorlokalisation lassen sich Hormone, deren Rezeptoren sich außen auf der Zellmembran befinden, von solchen Hormonen unterscheiden, die an Rezeptoren im Inneren der Zelle binden. Diese Rezeptoren können sich im Zytoplasma oder auf der Membran des Zellkerns befinden. Welche Hormone wo binden können, hängt von ihrer Fähigkeit ab, die Zellmembran zu durchdringen, und das wiederum wird von ihrem chemischen Aufbau bestimmt.

> **Merke !**
>
> Hormone, die chemisch Eiweiße darstellen, können die Zellmembran nicht penetrieren und finden ihre Rezeptoren demzufolge außen auf der Membran. Aminosäuren und Lipide durchdringen die Membran gut und binden daher an intrazelluläre Rezeptoren.

10.1.4
Wirkungsprinzipien

Die in die Zielzelle eindringenden Hormone üben ihre Wirkungen über den Zellkern aus, indem sie in ihm die Synthese einer mRNS (messenger-Ribonukleinsäure) initiieren. Diese verläßt dann den Kern und aktiviert die Synthese eines Proteins durch die Ribosomen. Dabei handelt es sich in der Regel um Enzyme oder Transportproteine. Sie vermitteln dann die Hormonwirkung. Da in diese Wirkungskette die Gene einbezogen sind, spricht man von **genomischer Wirkung**. Sie beansprucht relativ viel Zeit, da sie in einer Syntheseleistung besteht.

Bei Hormonen, die nicht in die Zelle eindringen, vermittelt der membrangebundene Hormon-Rezeptor-Komplex entweder die Öffnung eines Ionenkanals in der Membran, oder es wird intrazellulär ein zweiter Bote (second messenger) aktiviert. Beides kann die Aktivierung oder Inaktivierung vorhandener Enzyme oder Transportproteine in der Zelle in Gang setzen. Dabei entfällt der Schritt der Proteinsynthese. Die Wirkung des Hormons tritt daher schneller ein.

Merke !

In die Zelle eintretende Hormone aktivieren die Synthese von Enzymen oder Transportproteinen, nicht membrangängige Hormone können im Zytoplasma vorhandene Proteine aktivieren.

10.1.5
Der endokrine Regelkreis

Der Effekt, den ein Hormon auslöst, koppelt in der Regel negativ auf die hormonproduzierende Zelle zurück. So senkt z. B. Insulin den Blutzuckerspiegel. Das führt zur Senkung der Insulinproduktion, während ein höherer Blutzuckerspiegel die Insulinproduktion steigert. Dadurch wird das System immer wieder einen bestimmten Gleichgewichtszustand anstreben. Allerdings ist dieses Gleichgewicht nicht als starrer Wert zu sehen, sondern kann durch zusätzliche Einflüsse variiert werden. So wird beispielsweise bei Streß oder durch Cholecystokinin die Insulinausschüttung bei gleichem Plasmaglukosespiegel verändert. Das System wird also an die jeweiligen Gesamtbedingungen des Organismus angepaßt.

Die Herunterregelung der Hormonausschüttung kann jedoch nur dann den Effekt am Zielorgan vermindern, wenn das zuvor ausgeschüttete Hormon inaktiviert oder aus dem Körper eliminiert wird. Membrangängige Hormone werden über die Niere ausgeschieden, Proteine in der Leber abgebaut. Die Zeit, in der der Hormonspiegel auf die Hälfte seines Ausgangswertes reduziert ist, nennt man **Halbwertszeit**. Sie ist ein Maß für die Ansprechgeschwindigkeit des Systems. Die Halbwertszeit der verschiedenen Hormone liegt zwischen Werten unter einer Minute (Bradykinin) und sieben Tagen (Thyroxin).

Die Halbwertszeit wird durch Bindung des Hormons an ein **Transportprotein** im Plasma wesentlich erhöht. Nur die freie Form des Hormons ist aktiv und kann an seine Rezeptoren binden. Wird der Spiegel durch Rezeptorbindung, Abbau oder Ausscheidung gesenkt, so wird aus dem proteingebundenen Pool Hormon freigesetzt, so daß der Spiegel konstant bleiben kann. Beim Thyroxin liegen mehr als 99% des Hormons an Protein gebunden im Plasma vor. Die Hormonwirkung ist daher sehr stabil. Änderungen sind nur langfristig erzielbar. Wenn kurzfristige Änderungen erforderlich sind, so darf das Hormon nicht an ein Transportprotein gebunden werden. Das ist z. B. beim Insulin der Fall, bei dem weniger als 1% proteingebunden im Plasma vorliegen.

Merke !

Hormone können durch Bindung an Transportproteine ihrem enzymatischen Abbau entzogen werden. Dies erhöht die Konstanz der Konzentration des freien (aktiven) Hormons, mindert aber die Möglichkeit kurzfristiger Anpassungen.

10.2
Übersicht über das Hormonsystem

Ein Teil der Hormone ist in ein hierarchisch geordnetes System integriert (Abb. 10.2). An seiner Spitze steht der Hypothalamus. Der Hypothalamus ist eine reichgegliederte und in verschiedenste Funktionen involvierte Struktur. Vor allem medial und ventral liegende Kerne sind mit dem Hormonsystem verbunden. Dem Hypothalamus nachgeordnet ist die Hypophyse. Sie besteht aus dem Hypophysenvorderlappen (HVL) und dem Hypophysenhinterlappen (HHL). Der Vorderlappen (Adenohypophyse) gibt Hormone ab, die Hormondrüsen der nächst tieferen Stufe der Hierarchie beeinflussen. Das sind die Schilddrüse, die Nebennierenrinde und die Gonaden (Ovar bzw. Hoden = Testis). Erst die Zielzellen ihrer Hormone sind die Effektoren, auf die die gesamte Wirkungskette zielt.

Von jeder Ebene dieser Hierarchie gibt es Rückkopplungen zu allen höheren Ebenen. Das ermöglicht eine diffizile Regulation bei gleichzeitig vielfältigen Einflußmöglichkeiten auf das System. Andererseits erhöht sich die Fehlermöglichkeit.

Ein anderer Teil der Hormone wirkt direkt, ohne Zwischenschaltung weiterer Hormone auf das Erfolgsorgan. Dazu gehören vor allem Prolaktin und Wachstumshormon aus dem HVL, Oxytozin und ADH aus dem HHL, Parat-

10

Abb. 10.2: Übersicht über das Hormonsystem; rot: effektorische Hormone, RH: releasing hormon (Freisetzungshormon), IH: inhibiting hormon (Hemmhormon), HVL: Hypophysenvorderlappen, HHL: Hypophysenhinterlappen, NNM: Nebennierenmark

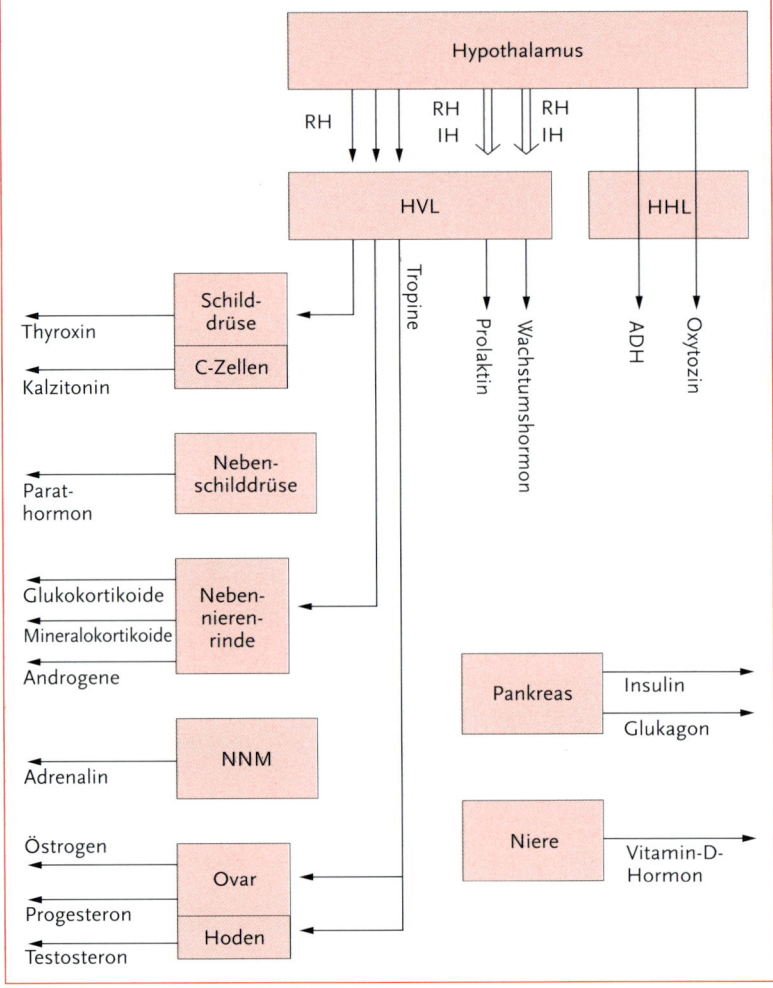

hormon aus den Nebenschilddrüsen, Adrenalin aus dem Nebennierenmark sowie Insulin und Glukagon aus den Langerhans-Inseln des Pankreas (Abb. 10.2).

Merke !

Der Hypothalamus verbindet das Hormonsystem mit dem ZNS. Er kann selbst Hormone bilden.

10.2.1
Das Hypothalamus-Hypophysen-System

Der Hypophysenvorderlappen

Die Hormone des HVL, die auf nachgeordnete Hormondrüsen wirken, nennt man **glandotrope Hormone** oder **Tropine**. Sie werden jeweils nach der Drüse benannt, auf die sie wirken: Thyreotropin, Kortikotropin (früher adrenocorticotropes Hormon = ACTH) und Gonadotropin. Die Ausschüttung der Tropine wird durch sogenannte **Freisetzungshormone** des Hypothalamus ausgelöst. Sie werden in die Arterie im Hypophysenstiel sezerniert (Neurokrinie) und gelangen so auf direktem Wege zu ihrem Zielort. Die Tropine koppeln einerseits negativ auf den Hypothalamus zurück und aktivieren andererseits die nachgeordnete Drüse, deren Hormon sowohl auf den HVL als auch auf den Hypothalamus zurückkoppelt (Abb. 10.3). Das limbische System und das Mittelhirn sind intensiv mit dem Hypothalamus verbunden und können so steuernd in die Abgabe der Freisetzungshormone eingreifen. Auf diesem Weg können emotionale und sensorische Einflüsse auf das endokrine System (z. B. zirkadiane Rhythmen) erklärt werden.

Die Freisetzung der direkt wirkenden, sogenannten **effektorischen Hormone** aus dem HVL wird ebenfalls über Freisetzungshormone aus dem Hypothalamus induziert. Außerdem gibt der Hypothalamus **Hemmhormone** ab, die die Bildung und Freisetzung von Prolaktin bzw. Wachstumshormon vermindern. Dies kann als Ersatz für die fehlende Rückkopplung durch ein peripheres Hormon interpretiert werden.

Der Hypophysenhinterlappen

Im HHL gibt es keine hormonproduzierenden Zellen. Er besteht vielmehr aus den stark aufgetriebenen Axonterminalen hypothalamischer Nervenzellen (Neurohypophyse). Die Zellen synthetisieren Oxytozin oder ADH (auch Vasopressin genannt, s. S. 134) und bringen diese Stoffe über axonalen Transport in die Terminalen. Dort werden sie gespeichert. Eine Aktivierung der Zellen führt zu Aktionspotentialen, die die jeweilige chemische Substanz aus den Terminalen in die Blutbahn freisetzt (Neurosekretion).

Merke !

Der Hypothalamus fördert die Bildung und Freisetzung der glandotropen Hormone des Hypophysenvorderlappens durch Freisetzungshormone. Die Sekretion effektorischer Hormone wird ebenfalls durch Freisetzungshormone gefördert und zusätzlich durch Hemmhormone unterdrückt. Der Hypophysenhinterlappen ist Speicherort für Hormone des Hypothalamus, die durch neuronale Aktivierung der entsprechenden Hypothalamusregion freigesetzt werden.

10.2.2
Die Wirkung der effektorischen Hormone

Thyroxin

Das Schilddrüsenhormon **Thyroxin** erhöht den Stoffwechsel aller Zellen und damit den Grundumsatz. Ein Überangebot bewirkt Unruhe und Nervosität. Die Schilddrüse benötigt für die Hormonsynthese Jod. Jodmangelernährung führt daher zu Hormonmangel mit gravierenden Folgen für die körperliche und geistige Entwicklung bei Kindern. Sie zeigen einen plumpen Zwergwuchs und sind debil (**Kretinismus**). Frühzeitige und dauernde Hormonsubstitution kann die Entwicklung des Krankheitsbildes verhindern.

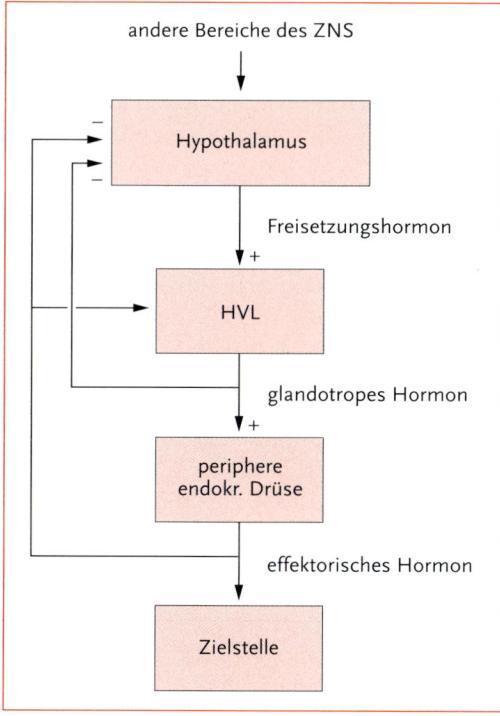

Abb. 10.3: Wirkungskette glandotroper Hormone; HVL: Hypophysenvorderlappen, +: Förderung, −: Hemmung

10

Wachstumshormon

Für das kindliche Wachstum ebenfalls unverzichtbar ist das **Wachstumshormon** (Somatotropes Hormon = STH) des HVL. Es wirkt direkt und über einen in der Leber gebildeten Stoff (Somatomedin C) auf die Proteinsynthese aller Zellen und die Zellteilung. Mangel führt im Kindesalter zum Zwergwuchs, der im Gegensatz zum Kretin wohlproportioniert ist und nicht mit geistiger Retardierung einhergeht (hypophysärer Zwergwuchs). Überproduktion im Kindesalter bewirkt Gigantismus.

Nebennierenrindenhormone

Aus der Nebennierenrinde kommen drei Hormone:
- das Glukokortikoid Kortisol
- das Mineralokortikoid Aldosteron
- das Androgen Testosteron

Sie gehören zusammen mit den Geschlechtshormonen zur Gruppe der Steroidhormone, sind also chemisch sehr ähnlich aufgebaut. Kortikotropin reguliert vor allem die Kortisolabgabe, die Sekretion von Androgen wird dagegen nur wenig und die von Aldosteron praktisch überhaupt nicht beeinflußt.

Kortisol wird bei physischen und psychischen Belastungen (Streß) freigesetzt. Kortisol
- erhöht die Energiebereitstellung aus Fetten und Eiweißen
- verstärkt die Katecholaminwirkungen auf Herz und Gefäße
- wirkt auf das ZNS und erhöht die Bewußtseinshelle und die sensorische Empfindlichkeit
- hat Auswirkungen auf das Blut, indem es die Erythrozytenzahl erhöht, die Gerinnungsfähigkeit und die Immunabwehr aber senkt.

Der Gesamteffekt besteht also in einer Erhöhung der Leistungsfähigkeit des Organismus. Die bei großen Kortisoldosen relevante Immunsuppression wird therapeutisch genutzt.

Die Ausschüttung von **Aldosteron** wird vor allem über die extrazelluläre Natriumkonzen-tration reguliert. Angiotensin und ADH können sie ebenfalls fördern. Aldosteron wirkt auf die Natriumresorption in der Niere (s. S.132).

Androgen (Hauptvertreter: Testosteron) wird bei beiden Geschlechtern in gleicher Weise, aber in unterschiedlichen Mengen in der Nebennierenrinde gebildet. Es wirkt eiweiß-anabol, fördert also das Wachstum. Erhöhte Mengen, die normalerweise bei männlichen Individuen durch die zusätzliche Testosteronproduktion der Hoden entstehen, bewirken das männliche Erscheinungsbild. Bei Mädchen und Frauen wirken erhöhte Testosteronkonzentrationen daher vermännlichend. Weibliche Feten entwickeln ein männliches äußeres Genitale (Pseudohermaphroditismus).

Gonadenhormone

Die **Gonaden** werden bei Mann und Frau über die zwei Gonadotropine, follikelstimulierendes Hormon (FSH) und luteinisierendes Hormon (LH), beeinflußt.

Frau Bei der Frau beginnt unter dem Einfluß von FSH die Reifung von Follikeln im Ovar, die damit die Östrogenproduktion aufnehmen und außerdem LH-Rezeptoren ausbilden. Damit kann nun LH die weitere Reifung der Follikel stimulieren. Es kommt zum starken Anstieg der Östrogenproduktion und zur vollen Reifung eines Follikels. Östrogen koppelt negativ auf die FSH-Ausschüttung zurück, fördert aber die LH-Abgabe. Dadurch kommt es zum Eisprung. Damit geht die Östrogenproduktion stark zurück, und die LH-Konzentration kehrt auf basale Werte zurück. Der Follikel wandelt sich nun in den Gelbkörper um, der Östrogen und zunehmend Progesteron bildet. Im Uterus bewirkt das Östrogen in der Follikelreifungsphase den Aufbau der Schleimhaut (Proliferationsphase), das Progesteron in der Gelbkörperphase ihre Reifung (Sekretionsphase). Der Gelbkörper stirbt nach 14 Tagen ab. Der Hormonmangel führt zur Abstoßung der Schleimhaut aus dem Uterus (Menstruation).

Bei einer **Schwangerschaft** differenziert sich die befruchtete Eizelle in den ersten Entwicklungsstufen in einen Trophoblasten und einen Embryoblasten. Der Trophoblast bildet Hormone, die den Gelbkörper und damit die Uterusschleimhaut erhalten. Der Trophoblast kann sich dort einnisten und entwickelt bis zur achten bis zehnten Woche die Plazenta, die dann den Gelbkörper in der Hormonproduktion ablöst. Sie produziert während der gesamten Schwangerschaft steigende Mengen Östrogen und Progesteron. Das Östrogen fördert die **Prolaktin**ausschüttung aus der Hypophyse der Mutter und damit das Wachstum der Brustdrüse. Es hemmt aber die Milchproduktion. Außerdem fördert es die Bildung von Oxytozinrezeptoren im Uterus. Bei ausreichender Dehnung des Gebärmutterhalses kommt es reflektorisch zur Ausschüttung von **Oxytozin** und damit zur Auslösung von Wehen. Nach der Geburt fehlt durch Wegfall der Plazenta die Hemmung der Laktation durch Östrogen. Zusätzlich wird die Milchbildung durch die mechanische Reizung der Mamillen beim Saugen über eine reflektorische Ausschüttung von Prolaktin gefördert.

Mann Beim Mann gibt es im Hoden zwei Zellarten, die über die Gonadotropine beeinflußt werden. LH stimuliert die Leydig-Zwischenzellen zur Testosteronsekretion, wodurch die Spermatogenese aktiviert wird. FSH wirkt auf die Sertoli-Zellen, die unter diesem Einfluß verschiedene Stoffe abgeben, welche u.a. für die Reifung der Spermien in den Samenkanälchen von Bedeutung sind.

Es soll noch einmal betont werden, daß beide Geschlechter beide Geschlechtshormone, Östrogen und Testosteron, bilden. Wesentlich ist das Mengenverhältnis, beim Mann überwiegt das Testosteron, bei der Frau das Östrogen. Testosteron spielt eine entscheidende Rolle für die **sexuelle Differenzierung**. Das genetische Geschlecht ist chromosomal festgelegt. Bei Vorhandensein eines Y-Chromosoms werden Hoden gebildet, anderenfalls entstehen Ovarien. Die Hoden haben schon in der 10.–18. Fetalwoche eine erste Aktivitätsphase. Das abgegebene Testosteron führt zur Bildung des männlichen Genitales. Fehlt es, so entsteht ein weibliches Genitale, auch wenn das genetische Geschlecht männlich ist. Um die Zeit der Geburt gibt es eine zweite Aktivitätsphase der Hoden, die zur Wanderung der Hoden aus dem Bauchraum in das Skrotum führt und die männliche Prägung des Gehirns bewirkt. Während der Pubertät beginnt die dritte Aktivitätsphase der Hoden, die zur Ausbildung der männlichen sekundären Geschlechtsmerkmale und zur sexuellen Reifung führt. Ohne Testosteron entsteht eher ein weiblicher Habitus. Seine volle Ausprägung erfolgt unter dem Einfluß von Östrogen.

Parathormon

Parathormon aus den Nebenschilddrüsen ist wichtig für die Regulation des Kalzium-Haushaltes. Es erhöht den Kalziumspiegel im Blut, indem es Kalzium aus den Knochen mobilisiert und die Ausscheidung durch die Nieren hemmt. Es wirkt zusammen mit zwei weiteren Hormonen, dem Kalzitonin und dem Vitamin-D-Hormon. **Kalzitonin** wird in C-Zellen, die in die Schilddrüse eingestreut sind, gebildet. Es wirkt antagonistisch zum Parathormon. Es senkt den Blut-Kalzium- Spiegel, indem es Kalzium in den Knochen einbaut und seine Resorption im Darm verzögert. Das Vitamin-D-Hormon wird z.T. aus Vitamin D, z.T. aus einer in der Leber synthetisierten Verbindung in drei Stufen in der Haut durch UV-Licht, in der Leber und in der Niere durch Hydroxylierung aktiviert. Es erhöht die Kalzium-Resorption im Darm. Nur das Zusammenwirken aller drei Hormone kann bei wechselndem Angebot einerseits den Kalzium-Spiegel im Blut und andererseits die ausreichende Kalzifizierung und damit Festigkeit der Knochen sicherstellen. Unzureichende Versorgung mit Vitamin D und/oder Kalzium können zur Kalzium-Mangelkrankheit Rachitis führen.

Pankreashormone

Insulin ist zusammen mit Glukagon verantwortlich für die Regulation des Blutzuckerspiegels. Beide Hormone werden in den Langerhans-Inseln des Pankreas gebildet. Insulin senkt den Blutzuckerspiegel, indem es
- die Aufnahme der Glukose in die Zellen und deren Verbrauch erhöht
- den Aufbau von Glykogen aus Glucose fördert

10

● den Umbau überschüssiger Glukose in Fettsäuren und Aminosäuren fördert

Die Fettsäuren werden an Lipoproteine gebunden, zu den Fettzellen transportiert und dort in Fett umgewandelt. Diese Lipoproteine sind wesentlich an der Entstehung der Arteriosklerose beteiligt.

Glukagon wirkt antagonistisch zum Insulin. Seine Bildung wird durch Insulin gehemmt. Es erhöht den Blutzuckerspiegel durch Aktivierung des Glykogenabbaus und der Neubildung von Glukose aus Eiweißen. Es fördert außerdem den Fettabbau und stellt damit auch in Form freier Fettsäuren Energie für den Verbrauch zur Verfügung.

Merke !

Die wesentliche Aufgabe des blutzuckerregulierenden Systems besteht darin, den starken Glukoseanfall nach einer Mahlzeit abzufangen und in speicherbare Energieformen umzuwandeln. Zwischen den Mahlzeiten mobilisiert es die Energie aus diesen Speichern wieder und ermöglicht so eine kontinuierliche Versorgung der Zellen.

Bei Insulinmangel (Diabetes mellitus) ist nach den Mahlzeiten das Angebot viel zu hoch, und der Körper verliert Glukose über die Nieren. Energiereserven können nicht aufgebaut werden. Zwischen den Mahlzeiten erhöht die ungebremste Glukagonwirkung den Abbau körpereigener Reserven, woraus auch nüchtern ein erhöhter Plasmaglukosespiegel resultiert, der aber wegen des fehlenden Insulins von den Zellen schlecht genutzt werden kann.

Adrenalin

Das Nebennierenmark gibt **Adrenalin** in das Blut ab. Die Zellen des Nebennierenmarks stammen aus der Neuralleiste. Sie werden durch präganglionäre Sympathikusfasern cholinerg aktiviert. Somit kann das Nebennieren-

mark als sympathisches Ganglion betrachtet werden. Es fehlen nur die postganglionären Fasern. Der chemische Wirkstoff wird ins Blut abgegeben. Adrenalin aktiviert die Herztätigkeit, erweitert die Bronchien und hemmt die Motorik und Sekretion des Magen-Darm-Traktes. Es löst im allgemeinen eine Vasokonstriktion aus. Nur die Gefäße der Skelettmuskeln werden durch nicht zu hohe Konzentrationen erweitert. Damit findet eine Umverteilung des HMV zugunsten der Skelettmuskulatur statt. Diese Effekte stellen eine Anpassung des Organismus an physische Arbeit dar. Dazu gehören auch die Stoffwechselwirkungen des Adrenalins, die in einer Förderung des Glykogen-, Fett- und Eiweißabbaus, also einer Energiebereitstellung, bestehen. Adrenalin hemmt die Insulinausschüttung, die den Stoffwechsel ja entgegengesetzt beeinflussen würde. Hohe Adrenalindosen werden im Streß ausgeschüttet. Sie verengen auch die Muskelgefäße. Der Effekt kann im Sinne der Aufrechterhaltung eines ausreichenden Blutdrucks interpretiert werden.

Fragen

1. Was ist ein Hormon? Was versteht man unter endokriner, parakriner und autokriner Wirkung, und was ist Neurokrinie?

2. Wo an der Zielzelle können die Hormonrezeptoren lokalisiert sein? Von welcher Eigenschaft der Hormone hängt die Lokalisation des zugehörigen Rezeptors ab, und welche Wirkungsmechanismen sind mit den unterschiedlichen Lokalisationen verbunden?

3. Wie ist der endokrine Regelkreis organisiert?

4. Erläutern Sie die Wechselwirkungen zwischen Hypothalamus und Hypophyse hinsichtlich der endokrinen Regulation!

4. Wie erfolgt die Regulation über glandotrope Hormone?

5. Zählen Sie wichtige effektorische Hormone auf, und benennen Sie ihre wesentliche Funktion!

Teil II:
Allgemeine Krankheitslehre

KAPITEL 1

Gesundheit und Krankheit

Bevor eine allgemeine Lehre von den Krankheiten dargestellt werden kann, ist der **Begriff der Krankheit** zu definieren. Dies stößt allerdings auf erhebliche Probleme. Für den Betroffenen ist Krankheit eine subjektive Befindlichkeit, für den Arzt eine Kombination bestimmter Merkmale und für den Arbeitgeber die Unfähigkeit zur Arbeitsleistung. Auch innerhalb jeder Gruppe wird die Ansicht darüber, ob ein Zustand als Krankheit zu bezeichnen ist, subjektiv unterschiedlich bewertet werden. Ist eine Unpäßlichkeit als Krankheit zu bezeichnen? Am einfachsten kann Krankheit negativ, als Abwesenheit von Gesundheit, definiert werden. Das verlagert allerdings nur das Problem, denn nun müssen wir Gesundheit definieren, was auch nicht einfacher ist.

Vielleicht kann **Gesundheit** als regelrechter Ablauf aller Lebensfunktionen definiert werden. Damit ergeben sich zwei neue Fragen:
1. Was sind „alle Lebensfunktionen"
2. Was ist „regelrecht"?

Zur ersten Frage Lebensfunktionen basieren zunächst auf physikalischen und chemischen Gesetzmäßigkeiten und können mit entsprechenden naturwissenschaftlichen Methoden untersucht werden. Der Mensch ist aber nicht nur ein *biologisches* Wesen, sondern verfügt gleichzeitig über *geistige* Fähigkeiten. Mentale Abläufe können mit den Methoden der Psychologie beschrieben werden. Schließlich ist der Mensch ein *gesellschaftliches* Wesen. Er existiert in bestimmten sozialen Bezügen, die von den Sozialwissenschaften mit ihren spezifischen Methoden erfaßt werden. Jede dieser drei **Daseinsebenen** kann für sich zu Krankheiten führen. Darüber hinaus beeinflussen sich die Ebenen gegenseitig und sind voneinander abhängig. Nur in der Komplexität dieser drei Ebenen läßt sich Gesundheit erfassen und bewahren.

> **Merke !**
>
> Krankheit und Gesundheit sind Existenzformen des Lebens. Bei ihrer Beurteilung müssen alle Daseinsebenen des Menschen berücksichtigt werden: die biologische, die psychologische und die soziale.

Zur zweiten Frage Die Regelhaftigkeit der Abläufe setzt die Kenntnis von **Normalwerten** voraus. Diese sind im biologischen Bereich relativ gut zu ermitteln. Es ist allerdings festzustellen, daß man für keine biologische Größe einen verbindlichen Wert als Norm angeben kann. Jede Größe zeigt eine individuelle Schwankungsbreite. Es muß daher ein statistischer Mittelwert bestimmt werden. Zusätzlich ist festzulegen, welche Abweichung von diesem Mittelwert noch als normal gelten soll.

Der Statistiker wählt dafür häufig die zweifache Standardabweichung. Innerhalb dieser Streubreite liegen 95% aller gemessenen Werte. Dabei sind zusätzlich Bedingungen für die Erhebung der Stichprobe festzulegen, beispielsweise die Zugehörigkeit zu einem bestimmten Geschlecht, einer Altersgruppe, einer geographischen oder ethnischen Gruppe u. a. Das zu vergleichende Individuum muß die gleichen Randbedingungen erfüllen (ob ein Chinese abnorm klein ist, erfährt man nicht, wenn man ihn mit der Population der Mitteleuropäer vergleicht). Mehrere Mittelwerte können auch voneinander abhängen und müssen dann gemeinsam betrachtet werden, um eine Einschätzung der Messung vornehmen zu können (z. B. systolischer und diastolischer Blutdruck). Der Arzt wird also den Krankheitswert eines Parameters nur erkennen können, wenn er einerseits die Normwerte kennt und andererseits die einzuhaltenden Randbedingungen berücksichtigt.

1

Läßt sich der biologische Bereich auf diese Weise relativ gut messen, so ist der psychische und soziale Bereich so nicht erfaßbar. Man hat versucht, mit standardisierten Fragebögen zur Selbst- und Fremdbeurteilung auch für diese Bereiche eine Skalierung zu finden. Die Quantifizierung der Daten ist aber weitaus unsicherer und somit die Abgrenzbarkeit zwischen dem Normalen und dem die normale Variabilität Übersteigenden.

Insgesamt muß festgestellt werden, daß Gesundheit und Krankheit zwar zwei sich diametral gegenüberstehende Zustandsformen des Lebens sind, daß man sie aber dennoch nicht scharf voneinander abgrenzen kann und daß es eine breite Grauzone und fließende Übergänge zwischen beiden gibt. Ob ein Zustand als gesund oder krank eingestuft wird, hängt neben den objektiven Befunden von den subjektiven Erfahrungen des Arztes und den subjektiven Empfindungen des Patienten ab. Der Krankheitswert, der einem von der Norm abweichenden Parameter beigemessen wird, kann individuell sehr verschieden sein, abhängig u. a. von den persönlichen Erfahrungen und den sozialen Bedingungen.

Merke !

Gesundheit und Krankheit sind Extremzustände, die an entgegengesetzten Enden einer weiten Skala stehen und fließend ineinander übergehen. Der Realzustand befindet sich in der Regel irgendwo in der weiten Grauzone zwischen diesen Grenzwerten.

Gesundheitsdefinitionen gehen sehr oft vom Zustand subjektiven Wohlbefindens aus. Hippokrates bezeichnete Gesundheit als das Gefühl, das sich aus dem harmonischen Ineinandergreifen der Lebensvorgänge ergibt. Obwohl Gesundheit allgemein als eines der höchsten Güter angesehen wird, ist sie dem Subjekt wenig bewußt. Erst das Fehlen von Gesundheit wird wahrgenommen. Das drückt sich in der Definition der Gesundheit als „das Schweigen der Organe" oder in dem arabischen Sprichwort: „Gesundheit ist die Krone auf dem Haupt des Gesunden, die aber nur vom Kranken gesehen werden kann" sehr deutlich aus. Moderne Definitionen berücksichtigen die drei Ebenen der Existenz des Menschen. So formuliert die WHO: Gesundheit ist nicht nur die Abwesenheit von Krankheit, sondern ein Zustand vollständigen physischen, geistigen und sozialen Wohlbefindens.

Fragen

Diskutieren Sie den Krankheitsbegriff anhand der verschiedenen Ebenen des menschlichen Daseins.

KAPITEL 2

Allgemeine Begriffe der Krankheitslehre

Symptome

Eine Krankheit ist gekennzeichnet durch Zeichen der Krankheit, die **Symptome**. Man unterscheidet zwischen den vom Patienten empfundenen **subjektiven** und den vom Arzt messend erfaßbaren **objektiven Symptomen**. Beide können unspezifisch sein und damit nur allgemeiner Ausdruck des Krankseins (z. B. Antriebsarmut oder Appetitlosigkeit). Sie können aber auch spezifisch für eine bestimmte Art von Erkrankungen sein. So weist Fieber auf Infektionskrankheiten hin. Manche Symptome kommen nur bei einer bestimmten Krankheit vor, so daß sie hinweisend auf diese Krankheit sind. Sie werden als **pathognomonische Symptome** bezeichnet. Steht ein bestimmtes Symptom ganz im Vordergrund einer Erkrankung, so spricht man von **Kardinalsymptom** (z. B. Lähmung bei Ausfall eines motorischen Nerven). Häufig gemeinsam auftretende Symptome werden als **Syndrom** zusammengefaßt, wobei die einzelnen Symptome aber durchaus unterschiedliche Ursachen haben können. Ein Syndrom ist beispielsweise der eingesunkene Augapfel, das hängende Oberlid und die enge Pupille bei Ausfall der Versorgung des Auges durch den Sympathikusnerven (auch Horner-Trias genannt).

Diagnose

Der Arzt analysiert die Symptome und kann aufgrund seiner Kenntnis der typischen Symptome, die zu einer bestimmten Krankheit gehören, die vorliegende Krankheit erkennen. Er stellt damit die **Diagnose**. Manche Symptome oder Symptomkombinationen treten bei ganz verschiedenen Krankheiten auf. Der Arzt muß in einem solchen Fall Unterscheidungsmerkmale zwischen diesen Krankheiten kennen und gezielt nach diesen Merkmalen suchen – er stellt eine **Differentialdiagnose**.

Therapie

Aufgrund der Diagnose wird eine geeignete Behandlung festgelegt, die **Therapie**. Sie kann operativ (z. B. Entfernung eines entzündeten Wurmfortsatzes) oder konservativ sein. Im letzteren Fall wird mit Medikamenten oder physikalischen Maßnahmen versucht, die Krankheit zu beseitigen. Auch Verhaltensmaßregeln wie Anordnung von Bettruhe, Diät u. a. können zum Therapieplan gehören und manchmal allein ausreichend sein, eine Störung zu beseitigen. Grundsätzlich sollte die Therapie darauf gerichtet sein, die Ursache der Erkrankung zu beseitigen (**Kausaltherapie**). Das wird jedoch in einem Teil der Fälle nicht möglich sein, entweder, weil die Ursache der Erkrankung nicht bekannt ist, oder weil eine geeignete Therapie nicht verfügbar ist.

Insbesondere bei psychischen Erkrankungen fehlen häufig noch genaue Kenntnisse über ihre objektiven Ursachen, und soweit solche Kenntnisse vorhanden sind, sind oft noch keine Therapiemöglichkeiten gefunden worden.

Bei sozial (mit)verursachten Krankheiten fehlen dem Arzt weitgehend die Zugriffsmöglichkeiten, um die Ursachen zu beseitigen. Hier hat Krankheit eine gesundheitspolitische Dimension.

In allen Fällen, in denen eine kausale Therapie nicht möglich ist, muß der Arzt versuchen, durch geeignete Maßnahmen die Beschwerden zu lindern, er betreibt dann eine **symptomatische Therapie**. Sie ist darauf gerichtet, den Organismus bei der eigenen Bewältigung der Erkrankung bzw. bei der Mobilisierung von Adaptationsmechanismen zu unterstützen. In-

2

sofern dient sie der Heilung der Erkrankung (**kurative Therapie**). Sie kann aber auch neben einer kausalen Therapie beispielsweise zur Bekämpfung von Schmerzen notwendig sein.

Auch bei nicht heilbaren, zum Tode führenden Erkrankungen muß therapeutisch versucht werden, den verbleibenden Lebensabschnitt erträglich und so lebenswert als möglich zu gestalten. Eine Therapie, die nur einzelne Symptome oder Folgen einer Erkrankung behandelt, nicht aber die Krankheit selbst, nennt man **palliative Therapie**, so z.B. die Anlage eines künstlichen Darmausganges bei Darmverschluß infolge eines inoperablen Tumors des Enddarms.

Nach einer schweren Krankheit kann die volle Leistungsfähigkeit des Patienten zeitweilig oder generell eingeschränkt sein. Die Beeinträchtigung kann dabei sowohl das körperliche als auch das geistige und seelische Befinden oder die soziale Integration betreffen. Der Arzt kann dann Maßnahmen auslösen, die solche Folgen vermindern oder verhüten können. Sie werden als **medizinische und soziale Rehabilitation** bezeichnet und sollen dem Patienten einen angemessenen Platz in der Gemeinschaft sichern.

Prognose

Der Arzt kann mit Hilfe seiner Kenntnisse und Erfahrungen eine Voraussage über den Ausgang der Krankheit treffen, er stellt eine **Prognose**. Die Prognose ist gut, wenn die Krankheit voraussichtlich ohne Schäden abheilen wird. Sie ist im Gegensatz dazu infaust, wenn die Krankheit aller Voraussicht nach zum Tode führen wird.

Prophylaxe

Je mehr man Ursachen und Bedingungen von Erkrankungen kennt, desto mehr besteht die Möglichkeit, den Organismus vor der Entstehung von Krankheiten zu schützen. Dies ist eine wichtige Seite ärztlicher Tätigkeit, die **Prophylaxe**. Sie erspart dem einzelnen Leiden und ist in der Regel gesamtgesellschaftlich gesehen ökonomischer als die Behandlung der Krankheit und ihrer Folgen. Zur Prophylaxe gehören sowohl hygienische Maßnahmen, wie die Schaffung der Kanalisation, Ungezieferbekämpfung, Bereitstellung sauberen Trinkwassers, Überwachung der Nahrungsmittelproduktion u.a. als auch die Erziehung zu gesunder Lebensweise, Überwachung spezieller gesundheitlicher Belastungen im Arbeitsprozeß (Betriebsgesundheitswesen), Impfungen oder Vorsorgeuntersuchungen.

Merke !

Eine Krankheit ist durch ihre Symptome gekennzeichnet, auf deren Grundlage der Arzt sie erkennt, die Diagnose stellt. Die Behandlung wird als Therapie, die Voraussage ihres Verlaufs als Prognose bezeichnet. Die Prophylaxe beinhaltet Maßnahmen zur Verhinderung von Krankheiten.

Fragen

Erläutern Sie Grundbegriffe der Krankheitslehre wie Symptom, Diagnose, Therapie, Prognose, Prophylaxe.

Kapitel 3

Krankheitsursachen

Historisch wurden in allen Kulturen und auch bei den heute noch lebenden Naturvölkern Krankheiten als von Göttern, Geistern oder Dämonen verursachte Erscheinungen betrachtet. Manche Völker ordneten spezifischen Krankheiten jeweils gesonderte Gottheiten zu, von denen der Kranke besessen war. Zum Teil wurde Krankheit auch als Strafe oder Prüfung durch einen Gott angesehen. Dementsprechend bestand die Behandlung in Opferritualen, Geisterbeschwörungen oder Gegenzaubern. Manche Völker kannten auch heilende Götter, die Griechen beispielsweise Asklepios und seine Tochter Hygieia.

Hippokrates (460–377 v. Chr.) begründete mit seiner Säftelehre (**Humoralpathologie**) eine Auffassung der natürlichen Krankheitsentstehung. Blut, gelbe und schwarze Galle sowie Schleim wurden als die vier Säfte des Menschen betrachtet, deren normale Mischung Gesundheit bedeuten sollte. Unter dem Einfluß materialistischer Philosophen entstand gleichzeitig die **Solidarpathologie**. Sie wandte sich den anatomischen Grundlagen zu und sah den Sitz von Krankheiten in den festen Körperteilen.

Galen (129–200 n. Chr.) faßte das gesamte medizinische Wissen seiner Zeit zusammen. Sein Lehrgebäude blieb für Jahrhunderte bestimmend in den medizinischen Anschauungen. Er ging von der Zweckgebundenheit aller Erscheinungen aus (Teleologie), wodurch die Frage nach ihren Ursachen in den Hintergrund gerückt wurde.

Durch ihre idealistisch-spekulative Grundauffassung konnte seine Lehre unter der Vorherrschaft der Religion dogmatisiert werden und wurde damit zum Hemmschuh der Entwicklung. Erst im 17. und 18. Jahrhundert kam es mit der erneuten Hinwendung zu den Naturwissenschaften zu bedeutenden technischen und naturwissenschaftlichen Entdeckungen, auf deren Grundlage sich auch materialistische Anschauungen in der Medizin entwickelten. Die **Iatrochemie** (z. B. Sylvius 1614–1672) und **Iatrophysik** (z. B. Borelli 1603–1680) sahen Krankheiten in Störungen des Körperchemismus bzw. des physikalischen Gleichgewichts zwischen festen und flüssigen Körperbestandteilen begründet. Diese stark mechanistischen Anschauungen provozierten als Gegenreaktion wiederum idealistische Theorien, wie **Animismus** und **Vitalismus**, die eine immaterielle Lebenskraft postulierten.

Sie wurden unter anderem mit der **Zellularpathologie** von Virchow (1821–1902) endgültig überwunden. Nach der Entdeckung der Zelle stellte Virchow diese in den Mittelpunkt seiner Überlegungen. Er sah die Zelle als Grundeinheit lebender Organismen, in der alle Erscheinungen des Lebens begründet sind (Einheit von Struktur und Funktion). Dazu gehören auch die Krankheiten, die er als eine Erscheinungsform des Lebens ansah und als einen Vorgang, der mit der Insuffizienz der regulatorischen Apparate beginnt. Später erstarrte seine Theorie zu einer Pathologie der Einzelzelle, in der das Wesen der Krankheit gesucht wurde.

Dieser morphologisch-statischen Krankheitsauffassung setzten bedeutende Physiologen (Claude Bernard 1813–1895, du Bois-Reymond 1818–1896) eine mehr funktionell-dynamische Auffassung entgegen. In neuerer Zeit wird die eingangs erörterte Vielschichtigkeit des menschlichen Lebens und damit der Gesundheit verstärkt in den Mittelpunkt der Betrachtungen gerückt (**ganzheitliche Medizin**). Damit gewinnt die psychische und soziale Ebene einen höheren Stellenwert. Da diese beiden aber der streng naturwissenschaftlichen Forschung weniger gut zugänglig sind, kann es nicht verwundern, daß auch mystizistische Vorstellungen wieder häufiger vertreten werden.

3

Auf der Grundlage der Entwicklung von Naturwissenschaft und Technik kann die heutige Medizin für die überwiegende Zahl der Krankheiten rationale, mit naturwissenschaftlichen Methoden nachweisbare Ursachen benennen. Es kann erwartet werden, daß solche Ursachen in Zukunft auch für die Krankheiten gefunden werden, bei denen sie zur Zeit noch nicht bekannt sind.

3.1
Allgemeine Begriffe

Die Lehre von den Krankheitsursachen wird als **Ätiologie** bezeichnet.

Krankheitsursachen können **exogener** Natur sein, also aus der Umwelt stammen. Sie können aber auch im Organismus selbst begründet sein (**endogene Krankheitsursachen**). Die im Organismus liegenden Ursachen von Krankheiten sind entweder genetisch bedingt und damit **angeboren**, oder sie werden erst im Laufe des Lebens **erworben**. Das Vorliegen einer Krankheitsursache muß aber nicht in jedem Fall auch zum Ausbruch der Krankheit führen. So sind Erreger vieler Kinderkrankheiten weit verbreitet. Dennoch werden alle diejenigen nicht krank, die die entsprechende Krankheit schon durchgemacht haben oder geimpft sind, da sie eine Immunität dagegen erworben haben. Auch die allgemeine Abwehrlage spielt eine große Rolle. Manche Personen infizieren sich bei jedem Infekt in ihrer Umgebung, andere dagegen äußerst selten. Manche Krankheiten begünstigen auch die Entstehung anderer Erkrankungen. So neigen Diabetiker zu Erkrankungen der Blutgefäße. Auch Alter und Geschlecht können die Neigung beeinflussen, eine bestimmte Krankheit zu bekommen.

Merke !

Die Gesamtheit der inneren Bedingungen eines Organismus, die Einfluß auf die Manifestation einer bestimmten Krankheit haben, nennt man **Disposition**. Sie stellt die angeborene oder erworbene individuelle Krankheitsbereitschaft dar und wird nicht unwesentlich durch Psyche und soziales Milieu beeinflußt.

Die Disposition beschreibt die Neigung eines Menschen, eine bestimmte Krankheit zu bekommen. Dagegen wird die allgemeine Widerstandskraft des Organismus gegen Krankheiten überhaupt als **Konstitution** bezeichnet.

Während die Ätiologie einer Erkrankung beispielsweise in der Infektion mit einem bestimmten Erreger zu suchen ist, kann man das Wechselspiel der verschiedenen Einflüsse auf den Ausbruch der Krankheit als **kausale Pathogenese** und die krankheitsbedingten Veränderungen an den Organen als **formale Pathogenese** bezeichnen. Dabei können die Veränderungen die anatomische Struktur mit den daraus resultierenden Folgen für die Funktion betreffen. Es kann sich aber auch um rein funktionelle Störungen handeln, die z. B. die vielfältigen Regulationsmechanismen des Organismus betreffen.

3.2
Endogene Krankheitsursachen

3.2.1
Genetische Erkrankungen

Genetische Erkrankungen können durch Veränderungen der Gene, der Chromosomenstruktur oder der Chromosomenzahl bedingt sein. Die Veränderungen entstehen durch Mutationen. Zu mutagenen Noxen zählen verschiedenartige Strahlen, eine Reihe chemischer Substanzen und einige Viren. In sehr vielen Fällen ist die Noxe jedoch unbekannt.

Prädestinierte Einwirkungszeit der Noxen ist die Zeit der Meiose der Keimzellen. In dieser Zeit ist die Disposition für Mutationen bei älteren Müttern größer als bei jüngeren. Dabei treten meist Veränderungen der Chromosomenzahl oder der Chromosomenstruktur auf. Ein zweites empfindliches Zeitfenster liegt während der ersten Teilungen der Zygote (innerhalb weniger Tage nach der Befruchtung).

Sehr viele genetische Störungen führen zu so gravierenden Veränderungen im Organismus, daß das Individuum nicht lebensfähig ist und oft schon intrauterin, manchmal auch in den ersten Lebensmonaten oder -jahren stirbt. Bei weniger einschneidenden Störungen, die Leben und Fortpflanzung ermöglichen, können familiär gehäufte Erbleiden entstehen.

> **Merke !**
>
> Störungen im Genom entstehen meist während der Reifeteilung der Keimzellen (Meiose) oder während der ersten Teilungen der Zygote (Mitose).

Beispiele veränderter Chromosomenzahl

Die normale Chromosomenzahl des Menschen beträgt 44 Autosomen und zwei Gonosomen. Dabei sind die Chromosomen paarweise vorhanden, so daß man auch von 23 Chromosomenpaaren spricht. Das bekannteste Beispiel für eine Abweichung von der normalen Autosomenzahl ist die **Trisomie 21** (Down-Syndrom). In diesem Fall ist das Chromosom 21 nicht zweifach (paarig), sondern dreifach vorhanden. Die Erkrankung ist durch Deformationen im Bereich des Schädels mit schräg stehenden Augen, eingesunkener Nasenwurzel, stark gefurchter Zunge, tiefsitzenden, schlecht modellierten Ohren und Kleinwüchsigkeit gekennzeichnet. Die Hirnentwicklung verläuft fehlerhaft. Die Patienten sind debil. Oft bestehen auch andere Mißbildungen.

Eine veränderte Anzahl von Gonosomen führt zu einer fehlerhaften Geschlechtsentwicklung. Beim **Klinefelter-Syndrom** ist ein X-Chromosom zuviel vorhanden (47, XXY). Dabei entwickeln sich zwar männliche äußere Genitalien, die Hoden sind jedoch unterentwickelt. Daher werden weibliche sekundäre Geschlechtsmerkmale ausgebildet. Eine Spermiogenese fehlt. Die Patienten sind geistig zurückgeblieben.

Ein Gonosom zuwenig findet sich beim **Turner-Syndrom** (45, X). Diese Patienten haben rudimentäre Ovarien und bilden nur ein infantiles weibliches Genitale. Sie weisen vielfältige Skelettmißbildungen auf.

Beispiele veränderter Gene

Viel häufiger als eine Veränderung der Chromosomenzahl tritt eine Veränderung einzelner Gene auf. Ist nur ein Gen betroffen, so spricht man von einer **Punktmutation**. Die dadurch bedingten Störungen sind z. T. so gering, daß sie nur eine genetische Krankheitsdisposition ver-

ursachen. Erst beim Zusammentreffen bestimmter Bedingungen kommt die Krankheit zum Ausbruch. Das führt dazu, daß solche Krankheiten familiär gehäuft auftreten. Der **Erbgang** kann dabei dominant oder rezessiv sein. Als **dominant** wird der Erbgang bezeichnet, wenn bei Erkrankung nur eines der beiden allelen Gene die Krankheit manifest wird (die Krankheit tritt im Phänotyp in Erscheinung). Reicht dagegen das eine gesunde Allel aus, um die Krankheit zu verhindern, so ist der Erbgang **rezessiv** (die Krankheit ist nur als vererbbare Anlage im Genotyp erkennbar). Beispiele für einen rezessiven Erbgang sind die angeborene Hüftgelenksluxation und der angeborene Klumpfuß. X-chromosomal gebunden werden die Rot-Grün-Schwäche, bestimmte Blutgerinnungsstörungen (Bluterkrankheit) und die progressive Muskelatrophie vererbt. Von diesen Erkrankungen sind daher Männer häufiger betroffen als Frauen.

In der Regel führen Störungen einzelner Gene zu Enzymdefekten. Kann der Defekt durch Nutzung anderer Stoffwechselwege kompensiert werden, so wird er nicht manifest. Ist eine solche Kompensation nicht möglich oder unzureichend, so entstehen Stoffwechselkrankheiten, die den Kohlenhydrat-, Fett- oder Eiweißstoffwechsel betreffen können.

Die vielleicht bekannteste dieser Erkrankungen ist die **Phenylketonurie**. Dabei sammelt sich Phenylbrenztraubensäure im Plasma an und wird über die Nieren ausgeschieden, so daß sie im Urin nachweisbar ist. Der hohe Phenylbrenztraubensäurespiegel behindert aber die postnatale Gehirnreifung, so daß die geistige Entwicklung zurückbleibt. Durch geeignete Diät kann der Stoffwechselweg entlastet werden, so daß sich das schädliche Produkt nicht ansammelt und damit die Krankheit nicht in Erscheinung tritt.

Im Bereich des Kohlenhydratstoffwechsels sind verschiedene **Glykogenspeicherkrankheiten** bekannt. Leber, Muskeln und Nieren haben jeweils spezifische Enzymausstattungen für den Abbau und die Utilisation (Verwertung) des Glykogens. Je nach betroffenem Enzym unterscheidet man verschiedene Typen der Speicherkrankheit, die dann vorwiegend eines dieser Organe betreffen. In den meisten Fällen

3

tritt als Ausdruck der eingeschränkten Energiebereitstellung Muskelschwäche und rasche Ermüdbarkeit auf.

Ähnliche Störungen gibt es auf dem Gebiet des Fettstoffwechsels: die **Lipidspeicherkrankheiten**. Aus der Vielzahl der beteiligten Enzyme erklärt sich auch hier die Verschiedenartigkeit der Erkrankung. In jedem Fall sammelt sich das nicht abbaubare Stoffwechselprodukt an und wird an jeweils typischen Stellen des retikuloendothelialen Systems abgelagert, z. B. in Gehirn, Leber, Milz, Knochenmark oder Lymphknoten.

Bei Störungen im Glykoproteidstoffwechsel kommt es zu den **Mukopolysaccharidosen**. Dabei ist der Aufbau der Stützgewebe (Knochen, Knorpel, Bindegewebe) gestört.

3.2.2
Erworbene endogene Krankheitsursachen

Unzureichend angepaßte **Regulationsvorgänge** sind Ursache vieler Erkrankungen. So kann beispielsweise die Kreislaufregulation in bestimmten Belastungssituationen, wie Lageänderung oder Wärmeeinfluß, versagen. Mit zunehmendem Alter treten Veränderungen im Zellstoffwechsel auf, die die Entstehung von Krankheiten begünstigen. Beispielsweise sinkt die **Elastizität der Gewebe**. Am Auge entsteht dadurch eine unzureichende Akkommodation. Die mangelnde Elastizität der herznahen Arterien führt zur Erhöhung des Blutdrucks. Mit fortschreitendem Alter treten auch zunehmend **degenerative Veränderungen** auf, die sich besonders am Bewegungsapparat manifestieren. Die Degeneration selektiver Strukturen des Zentralnervensystems verursacht beispielsweise Erkrankungen wie den Morbus Parkinson.

3.3
Exogene Krankheitsursachen

Die äußeren Krankheitsursachen können in unbelebte und belebte Ursachen unterschieden werden. Der Kontakt des Organismus mit solchen Krankheitsursachen wird als **Exposition** bezeichnet. In diese Kategorien nicht einordnen lassen sich soziale Krankheitsursachen.

3.3.1
Unbelebte äußere Krankheitsursachen

Ernährungsbedingte Krankheiten

Der Organismus ist neben der ausreichenden **Energiezufuhr** auf eine Mindestversorgung mit Eiweißen, Kohlenhydraten und Fetten angewiesen. Er benötigt außerdem essentielle Aminosäuren und Fettsäuren, Vitamine, Mineralien und Spurenelemente in ausreichender Menge. Bei Überschreitung der Toleranzgrenzen führen sowohl Mangel- als auch Überernährung zu Erkrankungen. Der Organismus kann Energie in nennenswerten Mengen nur in Form von Fett speichern. Die sofort verfügbare Eiweißreserve wird mit 45 Gramm und die Glykogenmenge im Körper mit 300–400 Gramm angegeben. Daraus kann der Energiebedarf für einen Tag unter Ruhebedingungen gedeckt werden. Der Organismus greift bei Energiemangel zuerst auf seine Glykogenreserven zurück. Danach werden die Fettreserven abgebaut und zuletzt, erst bei langdauernder Mangelernährung, greift der Körper auf seine eigene Substanz zurück. Das führt zur Senkung des Plasmaeiweißgehaltes mit der Folge der Ödembildung (s. Kap. 5.2) und Abwehrschwäche (s. Kap. 6) sowie zur Muskelatrophie mit entsprechender Einschränkung der Leistungsfähigkeit.

Mangelzustände können auch bei ausreichender Energiezufuhr durch Resorptionsstörungen oder durch unzureichende Vitaminzufuhr entstehen.

Vitaminmangelkrankheiten sind in Mitteleuropa nur selten anzutreffen. Vitamin-A-Mangel führt zur Nachtblindheit und zu Epithelstörungen, Vitamin-B_1-Mangel (Beriberi-Krankheit) verursacht degenerative Veränderungen am Nervensystem, Vitamin-B_{12}-Mangel ruft eine perniziöse Anämie hervor, Vitamin-C-Mangel verursacht Störungen an Knochen und Bindegewebe (Skorbut), Vitamin-D-Mangel behindert die Kalzifizierung des Knochens (Rachitis) und Vitamin K-Mangel führt zu Blutgerinnungsstörungen. **Spurenelemente**, die auch in Deutschland häufiger nicht in ausreichender Menge mit der Nahrung zugeführt werden, sind Eisen und Jod. Eisenmangel kann zur

Anämie und Jodmangel zur Schilddrüsenunterfunktion führen.

> **Merke!**
>
> Es genügt nicht, den Energiebedarf des Organismus zu decken. Es müssen auch Mindestmengen an Eiweiß, Fett und Kohlenhydrat sowie ausreichende Mengen an Vitaminen und Spurenelementen zugeführt werden.

Mangelhafte Sauerstoffversorgung

Die **vollständige Unterbrechung der Sauerstoffzufuhr** kann nur sehr kurzzeitig überlebt werden. Sie kann durch Unterbrechung der Luftzufuhr infolge Verlegung der Atemwege (Fremdkörperaspiration, Glottisödem, Erdrosselung) oder durch Atemstillstand, aber auch bei normaler Atemmechanik durch Atmung eines sauerstofffreien Gasgemisches zustande kommen. Schließlich kann sie auch durch einen Kreislaufstillstand bedingt sein. Die verminderte Sauerstoffbeladung des Blutes wird als **Hypoxämie**, die ungenügende Sauerstoffversorgung der Gewebe als **Hypoxie** bezeichnet.

Die Überlebenszeit der verschiedenen Organe des Körpers bei absolutem Sauerstoffmangel ist sehr unterschiedlich. Zuerst stellen die Zellen ihre Funktion ein und halten nur einen Erhaltungsumsatz aufrecht. Dieser ermöglicht es, die Zellen zu reaktivieren (**Wiederbelebungszeit**). Erst wenn der Zellstoffwechsel dafür nicht mehr ausreicht, gehen die Zellen zugrunde.

Die kürzeste Wiederbelebungszeit haben Nervenzellen, da sie nahezu keine Fähigkeit zum anaeroben Stoffwechsel besitzen. Sie sterben daher selbst bei vorhandenen Energiereserven, wenn der Sauerstofftransport versiegt. Die Überlebenszeit der verschiedenen Organe richtet sich nach der Stoffwechselaktivität ihrer Zellen. Am längsten überleben Zellen sehr träger Gewebe. Dazu gehören Bindegewebe und Knochen. Niere und Leber überleben 3–4 Stunden.

> **Merke!**
>
> Auf den unterschiedlichen Überlebenszeiten der Gewebe beruht die Möglichkeit, von einem Verunglückten mit bereits eingetretenem Hirntod lebens- und funktionsfähige Organe zu Transplantationszwecken zu entnehmen.

Chronischer Sauerstoffmangel kann durch zu geringen Sauerstoffgehalt der Atemluft (große Höhe), Beeinträchtigung der Atemmechanik oder der Gasdiffusion in den Alveolen sowie bei Durchblutungsstörungen auftreten. Auch darauf reagiert von allen Organen das Gehirn am empfindlichsten. Es kommt zu Müdigkeit, Kopfschmerzen, und die Reaktionsfähigkeit ist herabgesetzt. Herzmuskel und Leber reagieren ebenfalls empfindlich auf Sauerstoffmangel. Beide Organe müssen ständig arbeiten. Der Herzmuskel kann zudem nur in den Kontraktionspausen effektiv mit Blut versorgt werden. Er schöpft schon normal den Sauerstoffgehalt des Blutes sehr stark aus (etwa zu $2/3$), so daß die übrigbleibenden Reserven relativ begrenzt sind.

Mechanische Krankheitsursachen

Mechanische Einwirkungen durch scharfe Gegenstände oder stumpfe Gewalt können die verschiedenartigsten Verletzungen von Haut, Weichteilen, inneren Organen, Knochen und Gelenken verursachen (**traumatologische Krankheiten**). Aber auch relativ geringer, jedoch beständig einwirkender Druck kann zu Schäden führen. Das ist bei fest bettlägerigen und wenig beweglichen (z. B. bewußtlosen oder gelähmten) Patienten von großer Bedeutung, da an den Auflagestellen, besonders dem Gesäß und den Fersen, die Durchblutung gestört wird und sehr leicht Druckgeschwüre entstehen.

Druckwellen, wie sie bei Explosionen entstehen, leiten sich über die zuführenden Atemwege bis in die Lungen fort und können zu Rissen der Lunge führen. Auch das Trommelfell ist stark gefährdet, wenn nicht durch Öffnen des Mundes der Druck gleichzeitig über die Tuba auditiva auf die Paukenhöhle wirken kann.

3

Bei Tauchern führt der hohe Druck durch die Wassersäule über ihnen zur verstärkten Lösung der Gase des Atemgemisches in allen Körperflüssigkeiten. Bei Luftatmung betrifft das zu 80% Stickstoff und zu 20% Sauerstoff. Beim Auftauchen entfällt die Wassersäule, wodurch sich nun viel weniger Gas lösen kann. Es perlt aus und liegt in kleinen Bläschen überall im Gewebe. Dies verursacht Gelenkschmerzen und vor allem neurologische Störungen, die bis zur Bewußtlosigkeit und zum Tod führen können (Caisson-Krankheit). Die Dekompression muß deshalb langsam erfolgen, so daß das ausperlende Gas Zeit genug hat, über Diffusion ins Blut zu gelangen, von wo es abgeatmet werden kann.

Thermische Krankheitsursachen

Man muß unterscheiden zwischen thermischen Belastungen, die den ganzen Organismus betreffen und zum Anstieg oder Abfall der Kerntemperatur führen, und lokalen Temperatureinwirkungen. Der Regelbereich der **Körpertemperatur** liegt zwischen ca. 25°C und 43°C. Unterhalb einer Kerntemperatur von 25°C kommt es zum Erfrieren, wenn nicht von außen die Körpertemperatur stabilisiert wird. Es kommt zu Lähmungen, und der Tod tritt durch Kammerflimmern ein. Wird das Kammerflimmern verhindert, können jedoch weit niedrigere Kerntemperaturen überlebt werden. Oberhalb 43°C tritt der Tod durch Hyperthermie ein. Er ist bedingt durch die Kreislaufüberlastung bei ständig maximal arbeitenden Wärmeabgabemechanismen sowie durch eine Schädigung des Zentralnervensystems.

Lokale thermische Einwirkungen sind dagegen nicht unmittelbar lebensbedrohend. Trockene Hitze führt zu Verbrennungen, feuchte Hitze zu Verbrühungen. Verbrennungen können in vier Schweregrade klassifiziert werden:
1. Rötung
2. Blasenbildung
3. Nekrosen des Epithels
4. tiefer greifende Nekrosen und Verkohlungen

Schweregrad 1 und 2 heilen ohne Narbenbildung ab, da das basale Epithel erhalten ist.

Bei starker Kälteeinwirkung wird die lokale Durchblutung so stark gedrosselt, daß es nach längerer Dauer ebenfalls zu Rötung, Blasenbildung und Nekrosen kommen kann. Der Organismus zögert diesen Zeitpunkt dadurch hinaus, daß bei drohender Gewebeschädigung zwischenzeitlich die Gefäßkontraktion aufgehoben wird, so daß die gekühlte Region kurzfristig stärker durchblutet werden kann (Kältedilatation).

Merke!

Die Wiedererwärmung unterkühlter Gewebe muß langsam erfolgen, da sonst der durch die Kälte eingeschränkte Gewebestoffwechsel schneller ansteigt als die Durchblutung der Region, und damit nachträglich weitere Schäden gesetzt werden können.

Eine Zerstörung von mehr als 25–30% der Körperoberfläche ist lebensbedrohend. Zur Abschätzung der Größe der geschädigten Körperoberfläche läßt sich die **Neunerregel nach Wallace** verwenden: Die Oberfläche jedes Armes, Unterschenkels und Oberschenkels sowie des Kopfes wird mit 9%, die von Brust/Bauch bzw. Rücken/Gesäß jeweils mit 18% veranschlagt.

Strahlenschäden

Während langwelliges **UV-Licht** (UVA – 315–400 nm) die Haut bräunt, ruft kurzwelliges UV-Licht (UVB – 280–315 nm) Verbrennungen hervor (Sonnenbrand). Langdauernde bzw. häufig wiederholte Einwirkung führt zu irreversiblen Schädigungen mit erhöhter Neigung zur Entwicklung eines Hautkrebses (Melanom).

Die kürzerwelligen **Röntgen- und** γ-Strahlen sowie ebenfalls ionisierende **Teilchenstrahlungen** (α-Teilchen, Protonen, Neutronen) schädigen besonders in Teilung befindliche Zellen, d.h. solche Gewebe, die sich schnell erneuern. Das betrifft die Blutbildung im Knochenmark, die Gonaden und Epithelien (Haut und Intestinaltrakt). Weniger empfindlich gegen solche Strahlen sind die Stützgewebe (Knorpel, Knochen, Bindegewebe) und besonders Nervengewebe.

Die Haut zeigt zunächst Entzündungserscheinungen, die später in Fibrose und Sklerose (Veränderungen des Bindegewebsapparates) übergehen. Oft entstehen Nekrosen, die sehr schwer heilen. Die Schädigung des Knochenmarks drückt sich in Anämie, Leukopenie und Thrombopenie aus und hat Gerinnungsstörungen und Abwehrschwäche zur Folge. In den Gonaden kommt es zum Keimzellverlust. Strahlenschädigung führt zu einem erhöhten Risiko, an malignen Tumoren zu erkranken.

Stromschäden

Elektrischer Strom kann, ähnlich wie Hitze oder Strahlung, zu Verbrennungen führen, wobei Verbrennungen durch elektrischen Strom den höchsten Schweregrad erreichen. Ausgelöste Krämpfe können verhindern, daß der Betroffene sich von spannungsführenden Teilen entfernt. Da Strom das Gewebe durchdringt, sind auch in der Tiefe schwere Schädigungen möglich. Der Stromschlag kann Kammerflimmern auslösen, welches schon nach wenigen Minuten zum Tode führt. Blitzschlag oder hochgespannter Strom kann duch Lähmung des ZNS sofort tödlich wirken.

Chemisch ausgelöste Schäden

Chemische Stoffe können sowohl auf den Gesamtorganismus (Gifte) einwirken als auch lokale Schädigungen hervorrufen. **Gifte** wirken entweder über die Haut (Kontaktgifte), oder sie werden über die Atmung oder den Magen-Darm-Trakt inkorporiert. Sie unterscheiden sich nicht prinzipiell von Pharmaka, die zu therapeutischen Zwecken genutzt werden. Ob ein Stoff giftig oder heilend wirkt, ist oft nur eine Frage der Dosis.

Lokale Schädigungen können durch Säuren oder Laugen hervorgerufen werden. Säuren führen über Eiweißgerinnung (Koagulation), Laugen über Eiweißverflüssigung (Kolliquation) zu Nekrosen. Viele Chemikalien können bei langdauernder oder ständig wiederholter Einwirkung kanzerogen sein.

3.3.2 Belebte Krankheitsursachen

Lebende Organismen können eine Vielzahl von Krankheiten hervorrufen. Die häufigsten Krankheitserreger sind Bakterien und Viren, aber auch Protozoen, Rickettsien und Pilze müssen genannt werden. Die durch diese einfachen Organismen verursachten Erkrankungen werden als **Infektionskrankheiten** zusammengefaßt. Von ihnen kann man die durch vielzellige Tiere (Würmer oder Arthropoden) verursachten **parasitären Erkrankungen** abgrenzen.

Infektionskrankheiten

Merke !

Infektionskrankheiten weisen eine Reihe allgemeiner Merkmale auf. Sie werden durch belebte Krankheitserreger und deren Gifte hervorgerufen, wobei der Erreger für jede Krankheit spezifisch ist. Sie weisen eine Inkubationszeit auf, zeigen einen typischen Krankheitsverlauf und erfassen den ganzen Organismus. Infektionskrankheiten sind ansteckend, können sich seuchenhaft ausbreiten und hinterlassen Immunität.

Die einzelne Infektionskrankheit muß jedoch nicht alle diese Merkmale erfüllen bzw. es gibt auch Krankheiten, die nicht zu den Infektionskrankheiten zählen, aber einzelne der genannten Merkmale aufweisen. So können Vergiftungen epidemieartig gehäuft vorkommen; manche Infektionskrankheiten führen nicht zur **Immunität**. Auch die Übertragbarkeit (**Kontagiosität**) gilt nicht für alle Infektionskrankheiten. Malaria oder Tetanus beispielsweise werden nicht von Mensch zu Mensch übertragen.

Nicht jede Infektion mit einem Erreger muß auch zum Ausbruch der Erkrankung führen. Das hängt von den gleichzeitig vorhandenen Umständen ab. Entscheidend ist einerseits die **Virulenz** der Erreger, d. h. ihre Vermehrungsrate und die Aktivität der Bildung von schädlichen Enzymen und Toxinen. Diese Faktoren können stark variieren. Andererseits spielt eine

3

etwa vorhandene **Disposition** für die jeweilige Erkrankung und die **Resistenz** des Infizierten eine wesentliche Rolle. Bei schlechter Abwehrlage können sogar primär nicht pathogene Keime zu Erkrankungen führen (**opportunistische Infektionen**).

Bakterien sind seit dem Ende des vorigen Jahrhunderts als Krankheitserreger bekannt. Ihre Biologie ist heute aufgeklärt. Es gibt gute Nachweismethoden und wirksame Therapeutika. Seuchenartige Ausbreitungen können durch **Schutzimpfungen** und hygienische Maßnahmen verhindert werden.

Protozoen verursachen vor allem die Tropenkrankheiten. In unseren Breiten spielt die **Toxoplasmose** eine Rolle, die zu Schädigungen des Föten führen kann. Protozoen werden, ebenso wie die **Rickettsien**, die nur wenige Krankheiten verursachen, meist durch Insekten übertragen. Während jedoch Rickettsien-Infektionen Immunität hinterlassen, ist das bei Protozoen nicht der Fall.

Viren verursachen auch unter Haustieren und Pflanzen sehr viele Erkrankungen. Viren verfügen über keinen eigenen Stoffwechsel und können sich daher nicht vermehren. Sie dringen in Wirtszellen ein und werden von diesen repliziert. Dabei bevorzugen sie häufig bestimmte Gewebearten und schädigen diese (Haut, Nervengewebe). Viele Virusinfektionen hinterlassen lebenslängliche Immunität und lassen sich daher mit Schutzimpfungen sehr wirkungsvoll verhindern (Pocken, Kinderlähmung).

Parasitäre Krankheitsursachen

Merke !

Parasiten sind Organismen, die ihre Nahrung von anderen Organismen entnehmen und sich zeitweilig oder dauernd an oder in deren Körper aufhalten.

In diesem Sinne sind alle belebten Krankheitserreger Parasiten. Hier soll aber nur kurz zu vielzelligen Parasiten Stellung genommen werden.

Man kann Ektoparasiten, die auf der Körperoberfläche leben, von Endoparasiten, die im Körperinneren leben, unterscheiden. Am Menschen lebende **Außenparasiten** sind Arthropoden, wie Wanzen, Flöhe, Läuse, Mücken, Fliegen und Zecken. Sie saugen Blut und können dabei Krankheitserreger übertragen. Solche Krankheiten sind beispielsweise die von Mücken übertragene Malaria, die von Fliegen übertragene Schlafkrankheit, die von Flöhen übertragene Pest und das Fleckfieber und schließlich die auch in Deutschland vorkommende Enzephalitis, die von Zecken übertragen wird. Die Tiere selbst verursachen, abgesehen von den lästigen und juckenden Bissen oder Stichen, keine Krankheiten. Nur die Krätzmilbe bohrt zur Eiablage Gänge in die Haut, die zu entzündlichen Veränderungen führen.

Innenparasiten sind in Mitteleuropa vor allem Madenwürmer (Oxyuren) und Spulwürmer (Askariden), Trichinen sowie verschiedenartige Bandwürmer. Die Infektion erfolgt immer über die Nahrung und kann durch entsprechende hygienische Bedingungen vermieden werden. Symptome sind häufig Störungen im Bereich des Verdauungstraktes. Die Larven der Trichinen kapseln sich in der Muskulatur ein und verursachen rheumaähnliche Beschwerden. Die Finne des Hundebandwurms kann schwere Krankheitserscheinungen hervorrufen, da sie sehr groß wird (bis kindskopfgroß) und sich in lebenswichtigen Organen, wie der Leber und dem Gehirn, ansiedelt.

3.4
Soziale Krankheitsursachen

Auch im sozialen Bereich können Krankheiten begründet sein. So spielen die Bedingungen der Hygiene eine wichtige Rolle. Fortgesetzter Lärm kann neben Hörschäden auch Kreislauferkrankungen verursachen. Ernährungsmöglichkeiten und -gewohnheiten sind ebenfalls stark von sozialen Faktoren beeinflußt und Ausgangspunkt von Krankheiten. Eine zunehmende Bedeutung spielt der Streß als Krankheitsursache, ausgelöst durch die ständig steigende Informationsflut, die Hektik des Alltagslebens, die zunehmenden Unsicherheiten der persönlichen Lebensplanung und den steigenden Leistungsdruck. Mobbing am Arbeitsplatz ist eine „moderne" soziale Krankheitsursache.

Fragen

1. Was versteht man unter der Ätiologie und der Pathogenese einer Erkrankung? Welche Rolle spielt die Disposition für die Entstehung von Krankheiten?
2. Wodurch entstehen genetisch bedingte Erkrankungen?
3. Welche erworbenen endogenen Krankheitsursachen kennen Sie?
4. Diskutieren Sie die verschiedenen Möglichkeiten exogener Krankheitsverursachung?
5. Was versteht man unter der Wiederbelebungszeit? Welche Konsequenzen ergeben sich aus Unterschieden verschiedener Gewebe?
6. Welches sind die allgemeinen Merkmale einer Infektion?

3

KAPITEL 4

Krankheitsentstehung und Krankheitsverlauf

Krankheit ist ein dynamisches Geschehen. Den krankmachenden Störeinflüssen (Ätiologie) wirkt der Organismus mit Kompensationsmechanismen entgegen. Überwiegen die Störeinflüsse, so entwickelt sich eine Krankheit. Den Prozeß der Krankheitsentwicklung bezeichnet man als **Pathogenese** (manchmal auch „formale Pathogenese" in Gegenüberstellung zur „kausalen Pathogenese" = Ätiologie). Sie beginnt auf der molekularen Ebene und setzt sich über die zelluläre und Organebene bis zum Gesamtorganismus fort, womit das Wesen der Krankheit (Pathos) in Erscheinung tritt. Auf jeder Zwischenstufe der Pathogenese können die Kompensationsmechanismen das Übergewicht erlangen und damit den Ausbruch der Erkrankung verhindern. Die Gesamtheit des klinischen Erscheinungsbildes einer Krankheit beschreibt die **Nosologie**.

Der prinzipielle Krankheitsverlauf kann in vier Stadien eingeteilt werden:

1. Nach der Einwirkung der Krankheitsursache sind zunächst keine Krankheitszeichen erkennbar – **Latenzstadium**.
2. Danach treten allgemeine Krankheitssymptome auf, die auf keine konkrete Krankheit hinweisen, beispielsweise Abgeschlagenheit, Kopfschmerzen, Fieber. Es kann nur eine Verdachtsdiagnose gestellt werden und eine symptomatische Behandlung erfolgen – **Prodromalstadium**.
3. Im dritten Stadium hat sich die Krankheit voll entwickelt. Die typischen Zeichen gestatten eine exakte Diagnose. Eine gezielte Behandlung ist möglich – **Manifestationsstadium**.
4. Wenn die Kompensationsmechanismen das Übergewicht erlangen, beginnt die Krankheit sich zurückzubilden – **Rekonvaleszenzstadium**. Dieses Stadium geht in den Zustand der Gesundheit über. Sein Ende ist

nicht scharf abgrenzbar. So können alle Symptome der Krankheit verschwunden sein und dennoch für längere Zeit eine erhöhte Krankheitsanfälligkeit bestehen, die Ausdruck der noch nicht abgeschlossenen Rekonvaleszenz ist.

Dieser Krankheitsverlauf ist besonders für Infektionskrankheiten typisch. Jedoch führt nicht jede Krankheit zur Genesung. Eine Krankheit kann auch zum Tod führen, wenn die Kompensationsmechanismen versagen, oder die Krankheit kann einen chronischen Verlauf nehmen, wenn die Kompensationsmechanismen nicht ausreichen, um die Störeinflüsse zu beseitigen. Die vollständige Heilung wird als **Restitutio ad integrum** bezeichnet, eine Defektheilung als **Restitutio cum defectu**. Eine solche Defektheilung könnte z. B. in einer eingeschränkten Beweglichkeit nach einer Gelenkverletzung bestehen oder in einem Herzklappenfehler nach ausgeheilter Endokarditis.

Manche Erkrankungen verlaufen auch von Anfang an chronisch. In diesem Fall sind die dargestellten Stadien nicht klar erkennbar. Die Krankheit entwickelt sich über Monate oder Jahre, und die Symptome sind lange Zeit so schwach entwickelt, daß sie übersehen oder verkannt werden. Der prinzipielle zeitliche Ablauf einer Krankheit in Form eines akuten oder chronischen Krankheitsverlaufs ist jedoch nicht klar abgrenzbar, und die Grenze muß daher für jede Krankheit vereinbart werden. Schmerzen gelten beispielsweise als chronisch, wenn sie länger als ein halbes Jahr ständig oder regelmäßig wiederkehrend bestehen.

Solange der Organismus die krankheitsbedingten Störungen zumindest unter Ruhebedingungen durch Anpassungsmechanismen ausgleichen kann, befindet er sich in einem Zustand der **Kompensation**. Gelingt das nicht

4

mehr, so tritt eine **Dekompensation** auf. So kann bei einem kompensierten Herzklappenfehler der Mangel durch Hypertrophie bestimmter Herzteile weitgehend ausgeglichen sein, so daß nur die Leistungsreserve vermindert ist. Dekompensiert besteht dagegen z. B. schon in Ruhe Atemnot.

Der aus der Erfahrung vorhersagbare Krankheitsverlauf ist die **Prognose**. Sie kann nur mit einer gewissen Wahrscheinlichkeit getroffen werden und kann im Einzelfall stark variieren. Insbesondere können Komplikationen auftreten, die den vorhergesagten Verlauf verändern. Häufige Komplikationen sind zusätzliche Infektionen, z. B. bei einer Virusgrippe eine eitrige Mittelohrentzündung (Otitis media).

Das Wiederaufflammen einer Erkrankung, nachdem sie bereits abgeklungen war, wird als **Rezidiv** bezeichnet.

Merke !

Der Krankheitsverlauf besteht aus vier Phasen: Latenz-, Prodromal-, Manifestations- und Rekonvaleszenzstadium. Die Ausprägung der einzelnen Phasen kann sehr unterschiedlich und manchmal schwer erkennbar sein. Der Ausgang der Krankheit kann in Heilung (ohne oder mit Defekt), chronischer Krankheit oder Tod bestehen.

Fragen

1. Erläutern Sie den Begriff der Pathogenese als dynamischen Prozeß der Mechanismen von Störung und Kompensation.
2. Welches sind die grundsätzlichen Stadien eines Krankheitsverlaufs?

KAPITEL 5

Entzündungen und Ödeme

5.1
Die Entzündung

Die Entzündung ist ein Krankheitszeichen, das bei vielen Krankheitsursachen auftreten kann. Sowohl chemische und physikalische Reize (thermisch, Strahlung, mechanische Traumen) als auch Mikroorganismen und Parasiten können den Entzündungsprozeß auslösen. Auch innere Ursachen in Form anderweitiger Krankheiten können zu Entzündungen führen. So kann es infolge einer Harnvergiftung (Urämie) zu Entzündungen der Magenschleimhaut oder des Perikards kommen.

Eine Entzündung weist die vier klassischen, schon vor 2000 Jahren von Celsus beschriebenen Zeichen

- **Rötung** (Rubor)
- **Schwellung** (Tumor)
- **Erwärmung** (Calor)
- **Schmerz** (Dolor)

auf, denen später durch Galen noch das ebenfalls typische Zeichen der **gestörten Funktion** (functio laesa) hinzugefügt wurde.

Die Entzündung spielt sich primär am Gefäßbindegewebe, dem sogenannten Histion, ab und kann sekundär auf das Parenchym übergehen. Der eigentliche Ausgangspunkt des Entzündungsgeschehens ist eine Gewebsschädigung (**Alteration**), beispielsweise durch Bakterientoxine an ihrer Eintrittspforte in die Gaumenmandeln. Aus den verletzten oder gestörten Zellen werden verschiedene Gewebshormone, sogenannte **Mediatoren**, freigesetzt. Dazu gehört u.a. **Histamin**, das vor allem aus den Makrophagen und Histiozyten kommt. Es kann an zwei verschiedenen postsynaptischen Histaminrezeptoren angreifen, den H_1- und H_2-Rezeptoren. Darüber wird eine Erweiterung lokaler Arteriolen und damit passiv der nachfolgenden Kapillaren ausgelöst. Außerdem wird die Gefäßdurchlässigkeit erhöht, so daß jetzt auch Eiweiße durch die Kapillarwand austreten können (**Gefäßreaktionen**). Der Austritt von Plasma in das Gewebe wird als **Transsudation** bezeichnet. Die Wirkung tritt binnen Minuten ein und hält bis zu 30 Minuten an. Danach wird sie durch andere Mediatoren aufrechterhalten.

Diese Wirkungen erklären die Rötung und Erwärmung (Gefäßerweiterung) sowie die Schwellung (Blutfülle und vermehrter Austritt von Flüssigkeit aus den Gefäßen). Die Gefäßerweiterung wird außerdem auch durch die **Prostaglandine** unterstützt, die ebenfalls zu den Mediatoren gehören und aus dem Arachidonsäurestoffwechsel der Zellen hervorgehen. Arachidonsäure ist an Phospholipide der Zellmembran gebunden und wird durch Phospholipase A_2 freigesetzt, die durch Zellnoxen aktiviert wird. Die freie Arachidonsäure kann auf verschiedenen Wegen verstoffwechselt werden und führt dabei zu einer Reihe biologisch aktiver Substanzen. Die Prostaglandine bewirken außer der Gefäßerweiterung auch eine Sensibilisierung der Schmerzrezeptoren, was den zur Entzündung gehörenden Schmerz erklärt. Außerdem entstehen aus dem Arachidonsäurestoffwechsel **Leukotriene**, die ebenfalls zum Entzündungsgeschehen beitragen, indem sie Bindegewebssubstanz und Zellmembranen angreifen und Enzyme denaturieren. Sie erhöhen die Gefäßpermeabilität. Schließlich entstehen aus einem Plasmaeiweiß (Kininogen) im Gewebe **Kinine** (Kallidin und Bradykinin), die ebenfalls die Gefäße erweitern, die Kapillarpermeabilität erhöhen und zur Erregung der Schmerzrezeptoren führen.

Die Freisetzung der Mediatoren kann als erste, biochemische, Phase der Entzündung, angesehen werden. Dabei ist durch den gestörten Zellstoffwechsel im Entzündungsgebiet das

Ionenmilieu verändert und der pH sauer. Die Gefäßreaktionen stellen dann die zweite Phase der Entzündung dar. Die Mediatoren wirken dabei nicht nur auf die lokale Endstrombahn, sondern sie verengen außerdem vorgeschaltete größere Gefäße. Dadurch kommt es im Entzündungsgebiet zu einer Herabsetzung der Blutströmung (**Prästase**) bis zum Strömungsstillstand (**Stase**). Dazu trägt außerdem eine Verengung der Venolen bei.

Aus diesem Stadium kann die Entzündung abklingen, wenn die schädliche Noxe beseitigt ist oder z.B. Bakterientoxine abtransportiert werden konnten. Anderenfalls kommt es zur dritten Phase, dem zusätzlichen Auswandern von Granulozyten, Makrophagen und Lymphozyten aus den Gefäßen in das Entzündungsgebiet (Emigration, **Exsudation**) und Histiozyten und Fibroblasten im Gewebe beginnen sich zu vermehren (**Proliferationsphase**). Diese Vorgänge gehören zu Abwehrmechanismen und dienen der weiteren Bekämpfung der Noxe.

Die schlechte Sauerstoffversorgung im Entzündungsgebiet zusammen mit den durch die Schwellung verlängerten Diffusionswegen und der Freisetzung von proteolytischen Enzymen aus Lysosomen der geschädigten Zellen können zu Nekrosen führen. Auch die Leukozyten im Gewebe gehen im Zuge der Ausübung ihrer Funktion zugrunde. Es entsteht Eiter. Die Zelltrümmer werden durch Makrophagen beseitigt. Stärkere Proliferation des Bindegewebes kann auch die Gefäße zur Aussprossung reizen. Damit entsteht ein **Granulationsgewebe**, welches das zugrunde gegangene Gewebe ersetzt.

Merke !

Eine Entzündung ist durch Schwellung, Rötung, Erwärmung, Schmerz und gestörte Funktion gekennzeichnet. Sie entsteht durch Alteration von Zellen, die Mediatoren freisetzen und dadurch Gefäßerweiterung und Exsudation auslösen. Proliferation führt zur Heilung und gegebenenfalls zum Ersatz zerstörten Gewebes.

Die Phasen gehen fließend ineinander über und können sehr unterschiedlich stark ausge-

prägt sein. Bei kurzen heftigen Noxen ist meist die Durchblutungsveränderung besonders ausgeprägt, man spricht von **exsudativer Entzündung**. Wenn der Prozeß der Zellschädigung enzymatisch kleinere oder größere Gewebebereiche mit erfaßt, so nennt man das eine **nekrotisierende** oder **alterative Entzündung**. Sie wird als **Erosion** bezeichnet, wenn sie nur die oberen Schichten der Haut oder Schleimhaut betrifft. Ergreift die Nekrose auch tiefe Schichten, so liegt ein **Ulkus** vor. Wird das nekrotische Gewebe durch Fäulnisbakterien zersetzt, so entsteht eine **Gangrän** (z.B. Raucherbein). Bei schwachen, langfristig wirkenden Noxen ist die exsudative Phase relativ gering entwickelt. Dagegen stehen die proliferativen Veränderungen im Vordergrund. Deshalb spricht man von **proliferativen Entzündungen** (z.B. Endocarditis verrucosa).

Nach dem zeitlichen Ablauf kann man zwischen akuter und chronischer Entzündung unterscheiden. Die akute Entzündung besteht meist in einer exsudativen Entzündung, die, wenn sie nicht im Anfangsstadium zum Tode führt, in der Regel ohne Defekt ausheilt. Manchmal können jedoch fibrinöse Exsudate nicht wieder aufgelöst und resorbiert werden. In diesem Falle vermehren sich Fibroblasten, die Bindegewebe bilden. Damit entsteht eine Narbe. Besonders schnell und heftig verlaufende Entzündungsreaktionen werden auch als perakut bezeichnet. Sie führen meist nach kurzer Zeit zum Tode.

Bei der chronischen Verlaufsform handelt es sich meist um proliferative Entzündungen. Dabei kann sich der entzündliche Prozeß verselbständigen. Das infiltrierte Gewebe wird von den proliferierenden Fibroblasten zerstört. Das ist z.B. bei der rheumatoiden Gelenkentzündung der Fall. Eine Sonderform der chronischen Entzündung ist die Bildung von **Granulomen**. Dabei handelt es sich um Knötchen, die einige Millimeter groß werden können. Sie bestehen aus Makrophagen, die von einer Hülle aus verschiedenartigen Lymphozyten umgeben sind. Man kann noch verschiedene Typen solcher Granulome unterscheiden, je nachdem, ob sie im Innern nekrotisieren (Tuberkel) oder einen Abszeß bilden (Pseudotuberkel) oder ob Gefäße in sie einwachsen (Sarkoidose).

Exsudative Entzündungen kann man noch nach der Art des Exsudats unterteilen. Ein **seröses Exsudat** enthält zwar Eiweiß, aber nur wenig Zellen. Im Vergleich zum Serum enthält es mehr Albumine und weniger Globuline. Es entsteht an serösen Häuten, z. B. der Pleura oder dem Peritoneum und bildet dann einen **Erguß** in der entsprechenden Körperhöhle. Ein **schleimiges Exsudat** entsteht, wenn Schleimdrüsen in die Entzündung einbezogen sind. Das kann z. B. bei einem Schnupfen oder einer Bronchitis der Fall sein. Wenn auch die größten Plasmaeiweiße das Gefäßbett verlassen können, entsteht ein **fibrinöses Exsudat.** Es enthält reichlich Fibrinogen, das auf Oberflächen (Epithel, Endothel) ausflocken kann und dort Pseudomembranen bildet. Charakteristische Beispiele sind die fibrinöse Pleuritis oder die Diphtherie. Das **eitrige Exsudat** enthält viele Leukozyten und eingeschmolzenes Gewebe. Es wird vor allem durch bestimmte Erreger hervorgebracht, die man daher pyogen nennt. Dazu gehören z. B. Streptokokken, Staphylokokken und Meningokokken. Das **hämorrhagische Exsudat** entsteht, wenn zusätzlich Erythrozyten aus den Gefäßen ausgeschwemmt werden. Es kann z. B. bei Milzbrand oder Grippepneumonie vorkommen. Schließlich grenzt man ein **rundzelliges Exsudat** ab, wenn überwiegend Lymphozyten enthalten sind.

Eitrige Entzündungen können je nach Sitz und Ausbreitung in verschiedene Formen unterteilt werden. Ein **Abszeß** ist eine Eiteransammlung in einem Hohlraum, der durch Gewebseinschmelzung entstanden ist. Vollzieht sich der Prozeß um einen Haarbalg, so spricht man von **Furunkel.** Bilden sich mehrere Furunkel benachbart und fließen zusammen, so nennt man das ein **Karbunkel.** Ist die eitrige Entzündung nicht abgegrenzt, sondern breitet sich diffus ins Gewebe aus, so handelt es sich um eine **Phlegmone.** Sammelt sich Eiter in einer vorgebildeten Körperhöhle (beispielsweise den Nasennebenhöhlen, der Paukenhöhle, der Gallenblase u. a.), so spricht man von einem **Empyem.**

Manchmal ist der Organismus nicht in der Lage, eine Infektion lokal zu begrenzen. Über die Lymph- und Blutbahnen kann sie sich dann auf den ganzen Organismus ausbreiten. Gelan-

gen Erreger in die Blutbahn, ohne weitere Krankheitssymptome auszulösen, da die Abwehrkräfte stark genug sind, sie schnell wieder aus dem Blut zu eliminieren, so nennt man das eine **Bakteriämie.** Ist die Abwehrlage jedoch unzureichend und die Erreger hoch virulent, so können sich die Keime über die Blutbahn auf viele Organe verteilen und den Gesamtorganismus toxisch schädigen. Dieser Zustand wird als **Sepsis** bezeichnet. Er geht mit hohem Fieber und starken Störungen des Allgemeinzustandes einher. Bei der **Pyämie** siedeln sich die hochvirulenten Keime über das Blut in anderen Organen an und bilden dort Abszesse. Der Zustand ähnelt dem der Sepsis, wobei zusätzlich Funktionsstörungen der betroffenen Organe auftreten können.

Die Entzündung ist Zeichen der aktiven Auseinandersetzung des Organismus mit schädigenden Reizen. Das aus den Gefäßen austretende Plasma verdünnt toxische Substanzen, humorale und zelluläre Abwehrmechanismen neutralisieren die Noxe, geschädigte Zellen werden der Lyse zugeführt, durch Phagozytose werden alle „Abfälle" beseitigt, randständige Bindegewebsproliferation kapselt den Herd ab, und die Proliferation aus der Tiefe füllt Gewebsdefekte aus.

Neben den lokalen Entzündungszeichen können auch Reaktionen des Gesamtorganismus beobachtet werden. Dazu zählen eine erhöhte Blutkörperchensenkungsgeschwindigkeit, da im Plasma vermehrt entzündungsspezifische Eiweiße auftreten. Die Konzentration der Immunglobuline im Plasma steigt, und die Leukozytenzahlen sind erhöht. Die auftretenden Eiweißzerfallsprodukte können Fieber auslösen, und es können Appetitlosigkeit, Abgeschlagenheit und möglicherweise Somnolenz (Benommenheit) auftreten als Zeichen der Beeinträchtigung des ZNS.

5

5.2
Das Ödem

Als **Ödem** bezeichnet man meist eine Vermehrung der extrazellulären Flüssigkeit. Exakt müßte man dabei von **interstitiellem Ödem** sprechen, da daneben auch das intrazelluläre Flüssigkeitsvolumen erhöht sein kann. Letzteres wird jedoch immer als **zelluläres Ödem** abgegrenzt. Es entsteht, wenn die Wasserverteilung zwischen Interstitium und Intrazellulärraum gestört ist. Bestimmend für diese Wasserverteilung zwischen Zellinnerem und Zelläußerem ist der osmotische Druck im Plasma bzw. Interstitium. Er wird bestimmt durch die Zahl der gelösten Teilchen und ist damit entscheidend von den Ionen abhängig. Da die Ionen frei durch die Gefäßwand hindurchtreten können, herrscht im Plasma und Interstitium der gleiche osmotische Druck. Die intrazellulären Ionenkonzentrationen werden aber durch aktive Mechanismen der Zelle konstant gehalten. Senkung des osmotischen Drucks im Plasma verschiebt daher Wasser in die Zellen und erzeugt damit das zelluläre Ödem. Da die Ionenzusammensetzung des Plasmas aber ebenfalls sehr genau geregelt wird, ist diese Form des Ödems selten. Alle weiteren Ausführungen beziehen sich daher auf das interstitielle Ödem.

Merke !

Das interstitielle Ödem zeigt sich als schmerzlose, nicht gerötete Schwellung, die durch Druck mit dem Finger verlagert werden kann, es bleibt vorübergehend eine Delle stehen.

Das Wasser kann nicht nur in die Gewebsspalten, sondern auch in Körperhöhlen austreten (z.B. Pleuraraum, Herzbeutel, Bauchhöhle). Man spricht dann von einem Erguß oder bei einem Ödem der Bauchhöhle von Aszites.

Die Wasserverteilung zwischen intravasalem und interstitiellem Raum wird durch den **effektiven Filtrationsdruck** im Kapillargebiet bestimmt. Dieser ergibt sich zum einen aus der Differenz des hydrostatischen Druckes in den Kapillaren und im Interstitium. Dieser transmurale Druck ist die Kraft, die das Wasser aus den Gefäßen in das Interstitium treibt (**Filtration**). Dieser Kraft wirkt der kolloidosmotische Druck im Plasma entgegen. Er wird durch die Plasmaeiweiße bewirkt und stellt die Kraft dar, die das Wasser in die Kapillaren zieht (**Resorption**). Diese Kraft vermindert sich um den kolloidosmotischen Druck des Gewebes, der aller-

dings klein ist, da die Eiweiße die Kapillarwand kaum durchdringen können und die interstitielle Flüssigkeit daher nur einen sehr geringen Eiweißgehalt aufweist. Die Druckverhältnisse sind im Normalfall so, daß pro Tag etwa 20 Liter filtriert, aber nur 18 Liter resorbiert werden. Die restlichen zwei Liter werden vom Lymphsystem aufgenommen, das vor dem Herzen in die obere Hohlvene mündet (s. Physiologie S. 112).

Aus diesen Bedingungen für den Flüssigkeitsaustausch ergeben sich die Ursachen für Ödeme. Ein Ödem entsteht immer dann, wenn zwischen Filtration und Resorption ein Mißverhältnis existiert. Das ist möglich durch:
1. Erhöhung des hydrostatischen Druckes in den Kapillaren. Das kann bei einem allgemein erhöhten Blutdruck, bei Dilatation der präkapillären Sphinkteren (zu geringer Blutdruckabfall bis zu den Kapillaren) oder bei Erhöhung des Abflußwiderstandes aus den Kapillaren (z.B. bei Herzinsuffizienz) der Fall sein.
2. Senkung des kolloidosmotischen Druckes des Plasmas. Das kann durch langdauernde Eiweißmangelernährung (Hungerödeme), durch Nierenerkrankungen mit Eiweißausscheidung im Urin oder durch gestörte Eiweißsynthese in der Leber verursacht werden.
3. Erhöhung der Kapillarpermeabilität. Dadurch könnte Eiweiß aus dem Plasma ins Interstitium übertreten und dort den kolloidosmotischen Druck erhöhen. Die Resorption von Wasser würde dann vermindert. Verursacht werden kann die erhöhte Permeabilität durch Histamin und Kinine, die bei Allergien, im Entzündungsgeschehen oder bei Verbrennungen freigesetzt werden. Insofern ist ein lokales Ödem ein Teilprozeß jeder Entzündung.
4. Lymphabflußbehinderung. Das kann nach operativer Ausräumung von Lymphknoten oder durch ihre tumuröse oder entzündliche Veränderung eintreten.

Die ersten beiden Einflußfaktoren werden sich besonders stark an solchen Körperpartien auswirken, wo zum blutdruckbedingten Kapillardruck noch ein nenneswerter hydrostatischer Druck durch die Blutsäule hinzukommt. Das bedeutet, daß viele Ödeme sich zuerst an den abhängenden Körperpartien bemerkbar machen. Das sind im Stehen die Knöchel und beim Liegen Rücken, Gesäß und Hinterseite der Beine.

Merke !

Ödeme entstehen durch ein Überwiegen der Filtration gegenüber der Resorption. Dies kann verursacht sein durch einen zu hohen hydrostatischen Druck oder einen zu geringen kolloidosmotischen Druck in den Kapillaren, durch eine erhöhte Durchlässigkeit der Kapillaren oder einen Lymphstau.

Fragen

1. Wodurch werden die typischen Symptome der Entzündung hervorgerufen?
2. Charakterisieren Sie exsudative und proliferative Entzündungen.
3. Welche Symptome kennzeichnen eine Entzündung als Geschehen des ganzen Organismus?
4. Wovon hängt die Wasserverteilung zwischen intravasalem und interstitiellem Raum ab?
5. Welche Ursachen können zu Ödemen führen?

5

KAPITEL 6

Störungen immunologischer Reaktionen

So wie einerseits der Flüssigkeitsaustritt in das Gewebe ein Teilaspekt jeder Entzündung ist, so ist andererseits sehr häufig, aber nicht zwangsläufig, die Immunabwehr mit dem Entzündungsgeschehen verknüpft.

Die Grundlagen der Immunabwehr sind im Physiologieteil dieses Buches (Kap. 9.4) beschrieben und sollen hier nicht wiederholt werden. Störungen der Abwehr können in zu starken Reaktionen (**Hyperimmunität**), falschen Reaktionen (**Autoimmunität**) oder zu geringen Reaktionen (**Defektimmunopathien**) bestehen.

6.1
Überempfindlichkeitsreaktionen

Wenn der Organismus auf bestimmte Antigene (Allergene) stärker und anders reagiert als normal, so bezeichnet man das als **Allergie**. Sie kann nur auftreten, wenn der Körper schon früher in Kontakt mit dem gleichen Antigen gekommen ist und sein Immunsystem daher sensibilisiert ist. Man unterscheidet verschiedene Typen der Überempfindlichkeitsreaktion.

6.1.1
Typ-I-Allergien

Typ-I-Allergien treten binnen Sekunden bis Minuten nach wiederholtem Allergenkontakt auf. Sie werden deshalb auch als **Sofortreaktion** oder als **Anaphylaxie** bezeichnet.

Aufgrund einer vorhandenen Disposition werden beim ersten Allergenkontakt verstärkt Immunglobuline der Klasse E gebildet. Sie lagern sich an basophile Granulozyten und Mastzellen an, die auf ihrer Oberfläche sehr viele Rezeptoren für diese Antikörper besitzen. Bei erneutem Allergenkontakt bildet das Allergen Brücken zwischen benachbart auf der Oberfläche gebundenen Ig-E. Dadurch kommt

es zur Öffnung von Kalzium-Kanälen an den basophilen Granulozyten und Mastzellen. Kalzium strömt in die Zelle und vermittelt die Bildung und Freisetzung von Mediatoren und die explosionsartige Degranulierung der Zellen. Aus den Granula wird vor allem Histamin, aber auch andere Inhaltsstoffe freigesetzt (s. Kap. 5.1).

All diese Stoffe bewirken die Symptome einer Anaphylaxie. Bleibt die Reaktion örtlich begrenzt, so entstehen beispielsweise:
- die **Urtikaria** (Quaddelbildung in der Haut, Hautjucken)
- der Heuschnupfen (allergische Rhinitis und oft Konjunktivitis)
- das Asthma bronchiale (Bronchospasmus)

Reaktionen auf Medikamente oder Bienengift sind oft generalisiert und führen dann zum **anaphylaktischen Schock**. Dabei kommt es zu Krämpfen der Bronchialmuskulatur und starkem Blutdruckabfall. Unter Versagen von Herztätigkeit und Atmung kann der Tod eintreten.

Eine gezielte wiederholte Kontaktierung mit kleinen und steigenden Dosen des Allergens aktiviert neben der Ig-E-Produktion auch die Bildung der normalen Ig-G. Diese können dann die Antigene binden und dadurch ihren Kontakt mit den Ig-E-besetzten Mastzellen verhindern. Diese Behandlung wird als **Desensibilisierung** oder besser Hyposensibilisierung bezeichnet.

6.1.2
Typ-II-Allergien

Bei dieser Allergieform tritt die Reaktion binnen vier bis zehn Stunden auf. Sie wird über das Komplementsystem vermittelt.

Ursache ist die Reaktion von Ig-G und Ig-M mit zellgebundenen Antigenen (z. B. Blutgruppenantigenen). Dadurch kommt es zur Opsonierung, und das Komplementsystem wird aktiviert. Dieses wirkt dann zytotoxisch und löst die antikörperbesetzten Zellen auf (Lyse). Beispiele dieser Form sind Transfusionszwischenfälle, hämolytische Anämie und wahrscheinlich auch der Typ-I-Diabetes-mellitus.

6.1.3
Typ-III-Allergien

Dieser Allergietyp wird im Verlaufe von einigen Stunden durch Antigen-Antikörper-Komplexe ausgelöst. Sie wirken über Komplementaktivierung gewebeschädigend. Ist relativ wenig Antigen und eine Überschuß von Antikörpern vorhanden, so werden die Antigene gleich an der Eintrittpforte abgefangen; die Immunkomplexe entstehen nur lokal und werden schnell durch Phagozytose eliminiert. Beispiele dafür sind die Farmerlunge (als Allergen wirkt verschimmeltes Heu) oder die Vogelzüchterlunge (Allergene sind Vogelexkremente).

Ist das Verhältnis von Antigenen und Antikörpern umgekehrt, also ein Überschuß von Antigenen vorhanden, so können sich die Antigene im ganzen Organismus verbreiten. Es werden überall Immunkomplexe gebildet, die lange im Blut zirkulieren können und sich allmählich besonders in stark durchbluteten Organen und an filtrierenden Oberflächen (beispielsweise den Nierenglomerula) ablagern. Die Gewebeschädigung entsteht dann an den Gefäßen (z. B. bestimmte Form der Glomerulonephritis).

6.1.4
Typ-IV-Allergien

Im Gegensatz zu den Typen I–III wird der Höhepunkt der Reaktion bei einer Typ-IV-Allergie erst nach ein bis drei Tagen erreicht. Sie wird daher auch als Allergie vom verzögerten Typ bezeichnet. Sie wird durch sensibilisierte T-Lymphozyten verursacht und ist mit einer starken Aktivierung von Makrophagen verbunden. Sie wird bevorzugt durch Virusproteine, bestimmte Medikamente und Metallionen ausgelöst. Die Kontaktekzeme bei Nickelallergie, aber auch die durch Tuberkulin ausgelöste Re-

aktion gehören hierher. Die akute Transplantatabstoßung ist ebenfalls eine Typ-IV-Reaktion.

Merke !

Allergien sind zu starke Immunreaktionen nach Sensibilisierung auf ein Allergen. Sie können sehr schnell durch Immunglobuline der Klasse E vermittelt werden (Anaphylaxie) oder etwas weniger schnell durch das Komplementsystem oder Antigen-Antikörper-Komplexe. Länger als 24 Stunden braucht die Entwicklung einer Allergie vom verzögerten Typ, die zellulär vermittelt ist.

6.2
Autoimmunkrankheiten

Der Organismus kann körpereigene von körperfremden Zellen unterscheiden. Das Köpereigenmerkmal besteht in individuell typischen Markerproteinen, die jede kernhaltige Zelle eines Individuums auf seiner Zelloberfläche trägt. Zellen mit diesem Marker lösen keine Immunreaktion aus (**Immuntoleranz**). Das wird zumindest zum Teil durch die T-Suppressorzellen bewirkt. Eine pharmakologische Unterdrückung der Immunreaktion (**Immunsuppression**) nach Transplantation stellt eine induzierte Immuntoleranz dar. Sind die mit der Geburt entwickelten Mechanismen der Erkennung von körpereigen und körperfremd gestört, so kann es zu Immunreaktionen gegen körpereigenes Material kommen. Beispiele solcher Erkrankungen sind der Lupus erythematodes, die rheumatoide Arthritis oder die perniziöse Anämie.

Treten Antikörper auf, die gegen Rezeptoren für Transmitter oder Hormone gerichtet sind, so fehlt diesen Liganden dann der Angriffsort, und sie können nicht mehr wirken. Das ist wahrscheinlich bei der Myasthenia gravis und bei Morbus Basedow (Schilddrüsenüberfunktion) der Fall. Solche Reaktionen werden auch als Typ-V-Allergie bezeichnet.

6.3
Defektimmunopathien

Treten Defekte in den Immunmechanismen auf, so werden sie zu entsprechenden Störungen in der Abwehr führen, die man als **Defektimmunopathien** bezeichnet. Sie können die T-Lymphozyten, die B-Lymphozyten oder beide Systeme gleichzeitig betreffen. Sind sie angeboren, so werden sie als **primäre Defektimmunopathien** bezeichnet. **Sekundäre Defektimmunopathien** sind erworben.

Angeboren können die B-Lymphozyten fehlen (unterentwickelte Lymphknoten und Tonsillen), was zur Agammaglobulinämie führt, oder es können die T-Lymphozyten fehlen (bei Fehlen des Thymus). Letzteres ist meist mit verschiedenen anderen Mißbildungen vergesellschaftet (Di-George-Syndrom). Manchmal fehlen auch beide Systeme. Die Kranken sterben dann meist im frühen Säuglingsalter an nicht beherrschbaren Infektionen.

Die bekannteste erworbene Defektimmunopathie ist AIDS (acquired immuno deficiency syndrom). Schädigungen des Immunsystems können allgemein durch bestimmte Virusinfektionen, Malignome besonders des Lymphsystems, Pharmaka wie Zytostatika oder Glukokortikoide, ionisierende Strahlen, chronischen Alkoholabusus, aber auch langdauernde Hungerzustände verursacht werden. Alle Arten von Infektionen sind dann schlecht beherrschbar, es besteht eine Neigung zu opportunistischen Infektionen und zu Malignombildungen.

AIDS ist durch einen Virus (HIV – Human Immune deficiency Virus) bedingt. Das Virus befällt die T-Helferzellen und stört daher sowohl die zelluläre als auch die humorale Immunabwehr. Nach einer manchmal jahrelangen Latenz (Stadium I) kommt es zu Fieber, Muskel- und Gelenkschmerzen, Lymphknotenschwellungen und Gewichtsverlust (Stadium II). Final (Stadium III) entwickeln sich opportunistische Infektionen (siehe S. 178), bösartige Tumoren (Kaposi-Sarkom, Lymphome) und Störungen des Nervensystems. Es gibt bisher kein Heilmittel. Die Therapie kann den Ablauf verzögern und symptomatisch die entstehenden Infektionen bekämpfen. Die Möglichkeit einer Schutzimpfung scheint sich abzuzeichnen. Eine Prophylaxe ist durch Einhaltung relativ einfacher Verhaltensmaßregeln möglich.

Fragen

1. Was versteht man unter einer Allergie? Welche Allergie-Typen kennen Sie?
2. Wodurch ist eine Anaphylaxie charakterisiert?
3. Was versteht man unter Autoimmunkrankheiten und Defektimmunopathien?

6

KAPITEL 7

Regressive und progressive Veränderungen

7.1
Regression

Regression bedeutet Rückbildung. Die häufigste Rückbildungserscheinung ist die **Atrophie**.

7.1.1
Atrophie

> **Merke !**
>
> Unter Atrophie versteht man eine sekundäre Rückbildung, die Zellen, einzelne Gewebe oder Organe oder den ganzen Organismus betreffen kann.

Es kommt dabei zu einer Substanzabnahme durch Verkleinerung der Zellen (einfache Atrophie) oder durch Abnahme ihrer Anzahl (numerische oder hypoplastische Atrophie). Betrifft die Atrophie parenchymatöse Organe, so bleiben Form und Größe des Organs häufig erhalten, da der Substanzverlust durch Bindegewebe oder Fettgewebe ersetzt wird.

Physiologisch kommt eine Atrophie in fortgeschrittenem Alter vor und betrifft dann den gesamten Organismus, besonders jedoch Haut, Herz, Leber und Gehirn (Altersatrophie). Die Gewebe lagern Lipofuszin (Pigment) ein, wodurch sie bräunlich verfärbt werden. Einzelne Organe können auch schon vor dem Erreichen eines höheren Lebensalters atrophieren, wenn sie nicht mehr benötigt werden. Diese Form der Atrophie wird **Involution** genannt. Sie findet sich beispielsweise beim Thymus in der Pubertät oder bei den Ovarien mit der Menopause.

Andere Ursachen der Atrophie sind lokale langdauernde Druckeinwirkung (**Druckatrophie**), wie sie z. B. bei Harnrückstau an der Niere zu beobachten ist, die **Inaktivitätsatro-** phie, die bei längerer Nichtbenutzung einer Gliedmaße nach Knochenbruch an Muskeln und Knochen auftritt oder die neurogene Atrophie nach Schädigung motorischer Nerven. Chronische Mangelversorgung mit Sauerstoff oder Substraten (Hunger oder Stoffwechselstörung) kann ebenfalls zur Atrophie führen.

7.1.2
Degeneration

Die **Degeneration** (Entartung) besteht in einer veränderten Struktur und Funktion von Zellen infolge einer Noxe, wodurch die charakteristische Funktion der Zelle eingeschränkt ist. Die Degeneration kann zum Zelluntergang führen, sie kann aber auch reversibel sein.

Je nach dem Erscheinungsbild der Degeneration unterscheidet man verschiedene Formen, die bei bestimmten, meist genetisch verursachten Krankheiten, gefunden werden. Solche Formen sind die:

- hydropische Degeneration (Einlagerung von Wasser in Vakuolen)
- fettige Degeneration (abnorme Ablagerung von Fett in den Zellen)
- hyaline und amyloide Degeneration (Ablagerung von Hyalin oder Amyloiden)

Eine Degeneration von Nervenzellen tritt nach Durchtrennung des Axons als **retrograde**, zum Perikarion fortschreitende, **Degeneration** oder als distale (zentrifugale) Degeneration in Erscheinung. Im Nervensystem treten zudem auf bestimmte Systeme begrenzte Degenerationen auf, deren Ursachen bisher nicht vollständig geklärt sind. Dazu zählt beispielsweise der Morbus Parkinson.

7

7.1.3
Zelltod

Die extremste regressive Veränderung ist der Zelltod. Er wird durch nichtkompensierbare Störungen verursacht. Beim Zelltod werden intrazelluläre Enzyme freigesetzt, die zur Schädigung weiterer Zellen führen und damit eine Nekrose (Absterben ganzer Gewebebezirke) auslösen können. Die häufigste Ursache von Nekrosen ist eine unzureichende Sauerstoffversorgung.

Entsteht die Nekrose durch Eiweißgerinnung, so handelt es sich um eine **Koagulationsnekrose**. Sie ist flüssigkeitsarm und von brüchiger Konsistenz. Sie kommt vor allem in der Leber sowie im Herz- und Skelettmuskel vor. Ein Beispiel ist die als Brand bezeichnete Nekrose eines Fußes nach arteriellem Verschluß. Zu einer Verflüssigung des Gewebes kommt es bei der **Kolliquationsnekrose**. Sie kommt vor allem im Gehirn vor oder bei bakterieller Besiedlung einer Koagulationsnekrose (aus dem Brand wird dabei die **Gangrän**).

Nekrosen an inneren Organen, die durch Verschluß der zuführenden Arterie verursacht sind, nennt man **Infarkte**. Nekrosen an parenchymatösen Organen können partiell sein, wenn sie nur das Parenchym betreffen, oder total, wenn sie auch das Mesenchym erfassen. Partielle Nekrosen können ohne Defekt ausheilen, sofern es sich um ein regenerationsfähiges Parenchym handelt. Totale Nekrosen hinterlassen immer eine Narbe.

7.2
Progression

7.2.1
Hypertrophie und Hyperplasie

Progressive Veränderungen treten bei erhöhten Leistungsanforderungen an Zellen und Organe auf. Es kommt zu einer Substanzvermehrung. Dabei kann sich durch Vergrößerung von Zellorganellen jede Zelle vergrößern. Der Vorgang wird als **Hypertrophie** bezeichnet. Das Organ wird dadurch leistungsfähiger. Jedoch sinkt durch die sich verlängernden Diffusionswege die Leistungsreserve. Eine Hypertrophie tritt durch Training am Skelettmuskel und am Herzen auf. Auch glatte Muskulatur kann hypertrophieren, z.B. wächst bei Abflußbehinderung der Blase ihre Wandmuskulatur. Als kompensatorisch bezeichnet man die Hypertrophie, die an einer Niere auftritt, wenn man die andere Niere operativ entfernt.

Kommt die Substanzvergrößerung durch eine Zunahme der Zellzahl zustande, so handelt es sich um eine **Hyperplasie**. Sie setzt voraus, daß die Zellen auch im Erwachsenenalter noch teilungsfähig sind. Eine Hyperplasie kommt vor allem bei Hormondrüsen vor, beispielsweise eine Hypophysenhyperplasie in der Schwangerschaft oder eine Schilddrüsenhyperplasie bei Jodmangel. Beide Formen können auch vermischt sein.

7.2.2
Regeneration

Tritt die Vermehrung von Zellen nicht im Zusammenhang mit einer Leistungssteigerung des Organs, sondern zum Ersatz für zugrunde gegangene Zellen auf, so handelt es sich um eine **Regeneration**. Regenerationsfähig sind nur Gewebe mit teilungsfähigen Zellen. Die Teilungsfähigkeit nimmt mit dem Differenzierungsgrad der Zellen ab, die Lebensdauer verlängert sich aber gleichzeitig. Eine kurze Lebensdauer haben Zellen der Haut und Schleimhaut. Die undifferenzierten, teilungsfähigen Zellen liegen in der Tiefe. Nach der Teilung wandern die Zellen unter fortlaufender Differenzierung bis zur Oberfläche und sterben dort ab. Solche Gewebe werden als Wechselgewebe bezeichnet. Sie können sich gut regenerieren. Dazu gehört z.B. auch die Darmschleimhaut.

Relativ stabile Gewebe mit geringer oder nur unter bestimmten Bedingungen wieder auftretender Teilungsfähigkeit der Zellen sind z.B. Leber, Niere oder endokrine Drüsen. Dauergewebe, deren Zellteilungsfähigkeit erloschen ist, sind Herz- und Skelettmuskel. Nekrosen solcher Gewebe werden durch organfremdes Gewebe ersetzt. Es bildet sich eine bindegewebige Narbe. Das Bekanntwerden einer zunehmenden Zahl von Wachstumsfaktoren des Organismus legt die Möglichkeit gezielten Eingreifens in die Regenerationsfähigkeit von Geweben nahe.

Die Phasen der Regeneration (exsudative Phase, proliferative Phase, Narbenbildung) wurden schon beim Entzündungsgeschehen dargestellt.

Merke !

Regressive Veränderungen können in einer Verkleinerung von Zellen oder Abnahme ihrer Zahl (Atrophie), in einer Störung der Struktur und Funktion von Zellen (Degeneration) oder im Zelltod bestehen. Progressive Veränderungen sind die Zunahme der Zellgröße (Hypertrophie) oder der Zellzahl (Hyperplasie). Ersatz von zugrunde gegangenen Zellen und Gewebe heißt Regeneration.

Fragen

Erläutern Sie die verschiedenen Arten der Regression und Progression.

7

KAPITEL 8

Wachstum und Entwicklung

8.1
Störungen der vorgeburtlichen Entwicklung

Entwicklungsstörungen, die schon vor der Geburt manifest werden, kann man nach der Entwicklungsperiode, in der sie entstehen, als
- Gametopathien
- Blastopathien
- Embryopathien
- Fetopathien

bezeichnen.

8.1.1
Gametopathien

Gametopathien (Schädigung der Ei- und Samenzelle) entstehen bei der Reifung der Keimzellen. Dazu gehört beispielsweise die Trisomie 21 (siehe S. 173).

8.1.2
Blastopathien

Die Blastogenese umfaßt die ersten Zellteilungen der Zygote bis zur Differenzierung in Embryoblast und Trophoblast am 18. Tag nach der Befruchtung. Schwere Störungen der Entwicklung führen in dieser Phase zum Absterben des Keimlings. Leichte Störungen können wegen der hohen Regenerationsfähigkeit der noch wenig differenzierten Zellen ohne Defekt ausheilen. Die häufigsten **Blastopathien** sind Doppelmißbildungen durch unvollständige Trennung bei einer der ersten Zellteilungen. Entwickeln sich beide Teile symmetrisch, so kommt es zu siamesischen Zwillingen. Bei asymmetrischer Entwicklung kann eine Anlage normal und die andere rudimentär werden.

8.1.3
Embryopathien

Die Embryogenese reicht bis zur 18. Schwangerschaftswoche. In dieser Zeit werden die Organe angelegt, und zwar jedes Organ in einem spezifischen Zeitfenster (sensible Phase). Daher ist es von dem genauen Zeitpunkt einer Störung abhängig, welches Organ betroffen ist. Die häufigsten **Embryopathien** sind Spaltbildungen (Dysraphien) sowie Herz- und Gefäßmißbildungen. Die auslösenden Noxen können Virusinfektionen (Röteln), Strahlen oder Krankheiten wie Diabetes mellitus sein. Wichtig sind auch chemische Substanzen (Teratogene) wie beispielsweise Zytostatika oder Alkohol, sowie manche Pharmaka.

8.1.4
Fetopathien

Noxen, die nach der 18. Schwangerschaftswoche einwirken, können nicht mehr zu Mißbildungen führen, da die Organentwicklung abgeschlossen ist. **Fetopathien** können durch endokrine Störungen, Blutgruppenunverträglichkeit (Rh u. a.) oder durch Infektionen, die von der Mutter auf den Feten übergehen (z. B. Toxoplasmose), verursacht werden.

8.2
Regulation des kindlichen Wachstums

Die angestrebte Zielgröße, die Proportionen und das Wachstumstempo sind genetisch festgelegt. Bei der Realisierung des Wachstums steht das Wachstumshormon im Mittelpunkt. Es fördert direkt und indirekt über Somatomedin C die Energiebereitstellung und ihre Nutzung für das Muskel- und Knochenwachstum (s. Physiologie Kap. 10). Es wird aber nur durch die

Wirkung von Schilddrüsenhormon in ausreichenden Mengen produziert, und das ausgeschüttete Hormon erreicht auch nur bei Vorhandensein des Schilddrüsenhormons seine volle Wirksamkeit. Andere, das Wachstum fördernde Hormone sind das Insulin (Diabetiker bleiben kleiner) und Kortisol (mäßiger Streß). Außerdem fördert Testosteron das Wachstum der Wirbelsäule, weniger der Extremitäten, wodurch sich in der Pubertät die Proportionen verändern.

Neben genetischen und hormonellen Einflüssen auf das Wachstum übt auch die Umwelt nicht zu vernachlässigende Wirkungen aus. Wichtig sind eine ausreichende Energiebereitstellung und günstige Nahrungszusammensetzung (s. Physiologie Kap. 8.2). Hunger entkoppelt die Wirkung des Wachstumshormons auf das Somatomedin C und führt damit bei chronischer Einwirkung zu Minderwuchs. Ebenfalls negativ auf das Wachstum wirken psychischer und sozialer Druck (Menschen aus sozial benachteiligten Bevölkerungsschichten sind im Durchschnitt kleiner als die aus privilegierten Schichten). Fördernd auf das Wachstum wirken sich ausreichender Schlaf (Wachstumshormon wird vor allem im Tiefschlaf ausgeschüttet) und körperliche Betätigung aus. Auch vielfältige andere Faktoren können das Wachstum beeinflussen.

Das Wachstumshormon übernimmt seine zentrale Rolle erst im Laufe des zweiten Lebensjahres. Daher werden Mangelerscheinungen erst nach diesem Zeitpunkt sichtbar. Bis dahin scheinen Insulin, Schilddrüsenhormon und, besonders intrauterin, sehr viele Wachstumsfaktoren in den verschiedenen Geweben eine maßgebliche Rolle zu spielen.

Merke !

Das kindliche Wachstum wird in erster Linie durch das Wachstumshormon zusammen mit dem Schilddrüsenhormon gesteuert. Mangel eines dieser Hormone führt zum Zwergwuchs. Während ein Mangel an Wachstumshormon zu wohlproportionierten, geistig normal entwickelten Zwergen führt (hypophysärer Zwerg), verursacht ein Mangel an Schilddrüsenhormon einen plumpen Körperbau und Debilität (Kretinismus).

8.3
Tumoren

Tumoren (Geschwülste) sind Schwellungen, die durch regional überschießendes Wachstum körpereigener Zellen entstehen. Sie entziehen sich der Regulation durch den Organismus und wachsen progressiv, d.h. auch ohne Fortbestehen eines das Wachstum auslösenden Reizes.

Man unterscheidet gutartige (benigne) und bösartige (maligne) Tumoren. Letztere werden auch als Krebs bezeichnet. Diese Einteilung ergibt sich aus ihrer Prognose. Gutartige Tumoren bedrohen das Leben höchstens indirekt, infolge ihrer Raumforderung bei ungünstiger Lokalisation (z.B. Einengung der Trachea). Bösartige Tumoren führen dagegen unbehandelt fast immer zum Tode. Dies ergibt sich aus der Art des Wachstums der Tumoren.

8.3.1
Charakteristika gutartiger
und bösartiger Tumoren

Gutartige Tumoren haben eine geringe Zellteilungsrate, sie wachsen langsam und expansiv (verdrängend). Ihre Zellen sind differenziert und ähneln denen des Muttergewebes, aus dem der Tumor hervorgegangen ist. Die Zellen infiltrieren oder zerstören das umgebende Gewebe nicht. Daher ist der Tumor gegen die Umgebung abgegrenzt.

Bösartige Tumoren (**Malignome**) zeigen dagegen eine hohe Zellteilungsrate. Der Tumor wächst schnell, infiltrierend (eindringend) und destruierend (zerstörend). Er ist daher von der Umgebung nicht abgrenzbar. Er wächst auch in Lymph- und Blutgefäße ein. Dadurch können Tumorzellen mit dem Lymph- oder Blutstrom fortgeschwemmt werden und sich an anderer Stelle ansiedeln und Tochtergeschwülste (**Metastasen**) bilden. Der Vorgang wird **Metastasierung** genannt. Die Tumorzellen sind entdifferenziert, zeigen im Zellaufbau Atypien und Polymorphien, und die Ordnung des Gewebes geht verloren. Der Tumor ist desto maligner, je entdifferenzierter das Tumorgewebe ist.

Merke !

Schnelles Wachstum, Atypie, Polymorphie und Entdifferenzierung werden als unsichere Zeichen der Malignität angesehen, infiltratives und destruierendes Wachstum und Metastasierung als sichere Zeichen. Nach Ausräumung des Tumors neigen Malignome zur Neubildung (Rezidiv).

8.3.2
Einteilung von Tumoren

Geschwülste werden nach dem Gewebe bezeichnet, von dem sie abstammen. Dementsprechend kann man mesenchymale, epitheliale und neurogene Tumoren unterscheiden. Mit der Endung „om" wird gekennzeichnet, daß es sich um eine Geschwulst handelt.

Gutartige mesenchymale Tumoren sind Fibrome (Bindegewebe), Lipome (Fettgewebe), Chondrome (Knorpelgewebe), Osteome (Knochengewebe) und Myome (Muskelgewebe). Myome kommen fast nur am glatten Muskel vor. Relativ häufig sind Uterusmyome. Bösartige mesenchymale Tumoren werden als Sarkome bezeichnet. Dazu gehören Fibrosarkome, Lymphosarkome, Liposarkome, Chondrosarkome, Osteosarkome und Myosarkome.

Die häufigsten gutartigen epithelialen Tumoren gehen vom Drüsengewebe aus. Sie werden Adenome genannt. Vom Deckepithel gehen Papillome aus. Bösartige epitheliale Tumoren sind Plattenepithelkarzinome und Adenokarzinome.

Vom Nervensystem ausgehende Geschwülste befinden sich meist in der Schädelhöhle. Durch die Unnachgiebigkeit der Schädelkapsel ist hier jeder raumfordernde Prozeß lebensbedrohlich, unabhängig von der Malignität eines Tumors. Es entstehen Hirndruckzeichen wie Kopfschmerzen, Augenmuskellähmungen und Gesichtsfeldausfälle, Atemstörungen, Somnolenz u. a. Man unterscheidet von der Glia ausgehende Gliome, die besonders bösartigen Glioblastome sowie das maligne Medulloblastom, das besonders bei Kindern und Jugendlichen vorkommt. Von Schwann-Zellen der Hirnnerven, besonders des Hörnerven, können außerdem die Neurinome ausgehen.

8.3.3
Phasen der Tumorentwicklung

Man geht von zwei Phasen der Tumorentwicklung aus. In der **Initiierungsphase** werden Körperzellen durch Änderung der genetischen Information in Tumorzellen umgewandelt. Damit entsteht der Ursprung des Tumors. In der **Realisationsphase** kommt es, manchmal nach längerer Latenz, zur eigentlichen Herausbildung des Tumors. Diese Phase kann durch sogenannte Promotoren beschleunigt werden. Das sind Stoffe, die die Teilung der Tumorzellen fördern (z. B. Dioxine oder bestimmte Hormone für spezielle Tumoren). Auch chronische Reize, die die Mechanismen der Zellregeneration fördern, können als Realisationsfaktoren mitwirken.

Bei manchen Tumoren können Tendenzen zur Tumorentwicklung schon vor der Realisierungsphase histologisch erkannt werden. Solche Veränderungen werden als **Präkanzerosen** bezeichnet. Sie führen statistisch gehäuft oder, bei fortdauernder Einwirkung einer Noxe, regelmäßig zur Entwicklung des Tumors. Sie bestehen in einer erhöhten Zellteilungsrate, schlechterer Differenzierung, Vergrößerung der Zellkerne und Polymorphie. Die Veränderungen werden als **Dysplasie** zusammengefaßt, die man in drei Schweregrade unterteilt. Schließlich sieht das Gewebe wie ein Tumorgewebe aus, wächst aber (noch) nicht infiltrierend. Dieses Stadium wird als **Carcinoma in situ** bezeichnet. Es kann noch über Jahre stationär bleiben. Aus etwa $^{1}/_{3}$ dieser Zustände entwickelt sich schließlich das Malignom. Da die Heilungschancen bei Malignomen stark abhängig sind von der Ausbreitung des Tumors, ist es sehr wichtig, solche Präkanzerosen zu erfassen und zu beobachten, um rechtzeitig eingreifen zu können.

Die **Metastasierung** eines Tumors erfolgt meist zunächst entlang der Lymphabstrombahn zu den nächstgelegenen Lymphknoten, beim Brustkrebs z. B. in die Axillarlymphknoten. Von hieraus kann er weiter über den Lymphweg metastasieren und schließlich die Blutbahn erreichen. Er kann aber auch am Ursprungsort direkt in eine Vene einbrechen und primär hämatogen ausstreuen. Prädestinierter

8

Ansiedlungsort ist in diesem Fall die Lunge. Geht der Tumor primär von der Lunge aus, wird er in die Organe des großen Kreislaufs verschleppt. Eine dritte Möglichkeit besteht in der Metastasierung in seröse Höhlen oder entlang von Ausführungsgängen.

8.3.4
Ursachen der Tumorentstehung

Viele Faktoren können zur Tumorentstehung beitragen. Die Ätiologie ist im einzelnen nicht geklärt und bei den verschiedenen Tumoren sicher nicht einheitlich. Letztendlich muß es zu irreversiblen genomischen Veränderungen kommen, wodurch die Zelle den normalen steuernden Einflüssen entzogen wird. Die Ursachen können endogen in einer vererbten Mutation oder in endokrinen Fehlsteuerungen liegen. Exogene Ursachen können ionisierende Strahlen sein, wie an Überlebenden des Atombombenabwurfs nachgewiesen wurde oder von Arbeitern im Uranbergbau u.ä. bekannt ist. Viele chemische Stoffe können krebsauslösend (kanzerogen) wirken. Beispielsweise erkranken Anilinarbeiter gehäuft an Blasenkrebs und Asbestarbeiter an Lungenkrebs. Manche Krebsarten werden auch durch Viren hervorgerufen. Schließlich scheint die Neigung, bestimmte Krebsarten zu entwickeln, auch eine erbliche Komponente zu besitzen. So treten manche Krebsarten familiär, nach Alter, Geschlecht oder Rassenzugehörigkeit gehäuft auf.

8.3.5
Folgen der Tumorentwicklung

Die Folgen der Tumorentwicklung sind zunächst durch die lokale Raumforderung bedingt. Dadurch können Blutgefäße kompri-

miert, Atemwege, Darm oder Harnwege verlegt werden oder z.B. Nerven durch Druck geschädigt werden. Besonders dramatisch können sich solche Raumforderungen in nicht erweiterbaren Räumen wie der Schädelkapsel und dem Rückenmarkskanal auswirken, unabhängig davon, ob der Tumor gut- oder bösartig ist. Hormonproduzierende Tumoren führen zu Störungen im Hormonhaushalt, da sie der normalen Regulation entzogen sind. Bei malignen Tumoren mit sehr raschem Tumorwachstum kann manchmal die Blutversorgung nicht schritthalten. Es kommt zu Tumornekrosen, die sich sehr leicht infizieren. Das zerfallende Zellmaterial hat schädigende Wirkung auf den Gesamtorganismus. Beim Einwachsen in Gefäße kann der Tumor schwere Blutungen auslösen. Er kann auch in Körperhöhlen durchbrechen und dort zur Infektion führen (z.B. Magendurchbruch mit anschließender Peritonitis). Als Folgeerscheinung maligner Tumoren muß auch die Metastasierung gesehen werden. Jede Metastase kann lokale Wirkungen wie ein Primärtumor haben. Als Allgemeinerscheinungen treten in fortgeschrittenem Stadium einer Krebserkrankung Gewichtsabnahme, Fieber, Blutbildveränderungen, Nierenstörungen und anderes auf.

Fragen

1. Welches sind die häufigsten Störungen der vorgeburtlichen Entwicklung?
2. Welches sind die Haupteinflüsse auf das kindliche Wachstum?
3. Wie unterscheiden sich gutartige und bösartige Tumoren?
4. Was sind Präkanzerosen? Welche Ursachen kann der Krebs haben?

KAPITEL 9

Krankheiten spezieller Funktionssysteme

Krankheitsursachen einzelner Funktionssysteme wie beispielsweise des Atemsystems, des Verdauungssystems, der Nieren u. a. sind Gegenstand der speziellen Krankheitslehre und werden von entsprechenden klinischen Fächern dargelegt. Als Beispiel sollen hier nur kurze Ausführungen zu einigen Kreislauf- und Atemstörungen gemacht werden.

9.1
Störungen des Kreislaufs

9.1.1
Allgemeine Kreislaufstörungen

Kreislaufstörungen bestehen in einer Veränderung der Durchblutung und damit in erster Linie der Sauerstoff- und Substratversorgung der Gewebe. Allgemeine Kreislaufstörungen können vom Herzen ausgehen (Herzinsuffizienz durch angeborene oder erworbene Herzfehler oder Erkrankungen des Myokards = myokardiale Herzinsuffizienz), sie können aber auch in einer Störung der Regulation der Gefäßweite oder in einer Verminderung des Blutvolumens zu suchen sein.

Als Herzinsuffizienz wird ein Zustand bezeichnet, in dem das Herz nicht genügend Blut auswerfen kann, um den Sauerstoffbedarf der Gewebe zu decken. Zur Kompensation hat der Organismus drei Mechanismen zur Verfügung (s. auch Physiologie Kap. 6):
- Zum einen kann die Vordehnung der Myokardfasern erhöht werden, wodurch ihre Arbeitsfähigkeit steigt (Frank-Starling-Mechanismus).
- Zum zweiten kann durch den Einfluß des Sympathikus die Herzleistung gesteigert werden.
- Zum dritten kann der Herzmuskel langfristig hypertrophieren.

Bei weniger stark ausgeprägter Insuffizienz können diese Mechanismen für die Ruheversorgung der Gewebe ausreichen. Da sie aber auch die Anpassung der Herzleistung an körperliche Arbeit bewirken, reicht ihre Kapazität hierfür nicht mehr aus (Belastungsinsuffizienz). Ist die Kapazität der Anpassungssysteme schon bei Ruhebedingungen überfordert, so spricht man von Ruheinsuffizienz.

Da die Einschränkung der Herzleistung einseitig bzw. auf beiden Seiten ungleich sein kann, wurden die Begriffe der Rechts- bzw. Linksherzinsuffizienz geprägt. Vor dem insuffizienten Teil kommt es zum Blutrückstau, zur Lungenstauung also bei Linksinsuffizienz, zu Stauungen im großen Kreislauf bei Rechtsinsuffizienz.

Die häufigste Ursache der Herzinsuffizienz ist die ischämische Herzkrankheit (siehe Kap. 9.1.2). Dabei sind die Koronargefäße (Herzkranzgefäße), meist in Folge arteriosklerotischer Veränderungen, unzureichend durchblutet bzw. unzureichend erweiterbar. Das wirkt sich am Herzen besonders schwerwiegend aus, da der Sauerstoffgehalt des Koronarblutes schon bei körperlicher Ruhe stark ausgeschöpft wird, so daß eine Mehrversorgung des Herzmuskels eine Durchblutungssteigerung voraussetzt. Die Unterbrechung der Durchblutung während der Kontraktion und die geringe Entwicklung von Kollateralen im Herzen (die Koronarien sind funktionelle Endarterien) stellen weitere Schwierigkeiten in der Sauerstoffversorgung des Herzmuskels dar.

9.1.2
Lokale Kreislaufstörungen

Regionale Kreislaufstörungen können sowohl mit einer Erhöhung (Hyperämie) als auch mit einer Senkung der Durchblutung einhergehen.

9

Eine **Hyperämie** wird bei der lokalen Kreislaufregulation herbeigeführt (s. Physiologie S. 113). Pathologisch kann sie durch Blockierung des Einflusses vasokonstriktiver Nerven (Nervendurchtrennung, Toxine) und dadurch verursachte Erweiterung der Arteriolen auftreten (**aktive Hyperämie**). Dabei ist die Durchströmung des Kapillargebietes erhöht. Sie kann aber auch durch Behinderung des venösen Abflusses (Varizen, Thromben) entstehen (**passive Hyperämie**). In diesem Fall ist die Kapillardurchströmung gesenkt. Als Folge steigt die Sauerstoffausschöpfung des Blutes, Stoffwechselprodukte häufen sich an, und es entsteht ein Ödem (s. Kap. 5.2), wodurch die Versorgung des Gebietes sich weiter verschlechtert. Dadurch können Nekrosen entstehen.

Arterielle Durchblutungsstörungen werden als **Ischämie** bezeichnet. Ist eine Arterie vollständig verschlossen, so ist die Ischämie total, bei teilweisem Verschluß bezeichnet man sie als relativ. Bei totaler Ischämie fehlt jede Sauerstoff- und Substratzufuhr; wegen des fehlenden Blutstroms bleiben alle Stoffwechselprodukte im Gewebe liegen. Der Verschluß kann innerhalb des Gefäßes durch eine Embolie oder Thrombose bedingt sein oder von außen durch Kompression. Im Ergebnis nekrotisiert das Gewebe, es entsteht ein **Infarkt**, der später in eine bindegewebige Narbe umgewandelt wird. Das Infarktgebiet ist blutleer, wenn eine Endarterie verschlossen wurde (anämischer Infarkt) oder enthält Blut, wenn ein Gebiet mit doppelter Blutversorgung (Lunge, Leber) oder reichlichen arteriellen Anastomosen betroffen ist (hämorrhagischer Infarkt).

Merke !

Eine totale Ischämie ist ein vollständiger Verschluß einer Arterie. Die entstehende Nekrose des nicht mehr versorgten Gewebes wird als Infarkt bezeichnet.

Bei der relativen Ischämie besteht unter Belastungsbedingungen ein Mißverhältnis zwischen Sauerstoffbedarf und -angebot. Häufig liegt die Ursache in Veränderungen der arteriellen Gefäße (Arteriosklerose), die eine ausreichende Gefäßerweiterung verhindern (einge-

schränkte Koronarreserve am Herzen). Die Ursache kann aber auch in einer verminderten Sauerstoffsättigung des Blutes, in einem verminderten Blutstrom bei Blutdruckabfall oder in einem zu hohen Bedarf durch Einwirkung bestimmter Hormone (z. B. Thyroxin) liegen. In der Folge können mehr oder weniger Zellen zugrunde gehen. Da nicht alle Zellen gleich empfindlich auf Sauerstoffmangel reagieren, können die Zelltypen unterschiedlich betroffen sein. So sterben im Gehirn die Nervenzellen ab, während die Glia eher überlebt.

9.1.3
Thrombosen

Merke !

Unter **Thrombose** wird eine intravasale Gerinnung (s. Physiologie Kap. 9.2) am lebenden Organismus verstanden. Ursache ist meist eine Veränderung des Gefäßendothels oder/und des Gerinnungsstatus, wobei eine herabgesetzte Strömungsgeschwindigkeit und Wirbelbildungen (Varizen, Aneurysmen) unterstützend wirken.

Arterielle Thromben führen zum Infarkt, venöse zur passiven Hyperämie (s.o.). Meist wird der Thrombus in der Folge bindegewebig organisiert und kapillarisiert, wodurch eine gewisse Durchströmung des Gefäßes wiedererlangt werden kann. Thromben können auch verkalken. Manchmal löst sich der Thrombus von der Gefäßwand und wird mit dem Blutstrom fortgeschwemmt, bis er sich irgendwo festklemmt und dort zum Gefäßverschluß führt.

9.1.4
Embolien

Stoffe, die in die Blutbahn gelangen und sich nicht im Blut auflösen, können zur Verlegung von Gefäßen führen. Der Vorgang wird als **Embolie** bezeichnet und der eingeklemmte Pfropf als Embolus. Am häufigsten wird die Embolie durch einen Thrombus verursacht (Thrombembolie). Es kann sich aber auch um Krebszellen, Plazentazellen, Fruchtwasser, Fett, Luft oder sogar Fremdkörper handeln. Fettembolien können z. B. nach Knochenbrüchen entstehen, Luftembolien nach Verletzung herznaher Venen, in denen in der Inspirationsphase ein Unterdruck auftreten kann. Auch beim zu schnellen Auftauchen aus größeren Tiefen entsteht eine Gasembolie. Die Folgen der Embolie sind Infarkte. Für den Gesamtorganismus hängt die Konsequenz stark von der Lokalisation und der Größe des infarzierten Gebietes ab.

9.1.5
Blutungen

Merke !

Blutungen können bei Verletzung der Gefäßwand oder durch Blutdurchtritt (Diapedese) durch die unverletzte Gefäßwand entstehen.

Verletzungen der Gefäßwand können durch äußere Traumen verursacht sein, aber auch durch ein Mißverhältnis der Wandfestigkeit und des Innendrucks, beispielsweise bei Hypertonie oder bei Schädigungen der Gefäßwand infolge der Einwirkung bösartiger Tumoren, Entzündungen, bei Varizen oder Aneurysmen.

Eine allgemein verstärkte Blutungsneigung wird als **hämorrhagische Diathese** bezeichnet. Sie kann durch Mangel an Thrombozyten oder ihre Funktionsstörung verursacht sein und löst dann spontane flächig verteilte punktförmige Blutungen (Petechien) aus. Ein Mangel an Gerinnungsfaktoren (Koagulopathie) kann angeboren oder erworben sein (z. B. Leberschäden, Vitamin-K-Mangel) und führt zu starken Blutungen nach geringgradigen Traumen (s. Physiologie Kap. 9.2.2). Die Ursache für eine hämorrhagische Diathese kann auch vaskulär bedingt sein, z. B. bei Skorbut (Beeinträchtigung der Gefäßwand durch Vitamin-C-Mangel) oder bei der Gefäßwandschädigung durch Immunkomplexe.

9.2
Störungen der Atmung

Die Atmung dient der Sauerstoffversorgung der Gewebe. Störungen können im Gasaustausch in der Lunge (äußere Atmung), im Gas-transport mit dem Blut und im Gaswechsel der Zellen mit dem Blut (innere Atmung) liegen (vgl. auch S. 175).

9.2.1
Störungen der äußeren Atmung

Die die Alveolen erreichende Sauerstoffmenge kann dadurch herabgesetzt sein, daß in der Umgebungsluft ein zu geringer Sauerstoffpartialdruck herrscht (große Höhe). Dadurch sinkt der alveoläre Sauerstoffdruck und damit die Sauerstoffbeladung des Blutes in den Lungenkapillaren. Kompensatorisch kann die Atmung vertieft werden (s. Physiologie Kap. 7). Bei normaler Zusammensetzung der Umgebungsluft kann eine Verlegung der zuführenden Atemwege (**obstruktive Ventilationsstörung**), z. B. durch Fremdkörper, Schleim, Tumore oder Bronchialkrampf, oder eine Atemlähmung zur ungenügenden Belüftung der Lunge und damit zum Abfall des alveolären Sauerstoffdrucks führen.

Diffusionsstörungen können auftreten, wenn der Diffusionsweg verlängert ist (z. B. bei Entzündung, Fibrose oder Ödem der Lunge), wenn die Diffusionsfläche verringert ist (restriktive **Ventilationsstörung**, z. B. bei Resektion von Teilen der Lunge, bei Emphysem oder Pneumothorax), oder wenn die treibende Druckdifferenz verringert ist (z. B. durch Absinken des alveolären Sauerstoffdrucks – s. o.).

Im Ergebnis der Störung sinkt der arterielle Sauerstoffdruck, was als **respiratorische Insuffizienz** bezeichnet wird. Sie ist partiell, wenn der CO_2-Druck noch normal ist und wird global genannt, wenn er erhöht und damit eine respiratorische Azidose entstanden ist.

Die Ursache der ungenügenden arteriellen Sauerstoffsättigung kann auch in einer verminderten Durchblutung der Lunge (**Perfusionsstörung**) oder in arterio-venösen Kurzschlüssen (Shunts) in der Lunge oder im Herzen bestehen. Schließlich kommt als Ursache einer Hypoxämie die ungenaue Abstimmung von Durchblutung und Ventilation (Ventilations-Perfusionsverhältnis) in den verschiedenen Lungenpartien in Betracht (**Distributionsstörung**).

Merke !

Eine Hypoxämie kann bei normalen Verhältnissen der Umgebungsluft durch eine gestörte Ventilation, Diffusion, Perfusion oder Distribution bedingt sein.

9.2.2
Störungen des Gastransports

Der Sauerstofftransport im Blut ist entscheidend von der Sauerstoffkapazität abhängig. Eine Senkung des Hb-Gehaltes des Blutes (Anämie) schränkt die Transportkapazität entsprechend ein. Die Sättigung des vorhandenen Hb ist abhängig vom pO_2.

Oxidation des Hämoglobin wandelt Hb in Met-Hb mit dreiwertigem Eisen um, das nicht zum Sauerstofftransport befähigt ist. Weiterhin ist die Affinität des Sauerstoffs zum Hb zu beachten. So bindet z.B. Kohlenmonoxid 300mal leichter an das Hb als O_2, wodurch schon bei äußerst geringem CO-Druck das Hb vollständig als CO-Hb vorliegt und kein Sauerstoff mehr transportiert werden kann. Der Gastransport ist daneben natürlich von der Durchblutung der Gewebe abhängig (s. Kap. 9.1).

Merke !

Sauerstoffkapazität, Sauerstoffsättigung und Sauerstoffaffinität sind neben der Durchblutung wichtige Parameter für die Sauerstoffversorgung der Gewebe.

9.2.3
Störungen der inneren Atmung

Der Verbrauch des Sauerstoffs in den Zellen kann z.B. bei Blockade von Enzymen der Atmungskette gestört sein (Vergiftung mit Zyankali). Daneben kann die Diffusion des Sauerstoffs vom Blut in die Zellen gestört sein, z.B. durch verlängerte Diffusionswege bei Ödemen.

Fragen

1. Welches sind die prinzipiellen Ursachen allgemeiner oder lokaler Durchblutungsstörungen?
2. Wodurch entstehen Thrombosen und Embolien?
3. Welche prinzipiellen Ursachen können Blutungen haben?
4. Wodurch können Diffusionsstörungen bedingt sein?
5. Was versteht man unter obstruktiven und restriktiven Ventilationsstörungen sowie unter Störungen der Perfusion und Distribution?
6. Welche Veränderungen können zu Störungen des Sauerstofftransportes im Blut führen?
7. Diskutieren Sie Kompensationsmöglichkeiten bei Störungen der Atmung.

Sachwortverzeichnis

Quellennachweis

B. Eckelmann: Physiotherapie in der Neurologie. In: A. Wilda-Kiesel: Kompaktlehrbuch Physiotherapie: Neurologie/Psychiatrie/Psychotherapeutische Medizin. Ullstein Medical Verlag. Wiesbaden 1999.

Die nachfolgend aufgelisteten Abbildungen (teilweise modifiziert) stammen aus dem Beitrag von U. Zippel: Physiologie. In: Beilmann/Buchta/Horn-Teka/Kubitza (Hrsg.): Fit fürs Physikum. Ullstein Mosby. Berlin/Wiesbaden 1997:
Abbildungen 1.1, 1.3, 1.5–1.7, 2.4–2.10, 2.12–2.17, 3.1, 3.2, 3.4, 3.13, 3.16, 4.1, 4.3, 5.1, 6.3–6.11, 7.2, 7.5, 7.6, 8.2, 8.4, 9.1 und 9.2